临床心脏病学讲义

石毓澍　编著

天津出版传媒集团

天津科学技术出版社

图书在版编目（CIP）数据

临床心脏病学讲义 / 石毓澍编著 . — 天津：天津
科学技术出版社 , 2016.7

ISBN 978-7-5576-1386-0

Ⅰ . ①临… Ⅱ . ①石… Ⅲ . ①心脏病学 Ⅳ .
① R541

中国版本图书馆 CIP 数据核字 (2016) 第 157417 号

出版策划：宋庆伟
责任编辑：孟祥刚
责任印制：兰　毅

天 津 出 版 传 媒 集 团 出版
天津科学技术出版社

出版人：蔡　颢
天津市西康路 35 号　邮编 300051
电话：（022）23332379
网址：www.tjkjcbs.com.cn
新华书店经销
天津金彩美术印刷有限公司印刷

开本 889×1194　1/16　印张 24　字数 580 000
2016 年 7 月第 1 版第 1 次印刷
定价：180.00 元

作者简介

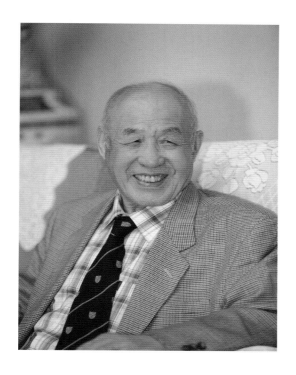

石毓澍是我国著名的心内科专家、著名医学教育家，他为心脏病学科呕心沥血，挽救了很多垂危病人的生命。他将自己精湛的医疗技术和渊博的专业知识奉献于病人，以高尚的医德和良好的态度温暖着病人。

石毓澍不仅是一位医术高明、医德高尚的医生，更是为了年轻医生甘于奉献的长者。他老先生就是一本书，一本让年轻人从人生、事业、精神上深受洗礼的书。

石毓澍于 1918 年 1 月 12 日出生于北京，祖籍天津杨柳青石家大院。1937 年 8 月 8 日，19 岁的他从北京远赴法国里昂中法大学医学院留学，在法留学 7 年，1944 年秋天毕业，获博士学位。1945 年 8 月 1 日，石毓澍从巴黎回国。坐船辗转多月，终在同年 12 月 1 日到达天津大沽口码头。

1951 年至 1971 年，石毓澍在天津总医院内科工作，当时总医院的规模、制度、技术水平等都是国内一流的。医院住院的患者病情重、病种多，使他得到了非常好的临床实践机会。石毓澍坚持每星期与各大主任讨论病历、撰写读书报告等。此外全市每周都有 CPC，石毓澍常受邀发言。

1952 年 8 月至 1953 年 3 月，石毓澍被调到中国国际反细菌战代表团，在北京协和医学院解剖实验室工作。他于 1952 年底乘专列火车经西伯利亚前往奥地利维也纳，参加世界和平大会，巡回各地作演讲，揭露美军细菌战事。当时的中国代表团团员有宋庆龄、郭沫若以及动物学家、植物学家等 18 人。石毓澍负责法文翻译。出发前周恩来总理召集代表团讲话，提出应注意的事项。

1956 年春，石毓澍用泌尿科导尿管代替心导管，对一例先天性室间隔缺损的病人做出成功诊断。当时他用的导管是泌尿科导尿管，用测脑脊液压的表来测压力，用 Scholander 法测氧气含量。1958 年国内才引进进口心导管，石毓澍使用泌尿科导管进行手术的初步成功也给心外科工作提供了新思路。

1962 年，石毓澍开展对心力衰竭水盐代谢的研究取得了很好的成绩。有两篇论文于 1964 年发表在《中华医学杂志》外文版，十几个国家的二十多位医生来信索要单行本。

1966 年，美国胸科学会在丹麦召开国际学术会议，石毓澍受邀参加。

1966 年至 1970 年，石毓澍被视为所谓"反动学术权威"，被禁止从事临床工作。

1970 年，石毓澍被平反，恢复参加临床工作。

1971 年至 1974 年，石毓澍在 1971 年底调到北京 8341 部队解放军 305 医院工作，负责中南海及国务院领导人的保健工作。从此离开了总医院，成为一名解放军军人。

1972 年春，美国总统尼克松访华前夕，毛泽东主席患肺部感染，引发心力衰竭，导致全身浮肿。石毓澍参加了会诊，周恩来总理也参加讨论病情。

1974 年 9 月，石毓澍从 8341 部队转业，回到天津工作。时逢天津医学院成立第二附属医院，石毓澍获得批准调到第二附属医院内科工作。

1978 年春，全国科学大会在北京召开，石毓澍受邀参会。会议上党中央指出，知识分子是劳动人民的一部分，号召知识分子把丢掉的时间夺回来！这句话深深触动了他。年近 60 的石毓澍深感自己责任重大，对医学科研事业的热情再一次燃起。他参加完科学大会后，就考虑如何建心脏科。一个现代的心脏科一定要发展介入性心脏病学，所以建立心脏科导管室是十分必要和重要的。这段时间他主要开展心电生理学工作，成绩卓著，他是中国最早开展电生理研究的学者。他在天津接待以 Diamond 教授为首的美国心脏病学代表团，促成第二附属医院的两名医生前往美国堪萨斯学习。

1980 年，石毓澍建立了一个以高学位年轻医生为基础，集医疗、教学及科研为一体的独立心脏病科室。他还建成了比较健全的心脏病诊断、治疗和科研的机构——天津心脏病学研究所，他也被天津市教委任命为天津心脏病学研究所所长。

1981 年，石毓澍接到 Mallet-Guy 教授邀请前往法国里昂访问。此次访问促成天津医科大学与里昂中法学院签署合作协议，随后几年先后选派 7 名优秀年轻医生前往法国里昂进修。此外，美国、荷兰、日本、法国、加拿大等国的著名医学专家也来到天津心脏病学研究所讲学。

石毓澍被批准为国家第一批博士生导师，前后共培养了 14 名硕士、6 名博士。石毓澍除指导研究生研究、撰写论文及答辩等工作外，还编写了《临床心律学》及《临床心电生理学》两本著作。

1983 年，被任命为天津医学院第二附属医院院长。

1984 年，当选为中华医学会副会长，天津医学会第四届会长。

1986 年，当选为《中华内科杂志》副总编。

1988 年，年过 70 岁的石毓澍辞去行政职务，被天津医学院授为终身教授。同年，他与法国 Nancy 医学院心外科 Villemot 教授签订合作协议。

1990 年，辞去中华医学会副会长、天津医学会会长等社会职务。专心撰写医学著作、会诊病人等工作。

1991 年，石毓澍成功协助心外科完成了天津医学院第二附属医院的第一例冠脉搭桥手术。石毓澍同第二附属医院院长访法国南锡医学院。

1992 年，世界著名心脏病学专家 Villemot 教授、Madame Mattei 教授和 Dr. Max Amor 教授等 7 人组成心脏内外科讲学团来津，在天津医学院第二附属医院及天津总医院做了 7 次冠脉搭桥手术和 4 次学术报告，非常成功。天津医学院赠予 Villemot 名誉教授称号。同年，石毓澍组织了 4 名心外和麻醉、体外循环等医生团队前往法国南锡医学院学习两个月。

1995 年，中华医学会成立 80 周年大会，表彰石毓澍为全国 80 名有突出贡献的医学专家之一。中华起搏电生理学会赠予石毓澍中国开创心电生理学奖牌。

1996 年 7 月 6 日，石毓澍同夫人张季鸿女士离开中国，定居澳洲。

石毓澍所获得的荣誉

1978 年，当选为天津市河西区人大代表。

1979 年至 1996 年，当选为天津市政协常委。

1986 年，被评为天津市劳动模范。

1987 年，被评为天津市特等劳模、荣获全国"五一"劳动奖章、当选为全国第十一次工会代表大会代表。

1988 年，被法国里昂市政府授予荣誉市民称号。

石毓澍出版专著

《临床心律学》（第三版）　天津：天津科学技术出版社，1994。

《临床心脏电生理学》（第二版）　天津：天津科学技术出版社，1997。

石毓澍曾发表过的论文

1. 急性白血病（27 例临床分析）. 中华内科杂志：1954，2：443

2. "原发性"脾脏结核病. 中华内科杂志：1955，3：373

3. 阵发性心动过速处理之商讨. 中华内科杂志：1955，3：750

4. Fiedler 氏心肌炎. 中华内科杂志：1955，3：765

5. 原因未明的急性良性心包炎. 中华内科杂志：1957，5：143

6. 急性心内膜下心肌坏死. 中华内科杂志：1958，6：121

7. Acute subendocqrdial myocardial necrosis. Report of 11 cases, Chinese medical journal. 1959，78：350

8. 房室传导阻滞中心房节律不齐的发生机制. 中华内科杂志：1858，6：441

9. 房室通道及外科治疗. 天津医药：1962，4：391

10. 充血性心力衰竭的研究：

    I. 心力再代偿期之水及电解质平衡的观察. 天津医药：1963，5-6：291

    II. 钠的排泄与再吸收. 天津医药：1964，6：1

    III. 水及电解质排泄的昼夜变化. 天津医药：1964，6：7

11. Sodium excretion and reabsorption in congestive heart failure. Chinese medical journal. 1965，84：337

12. Water and Electrolyte balance during recovery from congestive heart failure. Chinese medical journal. 1964，83：262

13. 房室结双通道与阵发性室上性心动过速. 中华内科杂志：1983，22：667

14. A-V nodal dual pathways and paroxysmal supraventricular tachycardia. Chinese medical journal. 1985，98：5

天津卫生志编辑部主编　艾克林

石毓澍之孙　石惟明

2016 年 5 月整理

序 一

　　我国著名的心血管内科专家石毓澍先生，在近百岁高龄时，完成了新著《临床心脏病学讲义》。石老要我为其新著写序，我诚惶诚恐。但面对这样一位德高望重的老专家之命，我不敢有违，恭敬不如从命。

　　石老虽然生于北京，但他祖籍是天津，1945年从法国留学回国后，长期在天津工作期间，先后担任天津市心血管病研究所所长、天津医学院第二附属医院院长、天津医学会会长及中华医学会副会长等职务。1996年石老移居澳洲后，仍奔走于中澳之间，四次回津讲学，2005年促成并主持天津海河之滨心脏病学术会，每年一届，石老连续8年到会。"使天津乃至全国医学水平更上一阶，是所愿也"，这是一位德艺双馨老专家的拳拳赤子之心！

　　"每当我看到国外的医科学生及青年医生学习、看书、交谈时，我都惊讶发现他们的知识较我国同年龄的医生要高出一截，而求知欲很高，长此下去，我们的医学水平很难赶上国外，深感培养青年才是根本策略。所以不揣冒昧，从我做起，编写一本含现代知识的心脏病学讲义。"这是石老在写给我的来信中的一段话。我为一位医学大家奖掖后学、提携晚进的品格而动容，更为一位百岁长者孜孜治学、锲而不舍的精神而肃然。唯愿我们的后学者能够很好地利用这本讲义，潜心钻研，精进学术。

　　"没有全民的健康就没有全面的小康"。卫生事业要不断发展，医学技术要不断进步，需要我们广大医务工作者的奋发与努力。我想，这既是石老所愿，更是人民所盼。

　　勉之矣！是为序。

天津市卫生和计划生育委员会党委书记、主任

2016年6月

序 二

中华医学会成立百年之际，我国心脏内科石毓澍教授编著的《临床心脏病学讲义》面世，其意义深远，我首先表示热烈祝贺。

石老的这本"讲义"，从识症状、辨体征到明诊断、定治疗，从总论到各种病症，从既往经验到最新动态，脉络清晰，深入浅出，是心血管领域工作者不可或缺的宝贵资料。这本"讲义"字里行间洋溢着他一生的心血，亦是他数十年工作的沉淀与结晶。"随风潜入夜，润物细无声"，石老以言传和身教的形式为我们医务工作者树立了楷模。目前，心血管疾病是我国的常见病，心脏内科学亦是临床医学的重要基础，因此这本"讲义"，对于临床医学科学界而言具有重要的意义。

天津市医学会成立于1947年，石毓澍教授曾为第四届医学会会长，随着时代的发展，天津市医学会逐渐成长和壮大。作为医学界的每一名成员，都应该向石老那样兢兢业业地工作，夯实业务基础，与时俱进，不断进步。这是我们每个人的责任，也是广大患者赋予我们的神圣职责。

天津市医学会会长

2016 年 6 月

前 言

　　医学的进步很快，以致从前学的诊断治疗的理论和方法很多已过时，一个简单的例子就是洋地黄治疗心力衰竭，在过去一直是标准疗法，但是现在已经变为次要的药品。可是我国甚多地方仍未改变。这是由于接触国外文献不多，我们自己又缺少研究。我们的教材改动很小，内容更新慢，医生在临床实践中也总感觉力不从心。因此我多年来有一个想法，即努力为我比较熟悉的专业心脏病学的现代诊疗技术，选用现代国内外文献的图文，面向我国青年医生编写一本实用的讲义。使他们迅速跟上时代发展，与其他国家的青年医生有了共同的语言，探讨共同的问题，相信会有不少人会将对心脏病学做出更大的贡献。

　　这就是我编写这本书的原意。当然我个人对于现代心脏病学的认识是有一定限度的，但作为引玉的砖何乐不为。

　　本书中英文共存，中文为主，读得方便即可。书中一定有错误不足的地方请不吝赐教，不胜欢迎。

石毓澍

2016 年 2 月 5 日

一切都是相对的，
　如果有绝对的，
　那也不是别的，
那就是一切都是相对的。

———引自 R.Froment：Nephrologie　clinique 的篇头语

阅书感言

　　著名心血管内科专家石毓澍教授是我国心血管病学界的泰斗，石老在耄耋之年写了这本《临床心脏病学讲义》要我阅稿，听听意见，使我诚惶诚恐，也倍加感动。有机会提前拜读石老的大作是我的荣幸。我从事心血管内科 30 年，虽无缘成为石老的研究生，得到他亲自教诲，但专业基础知识源自石老。这次受命阅读书稿，我愧中有幸。阅读书稿过程是学习的过程，隔洋受诲。书中既有石老多年的临床经验，也有大量新知识、新技术的描述，使我受益颇深。我也带博士研究生和年轻医生，但对比石老这样深入、细微，既讲原理又教临床思维的教学方法，愧感不足。

　　我作为心血管内科的中年医生、心脏科主任，衷心向年轻医生推荐这本书。我相信，任何一名有志于从事心血管内科专业的青年医生，都会从书中大大受益。我相信，这本书对青年心血管内科医师队伍整体业务水平的提高一定会产生巨大作用。读着这本书我的眼前浮现的是"回归人文，回归临床，回归基本功"。

　　感谢石老以九十九岁高龄，把毕生经验传授给我们这些中青年人！

丛洪良

2016 年 4 月

目　录

一、接触心脏病人

病史　心前区疼痛　心源性呼吸困难　虚弱及乏力　心悸　头晕、晕厥先兆和晕厥　其他

无论在门诊或病房，对待患者要和蔼、关心、严肃，而不一定要"微笑服务"。对于青少年可以直呼其名，但对待成人，尤其老年人，不可直呼其名，那是很不礼貌的，要称您，称呼同志、先生、女士、老太太、老大爷等，问病时要按规范逐项认真填写病史，这是很重要的。门诊病历的填写可略简，但检查应同样仔细。心血管疾病往往通过详尽的病史和体格检查得以诊断，而可以有选择性地进行无创伤性和有创性的检查，从而得出正确诊断。因此认真了解病史，并填写好病历是很重要的。

病史

一份详尽的病史是心血管疾病的诊断基础，常规或有创性和无创伤性检测不能取代病史。由于不少的心脏疾病（如冠状动脉疾病、全身性高血压、二叶式主动脉瓣、肥厚型心肌病、二尖瓣脱垂）具有遗传基础，因而需详细采集家族史。

有些症状可以是与心脏疾病有关的，如前胸疼痛、呼吸困难、虚弱和乏力、心悸、头晕、晕厥先兆和晕厥等，但有些症状可以是其他系统的病伴随的，需密切关注这些症状的细小变化。下面介绍几个重要而常见的有关心脏病的症状。

常见的心脏病症状

心前区疼痛

心源性疼痛主观上可归类为缺血性、心包炎性或非典型性胸痛。尽管心源性疼痛有时是某种基础心脏疾患的特征性表现，但疼痛性质、部位、放射类型、程度和持续时间也常常与其他一些疾病产生明显重叠。心源性疼痛沿着自主神经纤维传送到大脑皮层以至于涉及范围可自耳部延伸至脐部。心血管来源的心外性胸痛包括来自大血管的疼痛和由肺栓塞引起的疼痛。

心肌缺血性疼痛常被描述为压迫、挤榨或负重感。疼痛常以心前区中央最为显著，有时病人将手放在胸骨中央来表示疼痛的部位。疼痛常常不仅限于胸部，而是放射至颈下神经分布区，因而可感觉为颈部、下颌、双肩或臂部疼痛（以左肩和左臂最常见）。如臂和手累及时，常为内侧（尺侧）。心肌缺血性疼痛常产生一些自主反应（如恶心或呕吐、出汗），并可呈濒死感。至少在发病初期，冠状动脉硬化引起的心肌缺血性疼痛多与劳累有关。然而，急性心肌梗死的疼痛可在病人休息时突然发生，动脉痉挛引起冠

1

状动脉动力性狭窄产生的疼痛，尽管属缺血性，却多倾向于发生在夜间或休息状态时。心肌缺血性疼痛通常仅持续数分钟，用硝酸甘油可缓解。

心包炎的疼痛，由炎症侵犯至心包壁层引起，其感觉像针刺样、烧灼样或刀割样，而咳嗽、吞咽、深呼吸或平卧位可加重疼痛。与心肌缺血性疼痛对比，其疼痛性质、部位、涉及区域变化较少，采取前倾位并保持静止不动可使疼痛减轻。心包性疼痛可持续数小时或数天，这种疼痛用硝酸甘油不能缓解。

非典型性胸痛，倾向于刺痛或灼痛，每次发作时间，疼痛的部位与强度通常有相当大的变异。疼痛似乎与体力活动无关，对硝酸甘油也无反应。疼痛的时间可呈瞬间（以秒计），也可持续许多小时或许多天。一些非典型胸痛者有二尖瓣脱垂的体征或超声心动图的依据。其疼痛是与二尖瓣脱垂相关，还是一种偶发现象尚有争议，因为大多数无脱垂依据。另外，在无确切器质性心脏病的特发性房性心动过速者中也可见到胸痛。

此外要注意老年人常有食道反流引起胸部烧灼感，很类似心绞痛，但多发生于饭后。

至于主动脉剥离的疼痛（或罕见肺动脉）通常十分严重，有撕裂或裂开的特征。疼痛常始于剥离初期，随后有数小时或数天的无症状期，而后随剥离扩大而再次发作。除非剥离至心包产生心包出血引起急性心包炎，否则其疼痛位于胸部中央，放射至颈或背部，不受体位影响。如冠状动脉开口处受累及，则在剥离的疼痛上还会增加心肌缺血的疼痛。

肺栓塞性疼痛可因肺梗死引起胸膜炎而呈胸膜性疼痛，也可因继发于突发性肺动脉高压引起的右心室缺血而呈绞痛样。当怀疑有肺栓塞时，病史需着重于腿部是否有静脉栓塞引起的单侧性浮肿或疼痛，要注意近期手术史或需长期卧床的疾病。当怀疑有心包炎时，病史应注重感染源接触史、结缔组织和免疫性疾病史和以往的肿瘤诊断。

心源性呼吸困难

呼吸困难属于一种不适的、困苦或呼吸费力的感觉。心源性呼吸困难是由于支气管壁水肿和肺硬变引起，它们干扰了气流，而肺硬变是由于肺实质或肺泡水肿所致。呼吸困难也见于心排血量不能满足于身体代谢的需要以及肺水肿患者。

心源性呼吸困难在活动后常加剧，而休息则可部分或完全缓解。但由于肺水肿和静脉压升高引起的呼吸困难在卧位时则更加剧，在坐位、立位（端坐呼吸）时却可减轻。如果端坐呼吸引起夜间觉醒，并经坐起而缓解则称为阵发性夜间性呼吸困难。在有支气管水肿的呼吸困难中，由于气流梗阻故伴有喘息，咳出为泡沫样痰，有时为带血样痰。而心力衰竭引起的肺硬变和支气管水肿常见表现为干咳，必须与使用血管紧张素转换酶抑制剂（ACE）病人所发生的干咳相鉴别，后者发生率为5%。

仅仅由于心排血量不足引起的呼吸困难是不受体位影响的，但随体力活动而改变，也可伴有虚弱和乏力。在许多心脏疾病中，由于固定的心排血量引起的呼吸困难常与由于肺充血引起的呼吸困难同时发生（如二尖瓣狭窄）。心脏病者开始发生呼吸困难往往提示预后不良。由于冠心病引起的呼吸困难也同时存在由于其他疾病引起的呼吸困难。肺部疾患中端坐呼吸和阵发性夜间呼吸困难不常见，除非在很晚期，此时直立位也有明显的呼吸功率增加。

虚弱及乏力

因心排血量不能满足机体代谢需要而产生的虚弱和乏力,开始于活动而终止于休息。由心排血量限制性疾病所引起的虚弱和乏力,则休息或睡眠均不能缓解。在先天性心脏病病人常常否认有虚弱和乏力,因为他们认为这种受限的状态是正常的,仅在外科纠正术后才回顾性地认识到这些症状。

心悸

心悸是病人对心脏活动的感觉。仔细询问心悸的节律和速率有助于区分病理性和生理性心悸。由心律失常引起的心悸可伴有虚弱、呼吸困难或头晕。房性或室性期前收缩常被描述为一种蹦跳,而心房纤颤则为不规则的。室上性或室性心动过速则多呈一种快速的、规律的、突然发病与终止的感觉。房性快速性心律失常由于心钠素增多,故于发作后常需要利尿。

心脏活动是受自主神经系统控制,只有对身体功能高度异常敏感的人才常有此感觉,如在忧虑状态中。心悸也可见于正常人在运动中当心率或每搏量增加时。心悸可见于主动脉瓣反流或甲状腺功能亢进等疾病,但最常见的原因是心律异常。心悸伴有心肌缺血型胸痛可提示为冠状动脉疾病,因为心动过速将引起缺血及降低舒张期的冠脉血流。

头晕、晕厥先兆和晕厥

明显限制心排血量的严重心脏病或心律失常可引起头晕、晕厥先兆和晕厥(突然而短暂的意识丧失,可伴姿势张力的丧失)。当伴有心悸时,任何这些症状均提示有心排血量的急骤下降并预示有严重心律失常,或提示存在基础器质性心脏疾病。劳力性晕厥见于主动脉瓣狭窄或肥厚型心肌病,两者均限制了活动时心排血量的增加。室性心动过速及心室颤动、严重心动过缓、停搏均可引起这些症状,引起阿-斯综合征(Adams-Stokes syndrome)发作。冠心病、心肌炎、心肌病、原有室性心律失常的病人,一旦发生晕厥则提示预后不良。心内肿瘤或球状样瓣膜血栓在心脏内可间歇性地阻断血流,而产生晕厥先兆或晕厥。

但很多非心脏病人,如直立性低血压和血管迷走神经性晕厥,也是晕厥的主要原因。

晕厥常见的机制是大脑一过性广泛性供血不足。其主要原因包括心输出量下降或心脏停搏;突然剧烈的血压下降或脑血管普遍性暂时性闭塞。一些其他原因如血液生化及成分异常也可引起晕厥。从病生理角度讲,晕厥和休克都是急性循环障碍的结果,但二者发作速度、严重程度和持续长短不尽相同。休克时,虽心输出量明显降低,但四肢和内脏小血管代偿性收缩,血压相对稳定,而血容量做重新再分配,急需氧和血供的心、脑器官相对获得多些,故尽管休克期血压下降,四肢厥冷,但意识相对完好。晕厥时,由于血容量大幅度下降或心输出量急骤降低,使内脏和皮肤小血管收缩作用不能及时发生,导致血压下降,血容量再分配得不到保证,脑得不到最低限度供应以致发生意识障碍。

每一种晕厥类型中的意识丧失是由于与意识有关的那些脑组织血流量降低或脑组织氧利用率下降。脑血流量的大小由心排血量、脑组织灌注压和脑血管床阻力决定。心排血量降低、脑组织灌注压降低或脑血管床阻力增高时脑血流量出现减少。脑血管的自我调节功能保证脑血流量不依赖系统血压也能维持在一个狭窄的范围内。一个健康成年人可在收缩压下降到9.33kPa（70mmHg）的情况下维持脑供血。但老年人和慢性高血压患者对即使较小的血压变化也很敏感，易发生晕厥。一般认为，全脑血流减少到约正常时的40%即可出现意识丧失，这通常反映心搏出量减少一半或一半以上，直立动脉压下降到5.33~6.67kPa（40~50mmHg）以下。如缺血只持续几分钟，对脑组织不产生持久影响，如时间过长则使脑部各大动脉供血范围间的灌注边缘带发生脑组织坏死。不同类型晕厥中意识丧失的深度、时间各不相同。患者有时对周围事物一概不知或深昏迷，意识、反应能力完全丧失。意识丧失可维持数秒至数分钟，甚至半小时。通常患者静止躺着，肌松弛，但意识丧失后短时间肢体、面部可少量阵挛性抽动，括约肌功能通常保存，脉搏微弱。若使患者位于水平位置，引力不阻碍脑部血供，脉搏常有力，面色红润，呼吸加深加快，意识恢复。

病因

神经因素、心律失常、直立性低血压是晕厥最常见的病因，但晕厥发作可由多种原因引起。还有相当一部分晕厥患者的病因是无法解释的。

其他一些因素也可能诱发晕厥，尽管较少见，但在临床工作中亦不能忽视。

脑源性晕厥是由于脑血管病变、痉挛、被挤压引起一过性广泛脑供血不足，或延髓心血管中枢病变引起的晕厥称为脑源性晕厥。

其他如原发性高血压病和继发高血压，如肾性高血压、嗜铬细胞瘤、多发性大动脉炎、一些脑部疾病、低血糖、高原反应，乃至情绪激动等患者如短时间内血压突然升高，可发生脑血管痉挛和脑水肿，出现剧烈头痛、呕吐等，有时伴发晕厥。

发生机制

血管舒缩障碍

（1）单纯性晕厥（血管抑制性晕厥）：多见于年轻体弱女性，发作常有明显诱因（如疼痛、情绪紧张、恐惧、轻微出血、各种穿刺及小手术等），在天气闷热、空气污浊、疲劳、空腹、失眠及妊娠等情况下更易发生。晕厥前期有头晕、眩晕、恶心、上腹不适、面色苍白、肢体发软、坐立不安和焦虑等，持续数分钟继而突然意识丧失，常伴有血压下降、脉搏微弱，持续数秒或数分钟后可自然苏醒，无后遗症。发生机制是由于各种刺激通过迷走神经反射，引起短暂的血管床扩张，回心血量减少、心输出血量减少、血压下降导致脑供血不足所致。

（2）直立性低血压（体位性低血压）：表现为在体位骤变，主要由卧位或蹲位突然站起时发生晕厥。可见于：①某些长期站立于固定位置及长期卧床者；②服用某些药物，如氯丙嗪、胍乙啶、亚硝酸盐类等或交感神经切除术后病人；③某些全身性疾病，如脊髓空洞症、多发性神经根炎、脑动脉粥样硬化、急性传染病恢复期、慢性营养不良等。发生机制可能是由于下肢静脉张力低，血液蓄积于下肢（体位性）、周围血管扩张淤血（服用亚硝酸盐药物）或血循环反射调节障碍等因素，使回心血量减少、心输出量减少、血压下降导致脑供血不足所致。

（3）颈动脉窦综合征：由于颈动脉窦附近病变，如局部动脉硬化、动脉炎、颈动脉窦周围淋巴结炎或淋巴结肿大、肿瘤以及瘢痕压迫或颈动脉窦受刺激，致迷走神经兴奋、心率减慢、心输出量减少、血压下降致脑供血不足。可表现为发作性晕厥或伴有抽搐。常见的诱因有用手压迫颈动脉窦、突然转头、衣领过紧等。

（4）排尿性晕厥：多见于青年男性，在排尿中或排尿结束时发作，持续1~2min，自行苏醒，无后遗症。机制可能为综合性的，包括自身自主神经不稳定，体位骤变（夜间起床），排尿时屏气动作或通过迷走神经反射致心输出量减少、血压下降、脑缺血。

（5）咳嗽性晕厥：见于患慢性肺部疾病者，剧烈咳嗽后发生。机制可能是剧咳时胸腔内压力增加，静脉血回流受阻、心输出量降低、血压下降、脑缺血所致，亦有认为剧烈咳嗽时脑脊液压力迅速升高，对大脑产生震荡作用所致。

（6）其他因素：如剧烈疼痛、下腔静脉综合征（晚期妊娠或腹腔巨大肿物压迫）、食管、纵隔疾病、吞咽食物、胸腔疾病、胆绞痛、支气管镜检时由于血管舒缩功能障碍或迷走神经兴奋，引致发作晕厥。

心源性晕厥

由于心脏病心排血量突然减少或心脏停搏，导致脑组织缺氧而发生。最严重的为阿－斯综合征，主要表现是在心搏停止5~10s出现晕厥，停搏15s以上可出现抽搐，偶有大小便失禁。

（1）心律失常
缓慢性心律失常：心动过缓与停搏、病窦综合征、心脏传导阻滞等。
快速性心律失常：阵发性室上性心动过速、室性心动过速等，长Q-T综合征等。
（2）器质性心脏病
①急性心排出量受阻
左室流出道受阻：主动脉瓣狭窄，左房黏液瘤，活瓣样血栓形成等。
右室流出道受阻：肺动脉瓣狭窄，原发肺动脉高压，肺栓塞等。
②心肌病变和先天性心脏病：急性心肌梗死，法洛四联症等。

脑源性晕厥

由于脑部血管或主要供应脑部血液的血管发生循环障碍，导致一过性广泛性脑供血不足所致。如脑动脉硬化引起血管腔变窄，高血压病引起脑动脉痉挛、偏头痛及颈椎病时基底动脉舒缩障碍，各种原因所致的脑动脉微栓塞、动脉炎等病变均可出现晕厥。其中短暂性脑缺血发作可表现为多种神经功能障碍症状。由于损害的血管不同而表现多样化，如偏瘫、肢体麻木、语言障碍等。

血液成分异常

（1）低血糖综合征：是由于血糖低而影响大脑的能量供应所致，表现为头晕、乏力、饥饿感、恶心、出汗、震颤、神志恍惚、晕厥，甚至昏迷。

（2）通气过度综合征：是由于情绪紧张或癔症发作时，呼吸急促、通气过度、二氧化碳排出增加，导致呼吸性碱中毒、脑部毛细血管收缩、脑缺氧，表现为头晕、乏力、颜面四肢针刺感，并因可伴有血钙降低而发生手足搐搦。

（3）重症贫血：是由于血氧低而在用力时发生晕厥。

（4）高原晕厥：是由于短暂缺氧引起。

临床表现

伴随症状

（1）伴有明显的自主神经功能障碍（如面色苍白、出冷汗、恶心、乏力等）者，多见于血管抑制性晕厥或低血糖性晕厥。

（2）伴有面色苍白、发绀、呼吸困难，见于急性左心衰竭。

（3）伴有心率和心律明显改变，见于心源性晕厥。

（4）伴有抽搐者，见于中枢神经系统疾病、心源性晕厥。

（5）伴有头痛、呕吐、视听障碍者，提示中枢神经系统疾病。

（6）伴有发热、水肿、杵状指者，提示心肺疾病。

（7）伴有呼吸深而快、手足发麻、抽搐者，见于通气过度综合征、癔症等。

其他症状

感染史（如伴或不伴风湿热的链球菌、病毒、梅毒、原生物）均可提高对怀疑有活动性或暂时性的远端感染源所引起心脏疾病的可能性。任何病人一旦有不能解释的发热和心脏杂音应考虑为心内膜炎。周围血管病变或脑栓塞以及任何脑卒中的发生应查找心脏原因。新近的心肌梗死、瓣膜病（尤其是二尖瓣狭窄伴心房颤动）或心肌病都能形成血栓并且脱落。有脑血管或周围血管病变病史则增加了伴有冠心病的可能性。中央型发绀则高度提示为先天性心脏病。

二、临床体格检查

常规检查 直立性低血压 检查两侧颈动脉搏动 颈静脉波与中心静脉压
奇脉 胸部的望诊和触诊 胸部叩诊和听诊

常规检查

心血管疾病的诊断方法是很广泛的问题。现分别讨论常用的无创性和有创性方法如下。

体格检查

体格检查开始于采集病史时，通过观察病人的行为、情绪，同时注重于某些症状，为发现心脏病的周围及全身影响和影响心脏的心外疾病提供依据，有必要时对所有系统进行全面检查。

生命指数

血压

首先应在两侧手臂上检测血压和脉搏，在患有先天性心脏病或周围血管疾病时还需检测两侧腿部。血压袖带宽度须大于肢体直径的 20%，所以测下肢血压的袖带要宽。成人束好袖带后将水银柱打到 24kPa（180mmHg），然后逐渐放气并听动脉声音。当水银柱下落听到第一音时的压力是收缩压，而声音消失时为舒张压（第五相 Korotkoff 音）。左右手臂间压力相差 1.3~2.7kPa（10~20mmHg）属正常，腿部压一般高于手臂压 2.7kPa（20mmHg）。

如疑有直立性低血压，则需测量病人卧位、坐位、站位的血压及心率。

如发现有高血压，则应进行全面检查以排除主动脉缩窄（下肢脉搏微弱或消失，桡–股脉搏延迟，腿部血压低于手臂血压，有时易见肩胛骨周围动脉血管壁的异常搏动；收缩期杂音可传导至心前区上方和后方均提示为此症）。在甲状腺功能亢进症和高代谢状态时，脉搏呈快而强；在黏液性水肿时呈慢而弱。注意：测下肢血压时，血压表的束大腿的带要足够宽大。

呼吸频率

反映出心脏失代偿或原发性肺部疾患。忧虑病人呈增快，而临终病人则减慢。浅而快速的呼吸可提示胸膜疼痛。

体温升高

可能提示为急性风湿热或心脏感染，如心内膜炎。这在心肌梗死后很多见，无须立即查找其他原因，除非发热持续长于 72h。

脉搏

应检查上肢与下肢末端的主要周围脉搏，以发现先天性或获得性动脉疾病和由于心脏引起系统性栓塞的依据。当扪及周围脉搏时，需注意其对称性和相关动脉壁的弹性。伴动脉血快速流动的疾病（如动静脉交通、主动脉反流），其脉搏快速上抬后即陷落。如发现脉搏不对称时，周围血管上方的听诊可闻及由于狭窄引起的湍流所产生的杂音。

老年人，尤其当出现高血压时，颈动脉搏动必须谨慎检查、解释。动脉硬化引起血管僵硬，随血管壁的老化，渐渐失去了其特征性表现。在许多病例中，颈动脉检查有困难或不能解释。同样，在年幼儿童中，即使存在严重的主动脉瓣狭窄，其颈动脉搏动仍可正常。

直立性低血压

正常人站立时的血压经常略低于坐位，但当降低超过 2.7/1.3kPa（20/10mmHg）时便会感到昏眩、眼花、意识模糊、视力不清等感觉，有些人会晕厥。直立性低血压是一种血压调剂功能不正常的现象，可见于不少情况，它本身不是一种独特的疾病。

大约 20% 的老年人，尤其高血压者，饭后、大小便后可有直立性低血压。有的青年人在疲劳工作后，站立时也可出现心悸、眩晕，但血压不降低，原因不明，常称为体位性、自动性心动过速症（POTS）。

病理生理学

当人们突然站立起来时，由于重力关系，身体中约 1/2 至 1L 的血液流入躯干及下肢的静脉内。其后果是回流到心脏的血液减少了，一时间心排血量也就减少，血压下降，致使脑灌注血量减少。但是由于主动脉弓及颈动脉有压力感受神经，其自主反射可迅速使血压回升到正常。与此同时，迷走神经也受到抑制，使心率加快。如果继续站立，肾素 - 血管紧张素 - 醛固酮系统及抗利尿激素（ADH）分泌增加，钠及水潴留，使循环血量增多，一切恢复正常。

病因

如果身体的上述自主神经反射环的某一环节被疾病或某一种药物作用而失灵，或血管反射失灵，心肌收缩受到损害，甚至血容量不足等因素，使身体内环境失去平衡，则自身不能使血压恢复正常。涉及这些方面的疾病虽多，但老年人最常见的病因是双方面的，一是压力感受器敏感度降低，对站立的确反映低，饭后、饮酒等尤其明显，另一原因是动脉硬化。

诊断

了解病史，然后请病人平卧 5min，测血压，记录之。然后站立，分别在 1min 及 3min 测血压及脉搏。如果血压下降而脉搏增快不到 10 次 /min，就说明有自主神经功能不佳。如果脉率超过 100 次 /min，则说明有低血容量，应进一步了解自主神经功能。自主神经正常者心率随吸气而增快。方法是在描记心电图的同时，使患者慢而深地呼吸，大约吸气 5s 然后呼气 7s。这样呼吸 1min。在正常人，呼气时最长的 RR 间距应当为吸气时最短 RR 的 1.15 倍。短于此数值者可能有自主神经功能不良。对于诊断不清者可做倾斜实验。

倾斜试验

发生于无器质性心脏病证据患者的不明原因晕厥，或虽有器质性心脏病但排除了本身所致的反复晕厥发作的患者，为了明确诊断可行倾斜试验。

注意事项

（1）试验前停用一切可能影响自主神经功能的药物（评价药物疗效时例外），检查室应该光线暗淡、温度适宜。

（2）患者准备：试验前禁食 4~12h，若为首次试验，须停用心血管活性药物 5 个半衰期以上；若为评价药物疗效，重复试验时应安排在同一时刻，以减少自主神经昼夜变化所致的误差，并尽量保持药物剂量、持续时间等其他试验条件的一致。

（3）注意保护患者：倾斜台要求有支撑脚板，两侧有护栏，胸部和膝关节处有固定带，以免膝关节屈曲致受试者跌倒，倾斜台变位应平稳迅速，应备有心肺复苏设备。

（4）监护人员全过程中应专人在场监护。监护人员包括对心肺复苏有经验的医师，应熟悉晕厥的常见病因、倾斜试验的技术规则，并能正确处理可能发生的并发症，如心动过缓、低血压、严重缓慢或快速性心律失常，甚至心脏骤停等。

操作方法及程序

（1）试验前准备：患者安静平卧 10min，建立静脉通道，检查时输注普通生理盐水，连续或密切监测心率与血压，并进行相应记录，最好同时配带动态心电图记录。

（2）基础倾斜试验：倾斜 60°~80°，一般为 70°，基础倾斜试验持续 30~45min，或至出现阳性反应终止试验。若无阳性反应出现，则进行药物激发试验。

（3）药物激发试验

①异丙肾上腺素：为最常选用的药物。在基础倾斜试验结束时，若未取得诊断结论，患者恢复平卧位，静脉滴注异丙肾上腺素 1μg/min，起效后（心率增加 10%）再次倾斜 70°、10min；如果仍未激发，增加异丙肾上腺素的剂量至 3μg/min（心率增加 20%）、5μg/min（心率增加 30%），重复上述步骤，或者在基础倾斜试验结束时，若未取得阳性结果，患者恢复平卧位，静脉滴注异丙肾上腺素 3μg/min，待心率增加至 100~120 次/min，再次倾斜 70°，维持药物静脉滴注，若出现阳性反应或患者出现交界区心律、频发室性期前收缩、室性心动过速、高血压或心绞痛等任何一种情况，立即终止试验，如果持续 10~15min，没有阳性反应即为阴性，终止试验。

②硝酸甘油（0.2~0.3mg）舌下含化，维持倾斜 70°、10~20min，若没有出现阳性反应则试验结果为阴性。

结果判断

受试者在倾斜过程中出现晕厥或接近晕厥症状（濒临知觉丧失、严重头晕、虚弱无力、黑矇、听力遥远或丧失、恶心、面色苍白、大汗、维持自主体位困难等症状之一项或几项），同时伴有以下情况之一者，为倾斜试验阳性：

①收缩压≤9.3kPa（70mmHg）或较倾斜前降低50%，有的患者即使血压未达到此标准，但已出现晕厥或接近晕厥症状，仍应判为阳性。

②心动过缓（以下表现之一：心率<50次/min，交界区心律持续10s、窦性停搏≥3s，心率下降超过倾斜位最大心率的30%）。

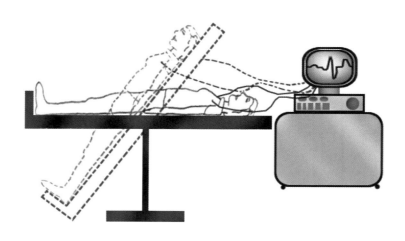

图 2-1　倾斜实验

预防与治疗

晕厥患者治疗的主要目的应包括预防晕厥再发和相关的损伤，降低晕厥致死率，提高患者生活质量。大多数晕厥呈自限性，为良性过程。

但在处理一名晕倒的患者时，医师应首先想到需急诊抢救的情况如脑出血、大量内出血、心肌梗死、心律失常等。

老年人不明原因晕厥即使检查未发现异常也应怀疑完全性心脏阻滞和心动过速。发现晕厥患者后应置头低位（卧位时使头下垂，坐位时将头置于两腿之间）保证脑部血供，解松衣扣，头转向一侧避免舌阻塞气道。向面部喷少量凉水和额头上置湿凉毛巾刺激可以帮助清醒。注意保暖，不喂食物。清醒后不能马上站起。待全身无力好转后逐渐起立行走。老年人晕厥发作有时危险不在于原发疾病，而在于晕倒后的头外伤和肢体骨折。平时避免站立过久。

对于神经介导性晕厥，应以预防为主。患者都应认识有可能诱发晕厥的行为，如饥饿、炎热、排尿等并尽可能避免，还应了解晕厥发作的先兆症状并学会避免意识丧失的方法：在出现晕厥前状态时立即平躺和避免可能致伤的活动。另外，注意对可能诱发晕厥的原发病（如引起咳嗽的疾病）的治疗。血管扩张药因可增加晕厥发生率应停用。对血容量不足的患者应予补液。血管迷走性晕厥多数为良性。对于单发或无危险因素的罕发的晕厥患者可不予特殊治疗。对于较重的患者可采取扩容，轻微体育活动，倾斜训练（反复长期的倾斜训练直到患者立位反应消失）等较安全的方法。

对于颈动脉窦过敏，患者应避免穿硬领衣服，转头宜慢或在转头同时逐渐转动整个身体，若存在局部病变给予相应治疗。对于情境性晕厥应尽可能避免特殊行为。对于排尿、排便等无法避免的行为可采用保持血容量，改变体位（由立位改为坐位或卧位），减慢体位改变速度等方法。另外，排便性晕厥患者使用大便软化药，排尿性晕厥患者睡前减少饮水特别是饮酒，吞咽性晕厥患者少食冷饮和大块食物也利于预防晕厥发作。

直立性低血压患者的治疗应包括血容量不足时的补液和停用，或减量产生低血压的药物。避免长久站立和长期卧床，戒酒有一定预防作用。另外一些方法，如增加盐和液体摄入量，使用弹力袜和弹力腹带，随身携带折叠椅，锻炼腿和腹部肌肉也有帮助。

心源性晕厥的治疗首先应针对病因，如心肌缺血、电解质紊乱等。缓慢性心律失常多需要安装起搏器。

检查两侧颈动脉搏动

颈动脉搏动的望、触、听诊常可获得比周围脉搏检查更多的有关于心脏的信息（见表 2-1）。

颈动脉上方的听诊需区别心脏杂音和动脉杂音。心脏杂音是由心脏或大血管传导而来，一般在心前区上方较响，向颈部减弱。动脉杂音属高音调，仅在动脉上闻及且较为表浅。动脉杂音也需与静脉嗡嗡声区别。与动脉杂音不同，静脉嗡嗡声通常呈持续性，病人在坐位或立位时听得最清楚，压迫同侧颈内静脉时则可使杂音消失。

还可观察到周围静脉异常，例如静脉曲张、动静脉畸形（AVM）和分流，基础的炎症表现及血栓性静脉炎引起的触痛。在疑有动静脉畸形或分流上方处听诊呈连续性杂音，常扪及震颤，这是因为不论是收缩和舒张时静脉的阻力始终低于动脉。

表 2-1　颈动脉搏动变化与有关疾病

颈动脉搏动幅度	有关疾病
跳跃有力	高血压、高代谢状态、动脉导管未闭等血压高低变化快的疾病
跳动而饱满随后突然塌陷（Corriga 氏脉 / 水击样）	主动脉瓣反流
幅度小、不饱满、高峰延迟	主动脉瓣狭窄、左室流出道梗阻
脉双峰（分裂）而上升很快	肥厚型心肌病
脉双峰，但高度正常或延迟升高	主动脉瓣狭窄伴反流
一侧或双侧脉弱，常有收缩期闹声	颈动脉硬化性狭窄

颈静脉波与中心静脉压

仔细检查颈静脉十分重要。颈外静脉可提供静脉波高度的一般资料，而颈内静脉却用于分析静脉压和静脉波形，因为它是到右心房的开放性静脉管道（除上腔静脉阻塞病例外）。但是要监测颈静脉的压力却需要依靠颈外静脉，所以检查这两个静脉都有必要，理由如下。

正常颈静脉波动

检查颈静脉常使病人倾斜 45°，半卧位，正常人其静脉柱恰好位于锁骨下。当用手使劲压迫腹部时，静脉柱明显高于锁骨（肝颈回流），当维持腹部压力时，正常人在几秒钟内静脉柱将降至锁骨下，这是因为顺应性的右心室经 Frank-Starling 机制增加了心搏量。在上腔静脉阻塞、缩窄性心包炎、限制型心肌病或严重心力衰竭时，颈静脉压可明显升高，甚至不能找到静脉柱的顶端。在这些情况下，应让病人坐着或站起来检查。

腹部受压产生相关的静脉波在高度上的改变，提示了有关心脏右侧的相关信息。在持续腹部加压时，静脉柱升高并维持此高度见于右心室扩张，顺应性下降；缩窄性心包炎或心包填塞；三尖瓣狭窄或右心房肿瘤产生右心室充盈受阻。

描记下的正常颈静脉波动是呈三个波，即 A、C 和 V，见图 2-2。

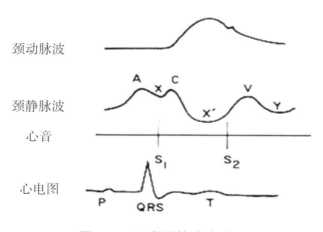

图 2-2　正常颈静脉波动

这几个向上的正波分别是：A 波发生恰在心电图 P 波之后，颈动脉上升波之前；C 波发生与颈动脉波上升段同时；而 V 波则相当于心室收缩三尖瓣开启时。A 波是由于心房收缩引起的，使右室在舒张末期充盈。C 波是由颈动脉搏动而从颈外及颈内静脉传来的，或者是由于在收缩早期时三尖瓣突向右房而引起的。V 波反映在收缩末或舒张早期右房压力及机容量升高所引起。正常时 A 与 V 的波幅差不多，在 A 与 C 之间有一凹陷即 X 凹陷，而在 C 和 V 之间的凹陷称为 X' 凹陷。在 V 和 A 之间的凹陷称为 Y 凹陷。X 及 X' 凹陷反映在心室收缩末期时右房下部突向心室导活动。Y 凹陷示舒张早期，三尖瓣刚开启，右室开始被动的充盈，Y 从来不如 X 深。

在产生肝颈回流异常的相同情况下应寻找 Kussmaul 征，吸气时颈部静脉柱的升高而不是下降。在正常吸气时，胸腔内压力降低则抽吸周围血液至腔静脉。顺应性良好的右心室则通过 Frank-Starling 机制来接纳和排出这些血液。Kussmaul 征在气道阻塞性疾病中也可出现。

这里要提醒读者注意，Kussmaul 呼吸与 Kussmaul 征是两个不同概念：

Kussmaul 呼吸：代谢性酸中毒时，由于血 pH 值下降，H^+ 浓度升高，刺激颈动脉体化学感受器反射性兴奋呼吸中枢，使呼吸的深度和频率增加，结果 CO_2 排出增多并使血浆 HCO_3^- 浓度升高，pH 值可以维持在正常范围内。

Kussmaul 征：缩窄性心包炎、缩窄性心肌病以及心包大量积液等疾病，使心室舒张期扩张受阻，心室舒张期充盈减少，于是使心搏量下降。吸气时周围静脉回流增多而已缩窄的心包使心室失去适应性扩张的能力，使静脉压增高，吸气时颈静脉明显扩张，称为 Kussmaul 征。

最后，可分析静脉波的特征和幅度。正常人颈静脉波见图 2-2。肺动脉高压时 A 波和 V 波均增大。巨大的 A 波（大炮波）见于房室分离时。心房颤动时 A 波消失而右心室顺应性不良状态时，A 波则明显（如肺动脉高压、肺动脉瓣狭窄）。三尖瓣反流时 V 波变得很显著。三尖瓣反流也常导致明显的肝大，由于右心室收缩时反流的 V 波肿胀了肝脏以至于容易触及肝脏的收缩期搏动。伴有明显静脉高压有时导致心源性肝硬化和腹水。在心脏压塞时，X 呈陡直下降。右心室顺应性呈不良状态时，心室收缩后的 Y 也呈陡峭样下降，是因为升高的静脉柱的血液经三尖瓣开放冲入右心室，仅仅当僵硬的右心室壁（限制型心肌病）或心包疾病（缩窄性心包炎）阻止血液流入时，才急剧停止工作。

测颈静脉压法

（1）测颈静脉可以估计中心静脉压：病人平卧，头部抬高 45°，用一小尺测出胸骨的路易氏角至颈静脉的最高搏动点之间的差，再加 5cm 就是中心静脉压。因为一般认为胸骨的路易氏角距上腔静脉入右心房是 5cm。从颈静脉压可以间接推算出中心静脉压。颈内静脉没有瓣，而直接到右心房，所以它成为右房的一个血柱，测出这个血柱的高度就能推测出中心静脉压。图 2-3 示颈内及颈外静脉的解剖部位。

（2）观察颈静脉压（JVP）：这是临床了解中心静脉压的很好方法。病人 45° 卧位，头略向左转，用手电从侧方照明，这时沿胸锁乳突肌就可看到内颈静脉波动。它的方向是从病人的右耳垂到锁骨与胸骨连接点，这时要注意看到静脉的几个波。可同时用医生的右手摸病人的左颈动脉对照，协助观察颈静脉的波。

要注意与颈动脉搏动区分开。颈静脉是摸不到跳动的，用手按压就可阻断，它有两个波峰，而且它随呼吸变化，吸气时变小，用手掌轻按病人右上腹部做肝颈静脉回流试验时，颈静搏动。

颈静脉压通常是通过颈外静脉来估算。颈静脉压上升常见于左或右心衰竭、心包膜疾病、三尖瓣疾病、肺高压等。观察颈静脉可以得知平均静脉压，波动的形态以及心律类型。颈静脉压经常是从观察病人颈部的右侧而估计出。正常平均颈静脉压是右房的中点起垂直向上 6~8kPa。以这个数字为正常值基础，当平均静脉压低于 5kPa 这为低血容量，高于9kPa者为心充盈不良。

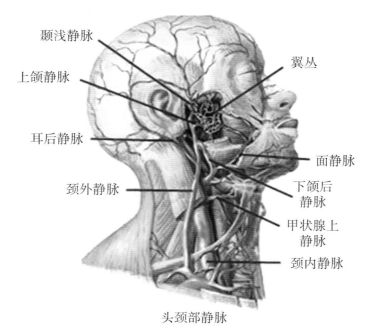

图 2-3　颈内及颈外静脉的解剖位置

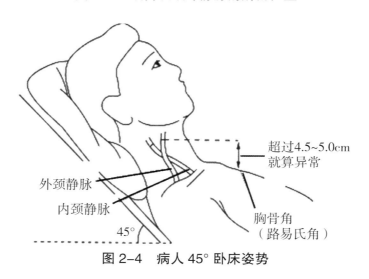

图 2-4　病人 45° 卧床姿势

观察颈静脉时，要病人半坐位 45°。用视诊可约略测颈静脉压：仰卧，背被动抬高45°（受检者不可用力气，需有完全靠背物支持），此时若仍看到颈静脉表示已有怒张（即为颈静脉压有意义上升），称之颈静脉充盈。测量胸骨角（即路易氏角）到颈外静脉怒张的顶端，若超过 4.5cm，表示有怒张。用颈内静脉测较敏感，但不太可能做，因内颈静脉往上潜入胸锁乳突肌内表面被遮住。右心房平均压力（中心静脉压，central venous pressure，CVP）正常是 5~10kPa，可借由测量看到的颈静脉顶点到胸骨角点之高度加5cm 来推估。若发现由胸骨角算起至外颈静脉高度超过 4.5~5.0cm，表示有颈静脉压增高。

（3）注意：

①颈内静脉：主要用以观察 A、V 波。角度从 30° 开始，调整床的高度使躯干变高或变低。若静脉压低，需把床角度调低，一直到在锁骨上方能看到静脉波动，若低于

14

15° 还看不到，可轻压腹部，使颈静脉波暂时出现。中心静脉压愈高，有时静脉柱顶端太高跑到下颚内去而看不到，故往往需调使角度变大，才可看到静脉柱顶端，而进一步观看 A、V 波，甚至有时需坐正，将脚下垂或甚至站立。此时头宜稍仰上或朝下及稍向右，避免过度向上或向左，因这样会使右边胸锁乳突肌拉紧，而压迫到在内面的内颈静脉。

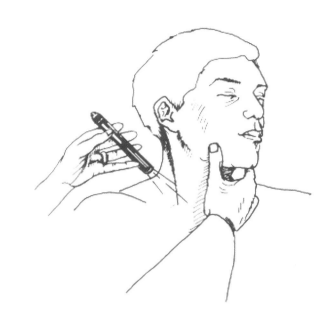

图 2-5　用手电从侧方照明检查颈静脉

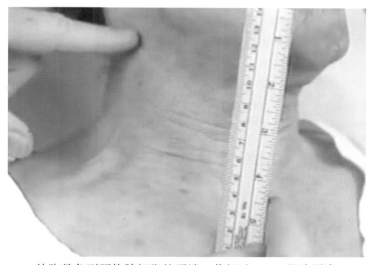

从胸骨角到颈静脉怒张的顶端，若超过 4.5cm 即为增高

图 2-6　测颈静脉压

②颈外静脉：主要用以略估中心静脉压及观察是否有颈静脉高压，可能有时看不到，而需压迫锁骨上窝来确认位置，主要是用以约略计测中心静脉压。病人背部抬高 45° 时，正常人（指中心静脉压正常者）应看不到外颈静脉柱，或只略可看到。可以用手指压住锁骨上窝，使颈静脉胀起来，放开时若能使之完全消失，表示颈静脉压仍是正常的。但

若 45° 时，若因外颈静脉柱太高而看不到顶点，病人上半躯干需更抬高，一直能看得到静脉柱顶点为止。由胸骨角到静脉柱顶点之垂直高度加 4.5cm，是中心静脉压值。可以用示指压住柱顶点之上方，再以中指由示指之压点，把血往下滑压赶回心脏后，示指持续压着，把中指放松，可观察到柱很快由下方往上爬升，由其顶点可估算出中心静脉压。

　　总之，中心静脉压大于正常是指：（a）背部抬高 45° 时，可看到锁骨上窝已有明确的外颈静脉柱；或（b）45° 时，由胸骨角到外颈静脉柱顶点垂直高度超过 4.5cm。这两个方式任一种皆可，且皆可称之颈静脉充盈（engorgement JVE）。

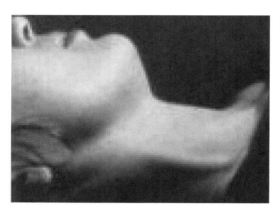

图 2-7　一例颈静脉高压

（4）小结：检查颈静脉压（JVP）

　　①利用颈内静脉（IJV）；②病人卧床 45° 角；③头略向左倾；④最好有一从左侧发来的与静脉成切角度光更能看清颈静脉；⑤看清楚颈内静脉走向（从锁骨中部在胸锁乳头肌中部走向耳垂）；⑥看清颈静脉的波动成双峰；⑦测出颈外（或内）静脉的高端至胸骨角度距离，正常小于 4.5cm。

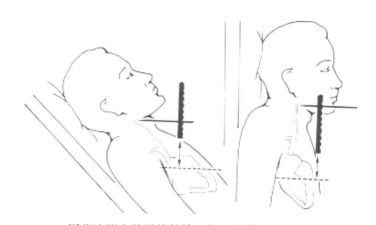

用此法测出的平均静脉压与心导管测出的相符

图 2-8　测平均静脉压与胸骨路易氏角的关系

奇脉

　　如病史和体格检查提示为缩窄性心包炎、心脏压塞或限制型心肌病时，应努力发现奇脉。正常人在正常吸气时收缩期动脉血压最多降低 1.3kPa（10mmHg）。当在正常的右心室顺应性受限制的疾病中（如心包压塞），由于右心室压力的升高结果使室间隔凸向左心室，吸气时收缩压的降低则大于正常人。同样，由于胸腔内负压与右心室经 Frank-Starling 机制增加的心搏量不相匹配，肺静脉压比通常下降更多。这些因素使左心室充盈量在吸气时比正常人更低，并使动脉收缩压降低＞ 1.3kPa（10mmHg）。奇脉在限制型心肌病或缩窄性心包炎时较少见，尽管它不属填塞的特殊病征，但其具有一定的特殊性。奇脉也可见于气道阻塞性疾病，在考虑心脏因素前应予排除。

胸部的视诊和触诊

被检查者卧位，检查者在其右侧。

（1）视诊：主要看颈静脉（重要）。仰卧位时正常者，外颈静脉就怒张。若看清楚，用手电筒从前下方往上方向斜照，可加上触诊，压使之怒张。若平躺压也看不到轮廓，表示已有脱水或失血，颈静脉压已有明显低下时。（若要看颈静脉压上升，需以仰躺45°）。内颈静脉不易看到轮廓，主要看波动，易受颈动脉搏动之影响，难评估。有房缺、室缺或肺心病，造成右室肥大时胸骨下 1/3 左缘可看到隆起，是右心尖冲动（右室隆起）。正常看不到，左室扩大时有左心尖冲动，常看不到。

（2）触诊：先用右手掌自心尖部开始检查，触诊压力要适当。

触诊顺序一般从心尖部开始，逐渐触诊肺动脉瓣区、主动脉瓣区、第二主动脉瓣区及三尖瓣区。在心尖冲动区触诊确认心尖冲动最强点，指出心尖冲动最强点在第几肋间，指出在锁骨中线内或外。

触诊震颤：用手掌或手掌尺侧小鱼际肌平贴于心前区各个部位，以触知有无微细的震动感、心包摩擦感。

心包摩擦感：用上述触手法在心前区胸骨左缘第 4 肋间触诊。若前倾位收缩期、呼气末、屏住呼吸时心尖冲动最强点在第 4 肋间锁骨中线外，考虑右心室增大。

如果心尖冲动触不到，可能胸壁过厚。

辨别收缩期震颤和舒张期震颤：可通过心尖冲动触及胸壁的时间确定收缩期的开始。心前区触到舒张期震颤肯定有器质性心脏病。

严重的右心室肥厚（RVH）引起心前区中央的隆起，能在胸骨下方和胸骨左侧前胸壁处可扪及抬举感。偶在先天性疾病引起严重右心室肥厚时，心前区呈不对称，胸骨左侧呈膨出畸形。

左心室肥厚（LVH）在心尖区产生一种持续性冲击感，容易与 RVH 的心前区隆起相区别。在心前区触诊时，有时可触及室壁瘤运动障碍病人的异常局灶性收缩性搏动。左心房扩张引起严重的二尖瓣反流的病人异常的弥漫性收缩期搏动抬举了心前区，伴心脏向前移位。心尖冲动扩散和向左下移位则可见于左心室扩张和肥厚病例，如二尖瓣反流。

漏斗胸或鸡胸，胸部前后径狭小，胸部脊柱异常强直，均提示有瓣膜或腱索黏液样变性的可能性，尤其是二尖瓣。

目前罕见由梅毒引起的主动脉动脉瘤产生的胸部上方局限性膨出。胸部畸形趋向较常见于伴有先天性心脏缺损的遗传性疾病，例如 Turner 综合征。胸部触诊应包括查找震颤（见表 2-2）。

表 2-2　各种心脏病发现震颤部位

心脏病种类	震颤部位
主动脉瓣狭窄	心底部，右第二肋间，胸骨边缘处。在收缩期
二尖瓣反流	收缩期时，心尖处
肺动脉瓣狭窄	胸骨左第二肋间
Roger 氏小型室间隔缺损	左侧第二肋间

　　在肺动脉高压时，胸骨左缘第 2 肋间隙可触及一种尖锐的冲动是肺动脉瓣的关闭。狭窄的二尖瓣关闭也可在心尖区收缩初期产生一个相同的冲动，在收缩末期有时可触及狭窄瓣膜的开放感觉。

胸部叩诊和听诊

　　尽管胸部 X 线的应用优于许多医生的技术，有的医院甚至取消了扣诊，但我们仍认为胸部仔细的叩诊和听诊很重要。主要在左第二肋间起至第 5 乃至第 6 肋间，自外向内（胸骨）扣诊，找到发生浊音的点距胸骨中线的距离。基本上都能区分胸膜积液（语颤降低）和肺实变（震颤增强）。听诊可分为水泡音和干啰音，分别意味着肺充血或支气管痉挛，提示为伴肺静脉高压的心力衰竭或原发性基础的肺部疾病。胸膜摩擦音提示肺梗死或伴胸膜炎的肺炎。

心脏听诊

　　心脏听诊是体检的重要的环节。需具有良好的听力、敏锐地鉴别音调和时相的能力，及长期的训练琢磨。一般来说，低音最好使用钟式听诊器，高音调声音最好用隔膜式。使用钟式听诊器时应当小心轻按，压力过大使其下面的皮肤紧张成一个隔膜可造成很低音调的声音丢失。

　　一般使用膜式听诊器按顺序听：先平卧，随后左侧卧，先听心尖区，为二尖瓣区；然后沿胸骨左缘向上移到第 2 肋间胸骨左缘，为肺动脉瓣区；再将听诊器移到第 2 肋间胸骨右缘主动脉瓣区；最后在第 4~5 肋间胸骨左缘及胸骨体下 1/3 听诊，那是三尖瓣区。在每一处都要听到第一及第二音，有无收缩期杂音及舒张期杂音。遇到杂音要按 Levine 法按其强度分为 6 级记录，往往需让患者屏气听。如有杂音则要注意有无放射，放射到哪个部位。

心音

收缩音

　　（1）第一心音（S1）：主要是由于二尖瓣关闭，但也包括了三尖瓣关闭成分。正常情况下常呈分裂并有一高音调。在二尖瓣狭窄中 S1 是响亮的。二尖瓣关闭不全时由于瓣叶硬化和僵直使 S1 减轻或消失，但如由于二尖瓣装置的黏液样变性或心室心肌异常（如乳头肌功能不全、心室扩张），S1 则常可清晰闻及。

（2）第二心音（S2）：正常情况下是由于主动脉瓣关闭或肺动脉瓣关闭所致。正常时主动脉瓣关闭略早于肺动脉瓣关闭，除非前者延迟或后者提前。主动脉瓣关闭延迟见于左束支传导阻滞或主动脉瓣狭窄，而肺动脉瓣关闭提前则见于某些预激现象。肺动脉瓣关闭延迟见于经右心室的血流量增加时（如最多见的为继发孔型的房间隔缺损）或完全性的右束支传导阻滞。这种增加的血流也消除了肺动脉瓣的正常延迟，由于在吸气时右心室容量增加而左心室容量则是降低的（S2 固定分裂）；左向右分流伴有正常右心室血流量者不伴有固定的分裂。主动脉瓣反流、严重的狭窄或闭锁（永存动脉干只有一个共同的瓣膜）时，可出现单一的 S2。

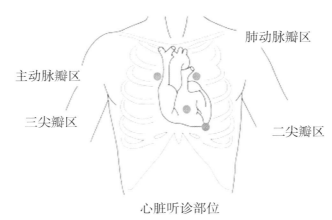

心脏听诊部位

图 2-9 各瓣膜病变听诊区

（3）喀喇音：只发生于收缩期，以其较高音调和较短的持续时间与 S1 或 S2 区分或通过它们受血流动力学控制结果在收缩期的变动性可以区分。喀喇音可呈单一或多样的。

发生于先天性主动脉或肺动脉瓣狭窄的喀喇音，它们被认为来自心室壁张力的异常。在这些疾病中喀喇音发生于收缩早期，很接近于 S1，与 S1 的关系不因血流动力学改变而发生变化。收缩早期固定的喀喇音也可发生于严重肺动脉高压。发生在二尖瓣或三尖瓣脱垂的喀喇音认为是由于瓣叶或过多过长腱索的张力异常所致。

由于瓣膜黏液样变性引起的喀喇音可发生于收缩期的任何时间，但在人为降低心室容量时（如站立、Valsalva 动作）则移向 S1。而心室充盈量增加时，如仰卧位，喀喇音则移向 S2，尤其见于二尖瓣脱垂者。原因不明的是，在两次检查中喀喇音的特征性可相差甚大，它们可来去不定。

舒张音

与收缩音不同，舒张音是低音调的，在强度上较柔和，持续时间较长。这种声音在成年人中总是不正常的。

（1）第三心音（S3）：或心包叩击音，发生于舒张早期，当在心室扩张和顺应性不良时。在心室充盈被动性舒张时发生则表明有严重的心室功能不全，除非在儿童中可属正常。右心室 S3 在吸气时（由于右心室充盈容量增加）和病人卧位时听得最清楚。左心室 S3 则在呼气时（由于心脏和胸壁间相对靠近）及同时为左侧卧位听得最清楚。

（2）第四心音（S4）：接近于舒张末期，由于心房收缩引起心室舒张充盈增加所

19

产生的。与 S3 相同，它是低音调，仅用钟式听诊器听到或听得更清楚。右心室 S4 随吸气而增强，而左心室 S4 则降低。S4 表明为较轻的心室功能不全，比 S3 多见。心房颤动时消失，而急性心肌缺血或心肌梗死早期几乎都有。S3 伴有或不伴有 S4，往往是明显的左室收缩功能不全，而不伴有 S3 的 S4 则是左心室舒张功能不全。

（3）奔马律：发生于当出现 S3 和 S4 的病人伴有心动过速时；舒张期如很短可使两个心音融合。当病人左侧卧位时可在心尖部触及到响亮的 S3 和 S4。

（4）舒张期叩击音和 S3：发生于舒张早期的相同位置。但不伴有 S4，为一种较钝的重击音，表明心室充盈因心包缩窄，无顺应性而突然停止。

（5）其他舒张音仅为二尖瓣狭窄或罕见的三尖瓣狭窄的开瓣音。二尖瓣开瓣音其音调很高，声音短促，宜用隔膜式听诊器听之最佳。它约接近于 S2 的肺动脉瓣成分，其直接与二尖瓣狭窄的严重程度成比例（即左心房压力越高，开瓣音越接近 S2）。声音强度与瓣叶的顺应性有关，瓣叶仍有弹性，逐渐柔软时，其音响亮，瓣叶硬化，纤维化直至瓣叶发生钙化时其音则最终消失。二尖瓣开瓣音虽然有时在心尖区听到，但常在或仅在胸骨左缘下方听得最清楚。

杂音

心脏杂音可为收缩期，舒张期或连续性。需分析杂音的音调、强度和持续时间以及间期。高音调杂音用隔膜式听诊器听得最佳（有时只能），低音调杂音宜用钟式听诊器听得最佳（有时只能）。杂音是按照其强度分级（表 2-3）。

表 2-3 杂音强度 Levine 氏分级

分 级	特 点
1	刚能听到
2	柔软但易于听到
3	较强但无震颤
4	较强且有震颤
5	将听诊器刚接触胸壁就能听到的杂音
6	听诊器未触胸壁就能听到的杂音

（1）收缩期杂音：收缩期杂音分为喷射性杂音（由于湍流经过狭窄或不规则的瓣膜或流出道）和反流性或分流性杂音（在全收缩期血流进入较低阻力的腔室）。

（2）喷射性杂音：往往血流受阻越大声音越响时间越长。相反，高流速、低容量反流其全收缩期杂音倾向于更响，而高容量的反流或分流杂音较柔和。喷射性杂音有递增-递减特征，递增部分延伸至递减时相则意味有较大的狭窄和湍流。

主动脉瓣狭窄的喷射性杂音常在胸骨右缘第 2 肋间听得最清楚。其声音向右侧锁骨和颈部两侧传导并可伴有收缩期震颤。老年人主动脉瓣狭窄的杂音有时仅在心尖部和颈部听到，而在主动脉瓣区反而听不到或很轻微（其杂音分布的机制尚不清楚）。

梗阻性肥厚型心肌病的喷射性杂音常以胸骨左缘中下区听诊最佳，杂音随 Valsalva 动作和立位时增强。这是因为降低了左心室充盈量因而二尖瓣前叶前移更明显而贴近肥厚的间隔。与主动脉瓣狭窄的杂音不同，此杂音往往不向颈部传导。肺动脉瓣狭窄的喷射性杂音在胸骨左缘第 2 肋间隙听得最清楚，其杂音不像主动脉杂音会广泛传导。

收缩期喷射性杂音也可发生在无血流动力学明显的流出道梗阻者。正常婴儿和未成年人常有轻度的湍流，以致产生柔和的喷射性杂音。老年人因瓣膜和血管硬化常有喷射性杂音。老年人伴有响亮的喷射性杂音，僵硬的颈动脉和高血压（产生左心室肥厚），可使用无创伤性技术如多普勒超声心动图以排除主动脉瓣钙化性狭窄。同样，在婴儿中的主动脉瓣狭窄的典型体征可不出现而只有收缩期杂音。特别强调，多普勒超声心动图在鉴别重度和轻度流出道梗阻是非常有价值的。

妊娠时，许多妇女在胸骨左或右缘第 2 肋间隙有柔和的喷射性杂音，是因为血容量和心排血量的生理性增加时在通过正常结构产生的流速加快所致。如妊娠伴有重度贫血则杂音更加增强。

表 2-4　杂音发生的时间与病因关系

杂音发生的时间	病　因
收缩中期（喷射性）杂音	①主动脉狭窄（瓣上狭窄、主动脉缩窄、主动脉瓣狭窄、肥厚性心肌病、瓣下狭窄）； ②穿过主动脉瓣的血流增多（运动过度状态、主动脉瓣反流）； ③升主动脉扩张（粥样硬化、主动脉炎、主动脉瘤）； ④肺动脉狭窄（肺动脉瓣上狭窄、肺动脉瓣狭窄、漏斗下狭窄）
全收缩期杂音	①二尖瓣反流，三尖瓣反流，室间隔缺损； ②穿过肺动脉瓣的血流增多（高动力状态、房间隔缺损时左向右分流大、室间隔缺损）； ③肺动脉扩张
舒张早期（反流性）杂音	①主动脉瓣反流：后天的或先天的瓣膜异常（瓣膜黏液瘤变或钙化、风湿性变、内膜炎等），瓣环扩大（主动脉夹层、主动脉瓣环扩大、中层囊性坏死、高血压等），瓣连合增宽，先天性二叶瓣合并室间隔缺损； ②肺动脉瓣反流：先天或后天性瓣膜异常，瓣环扩大，法洛四联症，室间隔缺损
舒张中期杂音	①二尖瓣狭窄（风湿、先天性因素）； ②穿过并不狭窄的二尖瓣的血流增多（二尖瓣反流、室间隔缺损、动脉导管未闭、高排出量状态、房室完全性阻滞）； ③三尖瓣狭窄，以及穿过不狭窄的三尖瓣血流增多症（三尖瓣反流、房间隔缺损等）； ④左或右房黏液瘤，心房球状血栓等
连续性杂音	动脉导管未闭，肺动脉缩窄，Valsalva 窦瘤破裂，动脉间隔缺损，颈静脉哼鸣，房间隔缺损合并二尖瓣狭窄，主动脉 - 右室瘘等

二尖瓣反流在病人左侧卧位心尖部听诊最佳。杂音向左腋下传导，如强度有改变则逐渐增强经整个收缩期至 S2。如因瓣叶纤维化或损坏而关闭不全其杂音开始于 S1 经过整个收缩期，如果反流发生于收缩晚期，其杂音在收缩期开始后产生（如在一些病例中因

心腔扩大和心肌纤维化或缺血造成动力学改变引起瓣膜装置的几何变形）。

三尖瓣反流在胸骨左下缘剑突上方听得最清楚，有时在肝脏中叶上方可听到。杂音呈全收缩期，比二尖瓣反流的杂音柔和。与后者不同，在吸气时随右心室充盈量增加而增强。颈静脉可伴有反流的 V 波，肝脏有时可见到收缩期搏动。

室间隔缺损在胸骨左缘第 4 肋间隙产生一个全收缩期杂音，压力阶差越大则杂音越响。当肺动脉高压增加时左右心室之间分流较小，其杂音强度减弱，这种变化是由于分流量和压力阶差的降低所致。

（3）舒张期杂音：舒张期杂音是由二尖瓣或三尖瓣狭窄或主动脉瓣或肺动脉瓣的反流引起。二尖瓣狭窄在心尖部产生一个舒张早中期低音调的杂音，在轻度运动后，病人采取左侧卧位时听得最清楚。杂音较 S3 有更长的持续时间。如病人是窦性节律，心房收缩增加舒张末期压力阶差，产生收缩前期增强。杂音常局限于心尖的搏动部位，三尖瓣狭窄产生一个相同的但强度较弱的杂音，位于胸骨左缘第 4 和第 5 肋间隙；其持续时间和强度或杂音随运动、吸气和坐位前倾使心脏前壁更近胸壁而增强。

如二尖瓣或三尖瓣杂音是由于心房肿瘤或血栓引起，则可在短时间内消失，随体位而变，每次检查可有变异，这是由于心房内团块位置改变所致。

主动脉瓣反流产生一种吹风样、高音调的递减型杂音沿胸骨左缘向心尖部传导。典型时，病人前倾和吸足气时，这种杂音在胸骨左缘第 4 肋间听诊最清楚。由于主动脉和左心室舒张压在舒张早期是相等的，当左心室舒张压很高时杂音则较短。如因主动脉瓣关闭不全其反流束冲击了二尖瓣前叶，可在心尖部产生低音调的 Austin Flint 杂音。此杂音是舒张中期杂音而必须与二尖瓣狭窄的伴收缩前期增强的较长舒张期杂音相鉴别。

肺动脉瓣反流产生一种表浅的高音调递减型舒张期杂音并传导至胸骨右缘中部，以胸骨左缘第 2 肋间上方最响。杂音常较主动脉瓣反流局限，如果是功能性肺动脉瓣反流引起的称为 Graham Steell 杂音，此时肺动脉瓣瓣环扩张是严重肺动脉高压的结果，而没有解剖学上的肺动脉瓣变形。

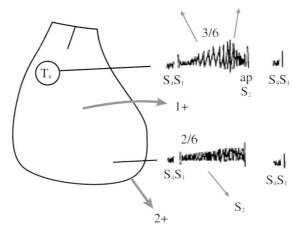

图 2-10 主动脉瓣狭窄（上）及二尖瓣关闭不全（下）的听诊所得

（4）连续性杂音：连续性杂音发生于整个心动周期中。当肺动脉阻力在分流病变时增高，舒张期成分则逐渐减少，当肺动脉和全身阻力相等时，杂音可在收缩期与舒张期时消失。动脉导管未闭杂音以第 2 肋间隙正好位于左锁骨内侧末端处最响。而主动脉肺动脉窗其杂音集中于第 3 肋间隙水平。全身性动静脉交通的连续性杂音以病变上方听得最清楚，而肺动静脉连接和肺动脉分支狭窄的杂音可弥散于整个胸部。连续性杂音提示为一个全收缩期和舒张期的持续分流，可由于动脉导管未闭，主动脉或肺动脉缩窄，主动脉肺动脉窗，肺动脉分支狭窄，全身性或肺动静脉瘘、先天性畸形，冠状动脉 – 房室瘘，动脉 – 右心室或心房瘘引起。其中一些产生震颤，更多的是伴有左心室和右心室肥厚的征象。

（5）心包摩擦音：心包摩擦音是一种表浅的，高音调或抓刮音，可见于收缩期、舒张期和收缩期，或三相期 (由于心房收缩结果使舒张期成分在舒张晚期的递增所致)。该音具有数片皮革相互摩擦发出的吱吱声特征。摩擦音在病人前倾或胸膝位伴屏气时听诊最佳。

表 2-5　有助于诊断心脏杂音的手法

诊断手法	内　容
用力深吸气法	可增加静脉血流进入到右室，而同时减少静脉血流进入到左室。所以这个手法可增强右侧心音，如三尖瓣狭窄及反流，肺动脉瓣狭窄及反流的杂音，而另一方面可降低左心心音
Valsalva 氏手法	捂住口鼻并强行呼气，以增加胸内压力，影响静脉血回到心脏。可使左室容积减低，减少静脉血回流到右心及左心。这样可使肥厚性心肌病的杂音以及二尖瓣狭窄时舒张期杂音变得明显。另一方面，这种手法可减弱主动脉瓣狭窄，二尖瓣反流，以及三尖瓣狭窄的杂音。反之，如果放开 Valsalva 手法，则可使左室容量增多，因此可增强主动脉瓣狭窄，以及反流（4、5 次心跳后）的杂音
连续抓拳	可增加后负荷及外周动脉阻力，因此可使主动脉瓣狭窄及肥厚性心肌病的杂音减弱；而使二尖瓣反流及主动脉瓣反流的杂音增强。也可使二尖瓣狭窄的舒张期杂音增强
硝酸异戊酯	吸入后可引起静脉扩张，使回到右心的血液减少。因此可使肥厚性阻塞性心肌病，以及二尖瓣脱垂的杂音增强，而使主动脉瓣狭窄的杂音减弱
蹲坐	可减少静脉回右心血液，同时增加后负荷及外周血管阻力。因此蹲坐可使主动脉瓣反流及狭窄，二尖瓣脱垂，以及二尖瓣反流的杂音增强，也使二尖瓣狭窄的舒张期杂音增强

三、心脏病的最基本仪器检查

X 线胸部平面摄影　心电图　超声心动图

X 线平面照相

透视及照片是心脏及大血管 X 线检查的常用的诊断方法，它提供心脏及大血管的形态、大小、位置及搏动等征象。分析时，常从心脏大小及肺血管的改变着手，并了解心脏大血管的血流动力学及动态的变化，从而判断有无心脏大血管疾病。由于心血管造影、冠状动脉造影、CT 及 MRI 等的应用，可以观察心脏和大血管腔内改变、冠状动脉形态、血流动力学和心脏功能及瓣膜病变等。但循环系统的 X 线检查亦有一定的限度，心脏外形受生理因素影响较大，不同心脏病可产生类似的 X 线征象，因此必须结合临床症状、体征及其他检查资料如心导管检查、心电图、超声心动图等，做综合分析判断，从而充分发挥 X 线检查的作用，不断提高诊断水平。

普通检查

透视

透视是心脏和大血管 X 线检查中不可缺少的方法，它可以从不同角度观察心脏和大血管的形态、大小、搏动及其与邻近器官的关系。常规采取立位及左、右前斜位，并吞服钡剂，观察食管与心脏大血管的关系，特别是左房和主动脉的关系。

摄片

为了反映心脏各房、室弧的形态大小，心脏常规摄片亦应吞服钡剂，取远达后前位（立式）、右前斜位（45°~50°）及左前斜位（60°），有时加照左侧位。

常用的三种体位上心脏大血管正常影像如下。

（1）后前位（Posteroanterior view，PA）：患者直立，前胸壁紧贴片匣，X 线由后向前投照。必要时摄片时吞钡。心右缘下段较圆，为右心房；上段为升主动脉与上腔静脉的复合影，中年和老年人因主动脉硬化增宽、延长，该段可由升主动脉构成。深吸气时，心脏右下缘下方还可见小的三角形影，为下腔静脉。心左缘自上而下有三个比较隆凸的弧弓，依次为主动脉结、肺动脉段和左室。主动脉结为主动脉降部的起始段，随年龄增长而突出。肺动脉段亦称肺动脉干，由肺动脉总干构成，正常时凹平或微凸，其下方有左心耳参与。由于左室外凸，肺动脉段显得比较凹陷，称为心腰。透视见左心室搏动与大血管相反，在心腰构成反向搏动点。心尖在第三弧的外下端，由左心室与右心室邻接部构成，正常时居横膈平面的附近。心脏各弧弓之间无明确之界限，应根据各弧的不同方向来识别。（见图 3-1，图 3-2）

24

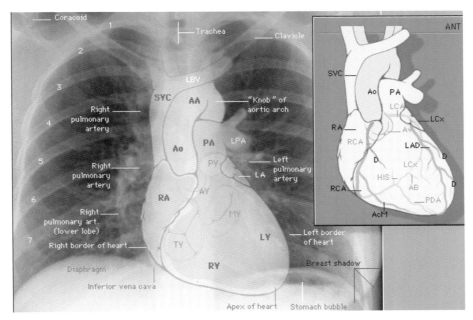

图 3-1　X 线胸平片

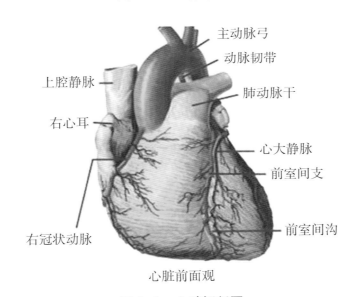

心脏前面观

图 3-2　心脏解剖图

心胸比率（Cardiothoracic ratio）＝心脏横径／胸廓横径＝（T1 ＋ T2）/XY

图中 XY 为胸廓横径，通过右膈顶测量。T1 及 T2 为左、右心缘最突点各向中线垂直线。T1+T2 为心脏横径。

心胸比率正常时不能大于 0.5，但在肥胖人心脏横位，心胸比率可达 0.52。心胸比率能粗略地反映心脏大小，还可用于同一病人在不同时期做两次检查时比较心脏的大小。

应拍胸部正位和侧位平片来评价心脏大小、心脏形状、腔室分析、肺野性质，尤其是血管系统。

心脏大小显示正常，常可明确排除严重心脏疾病，尤其是冠状动脉疾病，以及后负荷增加（如主动脉瓣狭窄）。因而，测量心脏大小有助于对病人的一系列研究和统计。胸廓对比，婴儿和儿童的心胸比例较成人大。

心脏形状异常的解释有一定难度。纵隔肿瘤和心包肿瘤或缺损偶然会和腔室异常扩大相混淆。

腔室的大小从平片上估计较难，是因为腔室重叠以及其他结构的覆盖（如心包、纵隔脂肪、横膈）。特定腔室扩大的常规表现应用上也时有难度，并产生误导。尽管有这些限制，腔室大小估计仍存在一定价值。

在肺部的大血管形态及血管改变对评价心脏功能十分重要。在心脏诊断上，肺野的表现常比心脏的表现更有意义。

（2）右前斜位（Rght anterior oblique view，简称RAO）：患者直位，右前胸靠片匣，身体与片匣成45°~50°角。X线从患者左后投向右前，摄片时吞钡，前缘自上而下为升主动脉、肺动脉段、肺动脉圆锥，右室或左室视投照角度大小而定。肺动脉圆锥亦称右心室圆锥，是右心室接近肺动脉瓣的部分，亦即右心室漏斗部，心脏与前胸壁之间的倒置三角形透光区称心前间隙。后缘自上而下为左房、右房及下腔静脉，心脏与脊柱之间的透明区为心后间隙，食管为心后间隙内的主要结构，紧靠左房后方。正常时此段食管可有轻微压迹，但决无移位。

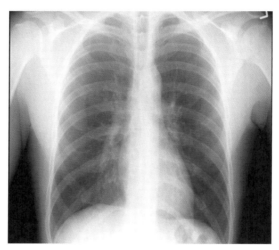

图 3-3 正常心脏（后前位）

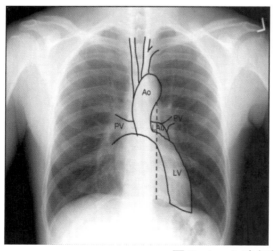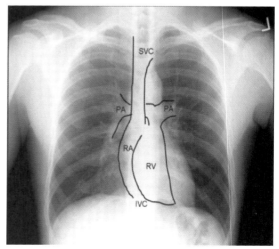

图 3-4 心脏各部所占影像的部位

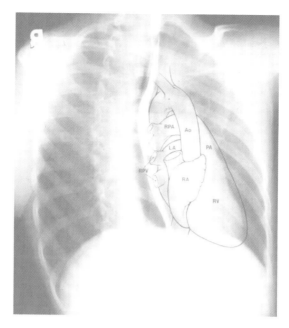

图 3-5 右前斜位注意右室占心影的最前缘图

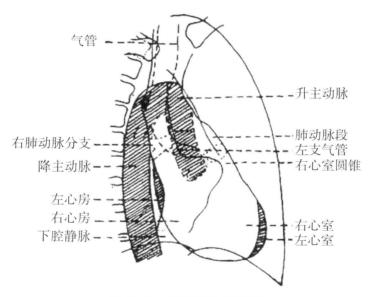

图 3-6 右前斜位示意图

食管下端及胃气泡偏居前方，为识别右前斜位的标志。

（3）左前斜位（LOV）：患者直立，左前胸靠片匣，身体与片匣约成 60° 角，摄片时吞钡。X线从患者右后投向左前。前缘自上而下为升主动脉、右房及右室。后缘上为左房，下为左室。正常左室一般不与脊柱重叠或重叠不超过椎体的 1/3，旋转角如在 60° 以上，则左室与脊柱阴影分开。室间沟为室间隔的下界，在透视下，让病人深吸气，可显示为浅压迹。心影上方的弓形密影是主动脉弓，向前上行为升主动脉，向后下行为降主动脉。主动脉弓的下方与心影之间的透明区称主动脉窗，其间有气管、支气管和肺动脉阴影。食管下端及胃泡偏居后部，为识别左前斜位的标志。

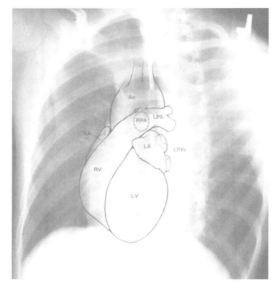

图 3-7 左前斜位

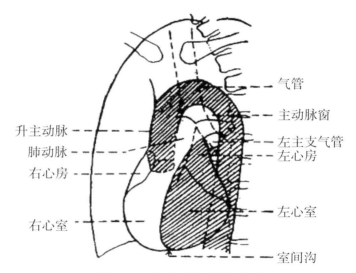

图 3-8 左前斜位的示意图

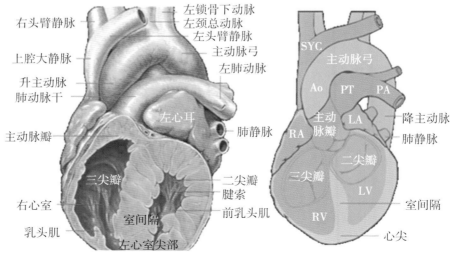

图 3-9 左前斜位的解剖及其示意图

基本病变X线表现

心脏增大的X线表现

（1）左心室增大：多由高血压病、主动脉瓣病变、二尖瓣关闭不全、扩张型心肌病和动脉管未闭等引起。左心室增大的方向是向左、向下和向后隆凸。

后前位：左室增大显示左室段延长，心尖向下延伸，可伸入膈下或见于胃泡阴影之内，相反搏动点上移，肺动脉段相对地凹陷，称"主动脉瓣型"心脏。如以左室肥厚为主则显示左下心缘圆隆，心影向左扩大，尤以左室上段隆凸非常显著，称为向心性肥大。

左前斜位：心脏后缘下段向后、向下隆凸，与脊柱阴影重叠，心室间沟向前下方移位。

左侧位：心脏后缘下段向后隆凸，心后间隙缩小和食管前间隙消失。

（2）右心室增大：右室增大常见于二尖瓣狭窄、肺源性心脏病、肺动脉狭窄、法洛四联症、肺动脉高压及左向右分流先心病等。右室增大的方向是向上、向前及向两侧凸出，重度右室增大常使心脏向左后旋转。

后前位：右室增大早期显示心腰平直或隆凸，肺动脉段亦凸出，反向搏动点下移，构成"二尖瓣"型心脏。法洛四联症时，因右室肥厚使左室向后、上方移位，心尖上翘、圆隆，构成靴形心。

右前斜位：心前缘肺动脉圆锥部向前隆凸，右室段向前下膨隆，心前间隙缩小或消失。

左前斜位：心前下缘向前隆凸，右室膈面段延长，室间沟向后上移位。

（3）左心房增大：主要由二尖瓣病变和各种原因引起的左心衰竭。此外室间隔缺损、动脉导管未闭亦可引起左房增大。左房增大的方向是向后、向右、向左及向上隆凸。

后前位：左心耳增大时，在左心缘肺动脉段下方有一凸出之弧形影，使左心缘出现四个弧度。左房体部向右膨突，使右心房上部出现另一弧形影，称为"双心房"征。

右前斜位：左心房增大的主要X线表现之一是食管受压、移位。轻度右房增大，食管的前壁有浅压迹。中度增大时，心后间隙变窄，食管受压并向后移位。重度增大时食管明显向后移位，并与脊柱阴影重叠。

左前斜位：心后缘上段左心房处向后上隆凸，与左主支气管之间透明间隙消失。重度左房增大可压迫左主支气管向后上移位。

（4）右心房增大：主要见于右心衰竭、房间隔缺损及三尖瓣病变。右房增大的方向是向右、向前及向上隆凸。

后前位：右房弧度延长并向右隆凸。根据我们统计的资料：右心房／心高比率 >0.5 有诊断意义。

右前斜位：心后下段向后隆凸，心后间隙变窄，但食管无移位。

左前斜位：心前缘上段向上隆凸并延长，有时与其下方右室形成"成角现象"，此征象在左前斜位45°时显示更为明显。

（5）心脏普遍增大（全心增大）：①非对称性全心增大：多数心脏病早期改变为单个心腔增大，随着病程发展，最终引起全心增大。但由于导致心脏普遍性增大的病因不同，心脏增大的程度也不一致，例如风湿性心脏病二尖瓣狭窄最后引起全心衰竭时，虽显示全心增大，但仍以左房、右室增大明显。②对称性全心增大：由于心肌病引起全心增大，但以心室扩张为主。多见于充血（扩张）型心肌病、克山病等。X线征象为心脏向两侧增大，搏动减弱。此型心肌病与心包积液容易混淆。

主动脉改变

引起主动脉延长屈曲和（或）扩张的病因有：①主动脉硬化；②高血压；③正常变异等。

后前位：显示主动脉呈张开状，升主动脉向右隆凸。主动脉结升高可达胸锁关节平面，并向左侧肺野突出，食管的主动脉压迹加深，降主动脉向左露出于脊椎旁侧较多，甚至伸展到心腰界限以外。

心脏疾病引起的肺血管变化

（1）肺淤血：肺淤血是由于肺静脉血液回流障碍，致使肺静脉压力升高及血管扩张，并依次引起肺毛细血管扩张及淋巴回流淤积。肺毛细血管内的血浆较大量地渗透到肺间质组织或肺泡内引起肺水肿。由于肺静脉压力增高和肺血管痉挛收缩后，使肺循环阻力增大，最终导致肺动脉高压。多见于二尖瓣瓣膜病及左室衰竭等疾患。

X 线征：最初表现为肺静脉普遍增粗，肺门阴影增大；继而由于下叶肺静脉压力过度升高而致血管收缩，同时上叶肺静脉继续扩张，肺血流量上叶多，下叶少，与正常相反，称为肺血流再分配征象。

间质性肺水肿征象，表现为肺门及肺纹理轮廓模糊不清，肺野密度均匀性增高，肺野可看到细小网纹状阴影。此外，肋膈角处还能看到横行隔线，长 2~3cm，宽约 1mm，这是由于小叶间淋巴回流受阻的结果。

除了间质性肺水肿以外，有时也可见到肺泡性肺水肿，表现为两侧肺野有模糊大片状阴影，以内中带较多，典型者呈蝶翼状。

（2）肺充血：肺充血是由于肺血流量增加引起。长期肺血流量加大，引起肺小动脉痉挛性收缩，随后出现血管内膜增生，中层肥厚，导致管腔狭窄，终于发生肺动脉高压，多见于左到右分流的先天性心脏病。如房间隔缺损、室间隔缺损及动脉未闭。此外，还见于周身血液循环量增加，例如体循环大型动静脉瘘、甲状腺功能亢进、严重贫血等。

X 线征：首先出现肺动脉主干及各级分枝扩张，肺野血管纹增粗，轮廓清楚，且其透光度不变，无隔线。肺门阴影增大，轮廓也清楚。

肺动脉高压的 X 线表现为右肺下动脉增宽，宽径在 1.5cm 以上。长期肺动脉高压促使右心负荷增大，故见右室肥厚、扩张。此外，肺充血在透视时还能看到"肺门舞蹈症"，亦即肺门（常从右肺门观察）血管有膨胀性搏动，此情况多见于左到右分流的先天性心脏病。

（3）肺少血（Pulmonary oligemia）：肺少血主要见于先天性右心系统阻塞性疾病，例如肺动脉瓣狭窄及法洛四联症。这些疾病都有肺动脉压降低，右室压升高，亦即在肺动脉与右心室之间出现压力差异（压差）。

X 线征：肺野血管纹稀少、变细，同时中央肺动脉较小，故肺门小，右肺下动脉宽径一般较小，肺野透光度加大。倘若肺严重少血，尚可见丰富的肺脏侧支循环（主要来自支气管动脉），为细小杂乱的血管纹，形如网状，分布在中下肺野，为数甚多，不得误认为肺多血。

心电图检查

心脏在每个心动周期中，由起搏点、心房、心室相继兴奋，伴随着生物电的变化，通过心电描记器从体表引出多种形式的电位变化的图形（简称ECG）。心电图是心脏兴奋的发生、传播及恢复过程的客观指标。

心电图的检查意义：用于对各种心律失常、心室心房肥大、心肌梗死、心律失常、心肌缺血等病症。

心脏的电位是每个心肌细胞在瞬时间电位的矢量和，所谓矢量，即指有大小和方向。心电图记录的是心肌除、复极过程中总的电位变化。

临床心电图导联的安置，如图3-10、图3-11所示。

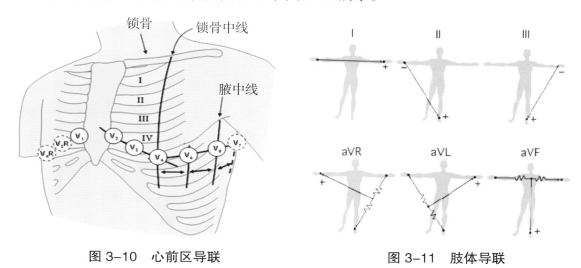

图3-10　心前区导联　　　　　　　图3-11　肢体导联

一般概念

（1）心电图纸上的每个小方格，横格为0.04s，纵格为0.1mV。

（2）心率：窦性心律0~100bpm，窦性心动过速>100bpm，窦性心动过缓<60bpm。在一定范围内低或高于正常频率的，以及轻度的窦性心律不齐，属于正常范围的心律。

（3）心律：健康人绝大多数时间为正常窦性心律，偶有期前收缩。

（4）P波：心脏的兴奋发源于窦房结，最先传至心房，故心电图各波中最先出现的是代表左右两心房兴奋过程的P波。兴奋在向两心房传播过程中，其心电去极化的综合向量先指向左下肢，然后逐渐转向左上肢。如将各瞬间心房去极的综合向量联结起来，便形成一个代表心房去极的空间向量环，简称P环。P环在各导联轴上的投影即得出各导联上不同的P波。P波形小而圆钝，随各导联而稍有不同。P波的宽度一般不超过0.11s，电压（高度）不超过0.25mV。

（5）P-R间期：自P波开始至QRS波群开始的时间，0.12~0.20s。

（6）QRS波群：狭窄，形态多样的（qR、R、Rs、rs或qRs）波群，时间在0.06~0.10s范围内。

（7）ST段：由QRS波群结束到T波开始的平线，反映心室各部均在兴奋而各部处于去极化状态，故无电位差。正常时接近于等电位线，向下偏移不应超过0.05mV，向上偏移在肢体导联不超过 0.1mV，在单极心前导程中 V1、V2、V3 中可达 0.2~0.3mV；V4、V5 导联中很少高于 0.1mV。任何正常心前区导联中，ST 段下降不应低于 0.05mV。偏高或降低超出上述范围，便属异常心电图。

（8）T 波：是继 QRS 波群后的一个波幅较低而波宽较长的电波，反映心室兴奋后再极化过程。心室再极化的顺序与去极化过程相反，它缓慢地从外层向内层进行，在外层已去极化部分的负电位首先恢复到静息时的正电位，使外层为正，内层为负，因此与去极化时向量的方向基本相同。连接心室复极各瞬间向量所形成的轨迹，就是心室再极化心电向量环，简称 T 环。T 环的投影即为 T 波。再极化过程同心肌代谢有关，因而较去极化过程缓慢，占时较长。T 波与 S-T 段同样具有重要的诊断意义。

（9）U 波：在 T 波后 0.02~0.04s 出现宽而低的波，波高多在 0.05mV 以下，波宽约 0.20s。一般认为可能由心舒张时各部产生的负后电位形成，也有人认为是浦肯野氏纤维再极化的结果。血钾不足、甲状腺功能亢进和强心药洋地黄等都会使波加大。

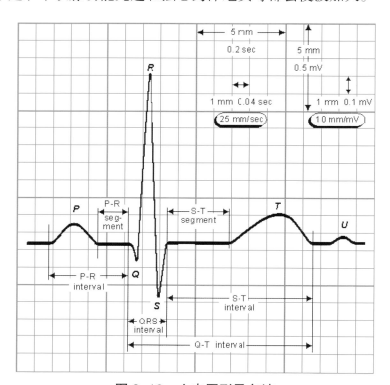

图 3-12　心电图形及各波

如何分析一张心电图

重要的是要系统地去阅读！

对于一张心电图一定要系统地分析，切忌从印象出发而仓促下结论。记住要按 FRACHI 的顺序去分析。

（1）F（Frequency）频率：可以简单地用标尺测出 P-P 或 R-R 间距，然后换算出心房率或心室率。Fc>100：心动过速，Fc<60：心动过缓。

（2）R（Rhythm）心律：查明是否每一个 QRS 前都有一个 P 波，而且每一个 P 波后都有一个 QRS。要记住在正常窦性心律时，P 波在 II、III 及 aVF 导应当是直立的。

（3）A（Axis）心电轴：正常心电轴是在 I 导与 aVF 之间（0° 与 90°）。可以简单地说，如果 I 导及 aVF 的 QRS 是正向时，心电轴是正常的，最简单地了解 QRS 电轴的方法是：找到一个导的 QRS 是等电压的，电轴则与这个导是垂直的。表 3-1 可简单了解心电轴方向。有一个容易定心电轴的方法：我们都知道 I 导与 aVF 是呈直角的，所以，当 I 导与 aVF 的 QRS 都是向上的正向波时，电轴是正常的，如果在 aVF 是正向，而 I 导为负向时，电轴是右倾的。如果 aVF 电轴是负的，而 I 导是正向的，则电轴是正常的（可到 -30°），但需要计算。

其实更简单的方法是：如果我们把左手视为 I 导，右手视为 aVF，则假如 I 导与 aVF 皆为正向时，可举起双手表示电轴正常，如果 I 导为向上波而 aVF 为负向时，只举起左手，表示电轴左倾。如果只 aVF 为向上波，I 导为负波，则只举右手，电轴为右倾。

表 3-1　心电轴方向

	电轴正常	电轴右倾	电轴左倾
I 导	正向	负向	正向
II 导	正向	正或负向	负向
III 导	正 / 负向	正向	负向

I 导及 aVF 皆为 +ve= 正常电轴		
I 导及 aVF 皆为 -ve= 电轴在西北区（无人区）		
I 导为 -ve 而 aVF 为 +ve= 电轴右倾		
I 导为 +ve 而 aVF 为 -ve	II 导为 +ve= 正常电轴
	II 导为 -ve= 电轴左倾

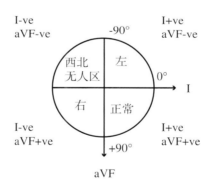

图 3-13　心电轴方向

（4）C（Conduction）传导：要注意以下几项。

PR：P 波的起始到 R 波的起始之间的距离。正常应大于 0.12s，小于 0.20s。超过 0.20s 时，则认为有房室传导阻滞。

QRS 的宽度：正常应不超过 0.10s。当其超过 0.12s 时，则认为有束支传导阻滞（完全性），在 0.10 至 0.12s 之间时为不完全性阻滞。当然按形态要区分左或右束支阻滞。

QT 间期：QRS 波的起点至 T 波的终点的间距为 QT 间期。要注意记下 12 导联中最长的 QT。这通常是在肢体导的 II 导及心前导的 V2。要知 QT 的长度是与心率变化而变化。心动过速时 QT 变短，反之，心率慢时则变长。我们可以利用 Bazett 公式去计算出理论上

33

校正的 QTc：

$$QTc = QT_{实测值} \div \sqrt{RR}$$

（QTc 的正常值 <430ms）

（5）H 心肌肥厚：

右房肥厚：II 导的 P 波正向，宽而尖，＞ 2.5mm，V1，P 波正向，＞ 2mm。

左房肥厚：II 导 P 宽＞ 0.12s，而且分裂，呈双峰形，V1、P 波宽，＞ 0.12s，常为双向，其起始波为正向，终末波为负向。

右室肥厚：V1 呈 RSR'，其 R' 波幅大于 15mm，但单凭这项并无特色。心前导的中间过渡区向左移，常呈 rSR' 形，甚至少数情况可持续到 V5、V6。V5、V6 的 S 波深，其 R/S ＜ 1。

左室肥厚：Sokolow 指数：SV1+RV5 或 RV6 ≥ 35mm，或（及）R 在 AVL ≥ 12mm，或（及）Cornell 指数：AVL 的 R+V3 的 S ≥ 20mm（女）及 28mm（男）。

（6）I（Ischemia）缺血：主要观察 T 波，ST 段及 Q 波。

T 波：心内膜下缺血时，T 波宽大，尖，而且正向；心外膜下缺血时，T 波倒置，尖，而负向。

ST 段：可以是 ST 段下移，或上移。

坏死型 Q 波：经时大于 0.04s，其深度至少达 QRS 的 20%~25%。

例：一例心绞痛，76 岁患糖尿病、高血脂的男患者因几小时前发生胸痛，但约一小时来已缓解，急来医院就诊，心电图如图 3-14 所示。

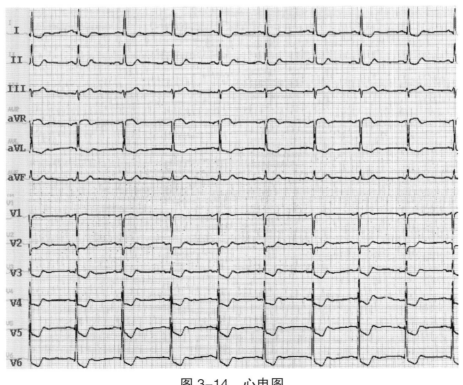

图 3-14　心电图

心电图分析：频率 60 次 /min，窦性心律，电轴：I 导 aVF 皆为正向上的波，电轴正常，在 +30°。

传导：PR=200ms，QRS=80ms，QT=440ms。

肥厚：II 导 P 波宽而分裂，V1 的 P 双向，故有左心房肥厚。无心室肥厚图形。

缺血：I、II、III、aVF 以及 V1-V6 皆有 ST 段下移，可达 2mm。故有明显的损伤电流。

问：

① R-R 为 1000ms，故心率为 60 次 /min。

②心肌缺血的主要根据是心内膜下的损伤电流，ST 段下移见于所有导联。

③诊断：这是一例急性冠脉病，特点是除 aVR 外，各导都是 ST 下降。aVR 导的 ST 段抬高而所有其他导皆有 ST 段下降，说明心内膜下有广泛损伤，这是很严重的。

心电图运动试验——活动平板运动试验

有 25%~60% 的冠心病患者经过详细的查体、X 线检查及休息时的心电图检查后，表现为正常，心电图正常病人发生心脏性猝死的事件也时有发生。运动试验即是针对这部分患者一种较好的检查方法。为了提高冠心病的诊断率，防止漏诊，近年来有很多心脏负荷试验应用于临床，如心电图运动试验，但较为常用的是活动平板运动试验。

活动平板是轮车上装有坚韧的橡皮履带，轮车被马达带动。平板的运动方向与人的前进方向相反，则受检者随着轮车的转动不断踏步，而实际上是原地不动。平板的倾斜度及平板的转速可以随便调整。平板的头端有扶手架，架上装有断电钮，按之平板会慢慢减速及停止，如监测过程中病人有任何不适均可按电钮随时中止试验。病人胸前安置纽扣式电极片通过导联线与计算机相连，用于在记录运动过程中的心电图变化。仪器可通过显示器和记录纸在同一时刻同时记录 12 个导联心电图变化。

心脏运动试验的适应证

凡怀疑有冠状循环机能不全，临床症状不典型或无临床症状，平静心电图无 ST-T 改变，心电图正常者均可考虑做运动试验。

（1）无症状心肌缺血：临床上无症状心肌缺血可以通过 Holter 监测明确诊断，由于无症状心肌缺血与运动试验比较缺乏温醒过程，所以运动试验检出的无症状缺血的预后与 Holter 检出的无症状心肌缺血病人比较差别较大，后者发生心源性猝死的概率较高。

（2）心绞痛：临床上已有明确心绞痛的病人运动试验有其特殊作用。运动试验可以帮助筛选高危病人，评价临床药物或手术治疗效果，确定病人运动耐量及了解病人预后等。

（3）PCI 术（经皮冠脉介入术）：运动试验可以检测 PCI 术后再狭窄、预测术后心脏病事件的发生率。特别是结合运动核素、超声心动图运动试验价值更大。

（4）CABG 术（冠脉搭桥术）：运动试验对于 CABG 术前病人的选择和术后疗效的评价及术后是否发生桥或原有血管的再狭窄有着非常重要的作用。运动试验也有助于评估 CABG 后血管再通的情况。

（5）心肌梗死：急性期无严重并发症（休克、心力衰竭、梗死后心绞痛、严重心律失常、严重高血压），无二尖瓣关闭不全、重度主动脉瓣关闭不全，已下床活动的病人，可考虑进行运动试验。目的是检测有无缺血心肌或存活心肌，检测高危病人，预测心脏病事件的发生率并选择药物治疗方案。

（6）其他如少数瓣膜病、心肌病人。

禁忌证

以下情况应考虑不要做此试验：

近期内心绞痛频繁发作及不稳定心绞痛；休息心电图已有明显缺血性改变或有心肌梗死改变者；急性心肌梗死；心脏明显扩大并有心力衰竭者；严重心律失常及心动过速；高血压患者，血压 > 21.3~24/13.3~14.7kPa（160~180/100~110mmHg）者；急慢性心瓣膜病、心肌病及其他器质性心脏病患者；妊娠、贫血、甲状腺功能亢进、肺气肿及患有其他严重疾病者；年龄 > 65 岁、体弱及活动不便者；电解质紊乱或服用强心苷类药物者皆不应做此试验。

运动试验的注意事项

（1）向患者做好解释工作，介绍检查方法，必要时可做示范动作。

（2）试验前最好不进饮食，或者在进食后至少 1h 才能进行，以免影响试验结果。试验前也不应饮酒、冰水；禁止吸烟至少 1h。餐后有心绞痛发作史者，试验应在餐前进行，如试验结果阴性，可在餐后重复试验。

（3）感冒和急性感染期不做此试验；试验前停用洋地黄 3 周以上，停用 β 受体阻断剂和血管扩张剂 24h 以上方可进行运动试验。

（4）试验前先记录平静心电图，并在过度通气后 30s 再记录一次心电图，以做对照，因过度通气可引起 T 波改变。

（5）运动试验过程中要严密观察心电图变化，每提高一次运动量均需测血压并记录心电图。

（6）运动中如出现心绞痛，明显气促、面色异常、严重心律失常或体力不支者，应随时停止试验并立即卧床描记心电图；心电图记录每个导联至少有 4 个完整的心动周期，基线不稳者适当延长记录。

此外，要注意室内应具备各种常用急救医疗设备及药品，发生意外情况应立即抢救。检查后病人要卧床休息 20min，无不适方可离去。

Bruce 次极量递增性活动平板分级运动试验的方法

次极量递增性分级运动试验简称分级运动试验，是以心率作为运动终点指标的试验。心率是心肌耗氧量的主要决定因素之一，心率达到极限时，耗氧量也达到了最高值。次极量运动终点指标的心率，是极限心率（最大心率）的 85%，用逐步增加运动量的方法来增加心率，它可以灵活运用与身体条件不同的受试者。

（1）试验分为单次负荷试验和分级负荷试验，分级负荷试验又分为间歇分级和连续分级，一般多采用连续分级方法。一般常采用 Bruce 的七级方案（见表 3-2）。方法为逐渐增加运动量，由 1 级开始每 3min 增加 1 级并相应增加坡度，直到达到次最大心率后（各级之间不休息），立即停止运动并测量血压（卧位或坐位），每分钟一次，直至达到试验前水平。同时记录即刻、2、4、6min 的心电图，必要时增加记录 8 和 10min 的心电图，直至恢复正常。

表 3-2　Bruce 活动平板运动试验方案

Bruce 经典方案分级标准			
级别	时间（min）	速度（km/h）	坡度（度）
1	3	2.7	10
2	3	4.0	12
3	3	5.4	14
4	3	6.7	16
5	3	8.0	18
6	3	8.8	20
7	3	9.6	22
Bruce 修订方案分级标准			
级别	时间（min）	速度（km/h）	坡度（度）
1	3	2.7	0
2	3	2.7	5
3	3	2.7	10
4	3	4.0	12
5	3	5.4	14
6	3	6.7	16
7	3	8.0	18

表 3-3　各年龄组最大及次最大心率

年龄	最大心率	次最大心率（85% 最大心率）
25		
30	200	170
35	194	165
40	188	160
45	182	155
50	175	150
55	171	145
60	165	140

（2）终止运动试验的指标：

①达到了预期的心率。预期心率＝最大心率 ×85%，按表 3-3 或按公式"预期心率 ＝ 195– 年龄（岁）"。

②出现典型的心绞痛。

③心电图出现阳性结果。

④严重心律失常，如室性期前收缩二联律、多源性室性期前收缩、RonT 现象、室性心动过速等恶性心律失常。

⑤收缩压较运动前下 1.3kPa（10mmHg），或运动中血压收缩压超过 28kPa（210mmHg）。

⑥出现头晕、面色苍白、步态不稳。

⑦下肢无力。

一些图解

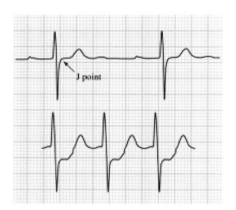

上图为试验前 II 导图，ST-T 正常；下图为运动后，ST 段在 J 点后 80ms 明显下降典型阳性反应

图 3-15

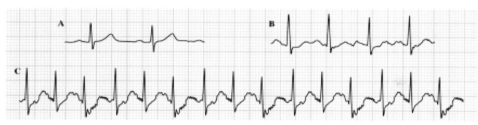

图 3-16　运动时出现的属于正常范围变化的图形

图中 A 是运动前的图，B 图为运动 3min 后的图，C 图为运动 6min 后的心电图，显示一正常的 ST 段陡然上升的图形。在运动时，J 点（S 波与 ST 段交接点）常可下降的，在运动最强时，下降越明显。所以在运动时正常的 ST 段可呈陡然上升的形态。

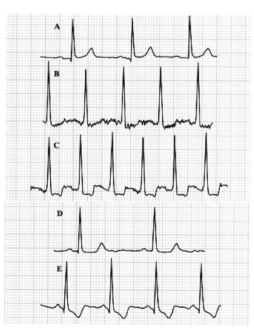

A 是病人休息时的心电图；B 为运动 3min 后的心电图；C 为运动 6min 后，可以看到 ST 段明显水平样压低；D 是休息后恢复正常的心电图；E 是休息 6min 的心电图，T 波倒置

图 3-17

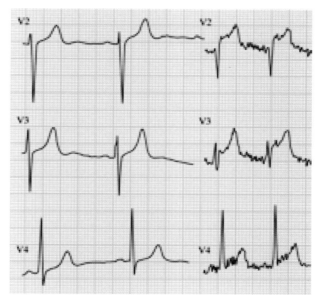

图左是休息时的心电图，可见到 V2 至 V4 的 ST 正常；
运动后，右图 ST 明显抬高

图 3-18

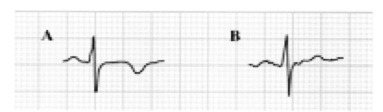

显示于休息时（A）V5 的 T 倒置，但运动后反而正常

图 3-19

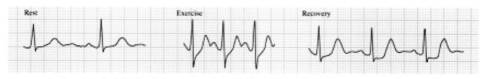

病人于运动后休息时出现的心电图变化，但运动时却无明显 ST 水平下降

图 3-20

一般习惯认为 ST 段下降的测量是以 T 波与 P 波之间的线为等压线，在 J 点后 60~80ms 处为测量标准点。当然这就会产生各个医生之间的差异，导致不同的结论。也许未来用计算机法可以统一结论。

此外，运动时可以出现其他的，但仍属于正常的图形：P 波增高；R 波降低；J 点下降；ST 段陡然斜向上；Q-T 缩短；T 波的高度降低。

心电图运动试验阳性指标

运动引起心电图变化是很复杂的。运动可引起 P 波、PR 间期、QRS 波群、ST 段、T 波、U 波及 QT 间期改变。最主要的是影响心肌细胞的复极化过程，致使 ST 段、T 波及 U 波产生明显的变化。心电图改变最明显的导联是左外侧导联，即 R 波最高的导联，如以 V5

改变最明显的横面导联 V4–V6；以Ⅱ导联最明显的额面导联Ⅰ、Ⅱ、aVL 导联。冠状动脉机能不全受累的主要心肌是左室心尖部。前间壁和前侧壁部位的心肌，这些心肌的心内膜下区域的供血受冠状动脉机能不全的影响最显著。本文只涉及临床常用的诊断指标。主要是 ST 段变化及非 ST 段异常。

运动试验结果简单的判定标准

（1）运动中或运动后出现典型的心绞痛。

（2）运动中或运动后 R 波为主的导联出现缺血性 ST 段水平或下垂性下降 ≥ 1mm 持续 0.08s 以上者。

（3）原有 ST 段下降者，运动中或运动后出现缺血性 ST 段下降，较原来增加 1mm 者。

（4）运动中或运动后出现严重心律失常。

（5）运动中血压下降者。

有以上条件之一者即可考虑为阳性。

评价 ST 指标：在排除了心室肥大、药物、束支阻滞或其他器质性心脏病的情况下，ST 段下移以出现在胸前导联最有意义。多家机构研究表明，对无心肌梗死病史及静息心电图正常的患者，胸前导联（尤其是 V5）是诊断冠心病的可靠导联，而Ⅱ导联则易出现较高的假阳性，诊断价值有限，因此，有学者建议下壁导联 ST 段下移 2mm 以上才有意义。一项大样本研究再次表明，以 J 点后 60ms 作为测定 ST 段下移标准，准确性最佳。ST 段形态中，仍以水平型和下斜型下移具诊断意义，尤以后者反映的血管病变更严重。Lolatgis 认为，不同 ST 段形态其阳性诊断标准不一致，下斜型、水平型和上斜型 ST 段的阳性标准分别为 J 点后 60ms 处下移 ≥ 1mm，≥ 1.5mm 及 ≥ 2mm。研究表明，对严重冠心病患者，较低水平负荷（< 7 METS）即发现 ST 段下移 > 0.2mm，常提示缺血心肌区侧支形成不良。ST 段改变出现早，持续时间长，涉及导联数多及伴血压下降是反映病变严重的可靠指标。有学者观察了单纯运动恢复期 ST 段下移的临床意义，认为提示心肌缺血，并是左室受损的间接指标，但预后意义小。然而，大量临床研究表明，运动诱发的 ST 段下移表明的缺血部位与冠状动脉造影结果的对应性较差。

ST 段抬高的意义则依是否出现于病理 Q 波导联而不同。常见的类型为出现于既往有心肌梗死的前壁导联（V1 和 V2）上，认为提示存在心肌无活动区或室壁瘤，见于大约 50% 的前壁和 15% 的下壁心肌梗死患者。但 Schneider 发现，存在 Q 波的导联若出现运动诱发的 ST 段抬高伴 T 波伪改善时，强烈提示存活心肌（myocardium viability），并可能从血管再通术中获益，这种 ST–T 改变预测左室功能改善的敏感性 80%、特异性达 89%；若静息心电图无 Q 波，运动 ST 段抬高则常说明患者存在冠脉近端重度狭窄或痉挛，并伴远端侧支循环不良且病情进展较快，多数尚有室性心动过速发生。可见，运动诱发 ST 段抬高诊断冠心病似更具特异性，但敏感性低。

迄今为止，最大 ST/HR 斜率被认为敏感性和特异性均高于单纯 ST 的一项指标，具有不受药物、性别影响，尤适宜于上斜型 ST 段下移和低水平负荷者等优点。被认为可作为冠状动脉造影前的筛选，PTCA 及搭桥术后疗效随访及再狭窄预测和大规模流行病学调查，缺点在于计算烦琐，心肌梗死早期易致假阴性，而心肌病及主动脉瓣病变可出现假阳性。

非 ST 指标：至今为止，QRS 波、T 波改变作为心肌缺血指标仍未被普遍接受，原因在于特异性不高，而受运动、心脏充盈压、交感神经张力等非缺血因素影响较大。目前较一致的观点是 QRS 波可结合 ST 段下移综合评审，尤其在左束支阻滞、预激综合征或服用洋地黄时。对运动诱发的 T 波倒置，现认为在静息心电图正常时，它是心肌缺血的有力指征，并常提示左前降支狭窄。运动致心电轴左偏可能与心肌缺血相关。有文献报道了运动致 QRS 波及 ST 段时限延长，收缩压心率比值和运动后 QT 离散度增加等新指标，其中后者以 ≥ 60ms 为标准，诊断冠心病敏感性和特异性可达 70% 和 95%。

值得注意的是 Bayaem 定律在决定诊断的意义。同样 ST 段降低，但在不同人群，其意义并不相同。所以试验报告书要写上按 Bayaem 定律得出的阳性率的百分数。例如一位 50 岁男患者有胸痛症状，试验结果 ST 段下降 0.15mV，应认为 96% 机会为阳性，而若为女病人则只由 89% 机会为阳性结果。这点是很多人不注意的。

表 3-4　按 Bayaem 定律对不同年龄及症状对试验的评估

年龄	ST 段降低（mV）	典型胸痛		不典型胸痛		无症状	
		男	女	男	女	男	女
30~39	0.10~0.14	83	42	38	9	4	0~1
	0.20~0.25	96	79	76	33	18	3
40~49	0.10~0.14	94	72	64	25	11	2
	0.20~0.25	>99	98	97	86	39	10
50~59	0.10~0.14	96	89	75	50	19	7
	0.20~0.24	99	98	94	84	54	27
60~69	0.10~0.14	97	95	81	72	23	15
	0.20~0.24	99	99	86	93	61	47

超声心动图（Echocardiogram）

应用超声波回声探查心脏和大血管以获取有关信息的一组无创性检查方法。包括 M 型超声、二维超声、脉冲多普勒、连续多普勒、彩色多普勒血流显像。正在研究已开始初步用于临床的有超声心动三维重建、各种负荷超声心动图试验（包括运动和药物诱发）、经食道超声、血管内超声、造影超声心动图。

原理

超声探头含有压电晶体，当受到电场激发时快速振动便发出超声波。超声波沿介质传导，只要介质均一超声波将沿直线传播，当遇到具有不同声阻的两种介质之界面时它会产生折射和反射，被反射的超声波碰击压电晶体时便产生一电信号。根据超声波在探头和界面的往返时间和在介质中的传播速度便可计算出探头和反射界面的距离。不同的界面声阻差不同产生的回音强弱不同，这是 M 型超声心动图和二维超声心动图成像基本原理。而多普勒超声则是以多普勒原理计算超声波回声的频率变化（称频移）来探测移动物的速度。

检查方法

其分为 M 型、二维（2–D）、多普勒频谱、彩色多普勒、对比和运动超声心动图。

M 型超声心动图

二维超声心动图（two–dimensional echocardiography）

能显示心、大血管的断面轮廓和各种结构空间关系的断面形态、大小、联结关系与活动状态，为断面灰阶图像。

脉冲多普勒超声心动图（pulsed Doppler echocardiography）

观察血流的运动规律，确定血流紊乱的部位和方向。对于心间隔缺损、瓣膜的狭窄与关闭不全等具有较大的诊断价值。

造影超声波心动图（contrast echocardiography）

将超声检查用造影剂（锭氰蓝绿、过氧化氢、二氧化碳、碳酸氢钠 + 维生素 C）经静脉或导管注射。由于造影剂在血液内产生微小气泡，致使超声波产生强烈的反射，形成云雾状影像，能观察各种心脏病的血流动力学改变，对临床诊断具有重大价值。

临床应用

超声心动图对下述心脏病有诊断价值：

（1）心脏瓣膜病；二尖瓣狭窄和（或）关闭不全、二尖瓣脱垂；三尖瓣和主动脉瓣狭窄和（或）关闭不全。

（2）心肌病变：心肌梗死特别是室壁瘤的发现；物发性心肌病，以心腔扩张为主的扩张型心肌病，以心壁增厚为主要表现的肥厚型心肌病。

（3）先天性心脏病：能观察到房室间隔缺损、大血管转位和血液分流的情况。

（4）其他：心包的增厚和积液。心脏内和心旁的肿瘤，如心内黏液瘤、心肌肿瘤、心脏旁（纵隔）肿瘤等。

超声心动图的操作

通常在胸部上放置一个探头，沿着胸骨左或右缘，在心尖部、胸骨上凹或在剑突下区域。然而，在经食管超声心动图，探头是置于一个内镜的顶端，通过食管可看到心脏。即便更小的探头可置放于血管内导管，可在血管内记录血管解剖和血流。

M 型超声心动图的操作是采用直接的一个固定脉冲超声束用于心脏的一些部位。图3-21 显示一个 M 型超声心动图，当超声束从心尖部（1 区）逐渐移向心底部（4 区）。超声束穿过心脏，可看到右心室和左心室缘的结构，二尖瓣和主动脉瓣，主动脉和左心房。改变超声束的方向便可记录到来自三尖瓣和肺动脉瓣的超声图像。

二维（或切面）超声心动图在超声技术中已成领先。它应用脉冲，反射的超声提供了心脏的空间准确的实时显像，并可用录像带和类似血管电影图像方法记录。显示了四个常用的二维超声心动图切面。二维超声心动图能提供心脏和大血管的多幅断层切面图像。

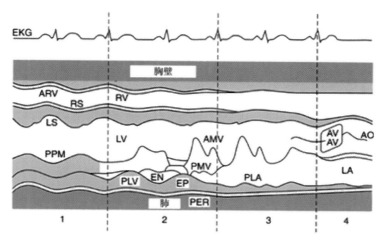

ARV 右心室前壁，RV 右心室腔，RS 室间隔右侧，LS 室间隔左侧，LV 左室腔，PPM 后乳头肌，PLV 左室后壁，EN 左室后壁心内膜，EP 左室后壁心外膜，PER 心包，AMV 二尖瓣前叶，PMV 二尖瓣后叶，PLA 左房后壁，AV 主动脉瓣，AO 主动脉，LA 左房

图 3-21　心脏从心尖（1）到心底部（4）的 M 型超声心动图

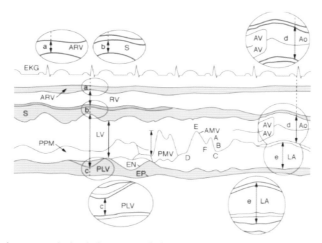

LA 左房，LV 左室，PLV 左室后壁，PPM 乳头肌，PMVL 二尖瓣后叶，RV 右室，S 室间隔

图 3-22

　　多普勒频谱超声心动图应用超声来记录心血管系统的血流速度、方向和类型。多普勒频谱信号显示在条图记录器或录像带。图证实了多普勒频谱和二维超声心动图记录的跨二尖瓣血流。彩色多普勒超声心动图是以二维多普勒超声心动图为基础加以血流彩色编码以显示其方向（红色是朝向探头，蓝色是背离探头）。（见图 3-22）

二维超声心动图常用切面及选择

　　二维超声心动图的主要切面观有：胸骨旁位左室长轴观，二尖瓣水平左室短轴观、乳头肌水平左室短轴观、心尖二四腔观、胸骨旁四腔观，剑下四腔观，下腔静脉长轴观、胸骨上位主动脉弓长轴观和短轴观等。

胸骨旁左室长轴切面：

（1）正常解剖结构的超声表现：心底部自前向后分别为右室流出道、主动脉根部及左心房，正常三者内径基本相同。中部由前向后依次为右室前壁、右室流出道、室间隔、左室流出道、左室流入道（二尖瓣前、后叶及腱索）。心尖部自前向后依次为室间隔、左室腔及左室后壁。

（2）选用范围：

①右主流出道：评价右室流出道有无狭窄、扩大等。

②主动脉根部：评价主动脉根部病变，包括有无管壁增厚、夹层，管腔扩大、狭窄；窦部扩大、瘤样膨出或破口；瓣叶（右及无冠瓣）增厚、纤维化或钙化、赘生物、脱垂、椎枷样运动、开放受限或关闭不全等，并可分别测量瓣环、窦部、峡部及升主动脉内径。

③左心房：观察并测量左心房大小、左房内有无血栓、肿瘤、隔膜、左房下后方冠状静脉窦有无扩大，后方异常管道结构（肺总静脉）。

④右室前壁：评价右室前壁有无液区（心包积液），心室壁有无增厚，右室腔大小。

⑤室间隔：测量室间隔厚度（肥厚或变薄）及运动幅度（减弱或不运动）、回声；室间隔中部连续中断（肌部间隔缺损），上部与主动脉前壁连续中断（膜周或峡下型室间隔缺损），主动脉骑跨于室间隔上（法洛四联症或永存动脉干），心尖部室间隔连续中断（室壁穿孔）等。

⑥左室腔及左室后壁：测心腔大小、后壁厚度及运动幅度、观察心腔形态，有无心尖圆钝（扩大）、室壁膨出（室壁瘤）及附壁血栓等。

⑦二尖瓣及瓣器：观察二尖瓣叶的厚度、回声强度弹性、开闭活动、有无增厚、钙化、赘生物等异常，腱索有无增厚、粘附着于室间隔等，二尖瓣前叶根部与主脉后壁的纤维连续是否正常，有无肌性连续（右室双出口、大血管转位）。

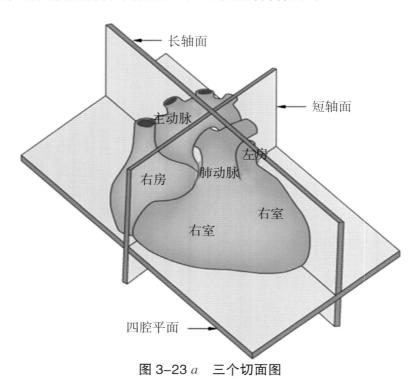

图 3-23 a　三个切面图

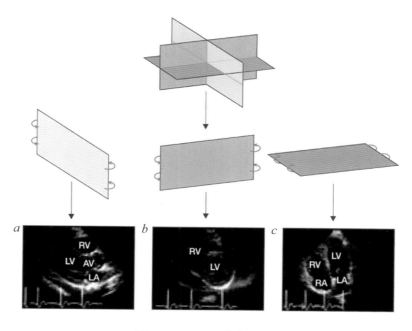

图 3-23 b　三个切面图

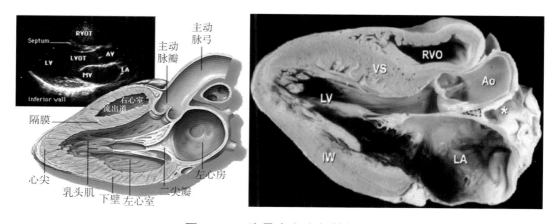

图 3-24　胸骨旁左室长轴切面

　　此切面范围：①测量主肺动脉及左右肺动脉径，评价肺动脉有无狭窄或扩大；②测量肺动脉瓣环径，观察肺动脉瓣开、闭运动，评价有无狭窄（法洛三联症、四联症等）、闭锁（肺动脉闭锁、假性共干等）；③测量右心室流出道内径及前壁厚度，评价有无狭窄、扩大及增厚，有无异常结构（隔膜、下移的三尖瓣或肿瘤）；④观察主动脉瓣叶数目（二瓣或多瓣畸形），厚度及三个瓣叶的关系及交界处有无粘连，瓣叶有无狭窄及关闭不全；⑤观察主动脉窦病变等。

　　此切面选用范围：①观察与测量心室及心房大小及形态；②观察房、室间隔连续情况；③观察室壁厚度及运动、有无局部运动异常（心肌缺血、梗死）或膨出（室壁瘤）；④观察二尖瓣与三尖瓣数目、形态及开闭情况，测量两隔叶根部附着位置间距离（Ebstein）；⑤观察心腔内有无肿物（附壁血栓或心内肿瘤）及其附着位置、大小、活动情况；⑥观察三条（左上、左下、右上）肺静脉是否均回入左房（肺静脉异位引流）；⑦左心房内有无隔膜（三房心）。

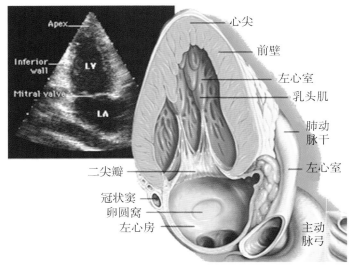

心尖两腔室观可看到左室前壁及下壁以及二尖瓣的活动

图 3-25

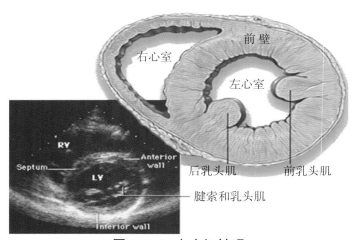

图 3-26　左室短轴观

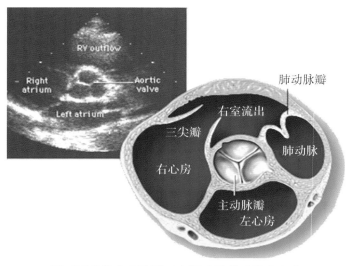

面对面观察主动脉瓣三个瓣叶及其后的左心房

图 3-27　短轴观察主动脉瓣

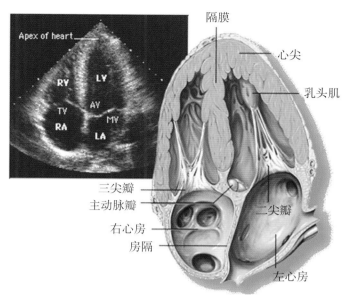

图 3-28 心尖四腔室观心尖四腔切面

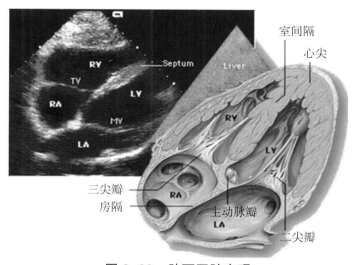

图 3-29 肋下四腔室观

超声心动图正常测值

（1）右室流出道径（自室上嵴至流出道前壁垂直距离）：舒张末期为 1.9~2.5cm。

（2）主肺动脉径（胸旁主动脉根部短轴切面，瓣上 1cm 处）：舒张末期为 1.5~2.5cm。

（3）肺动脉瓣环径为 1.1~2.2cm，右肺动脉径 0.8~1.6cm，左肺动脉径 1.0~1.4cm。

（4）左室长径：舒张末期为 7.0~8.4cm，收缩末期为 5.0~6.4cm。

（5）左房内径：上下径为 3.1~5.3cm（收缩末期，二尖瓣环连线中点至左房顶部），横径为 3.0~5.3cm（收缩末期，心房中部）。

（6）右室内径：横径为 2.5~4.2cm（舒张末期径），长径为 5.8~7.8cm（舒张末期径）。

（7）右房内径为 3.4~4.9cm，横径为 2.9~4.5cm（心尖四腔切面，收缩末期上下径）。

四、常用的技术操作

人工心脏永久起搏器安装的手术指征和并发症　　磁共振成像　　**Seldinger** 技术　　右心导管术及其他有关技术　　心血管造影　　心电生理学检查及射频消融术　　三维心脏电解剖标测系统（**Carto**）　　冠状动脉造影及腔内成形术　　电转复心律术

人工心脏永久起搏器安装的手术指征和并发症

植入型心脏起搏器的适应证主要是"症状型心动过缓"。所谓症状型心动过缓是指由于心率过于缓慢，导致心排出量不足及重要器官及组织灌注不足而引起的一系列症状，特别是脑供血不足引起的症状，如晕厥发作、近似晕厥、黑矇等，以及慢性充血性心力衰竭、疲乏、体力活动耐量下降及频发室性期前收缩。近年来由于起搏技术的发展，植入心脏起搏器的适应证有所扩大，如肥厚梗阻型心肌病、心脏原位移植后及长 QT 综合征等。目前由于对多数患者的永久性心脏起搏器的适应证已经明确，但对少数患者尚有不同意见，因此将植入心脏起搏器适应证分为三类。

适应证

Ⅰ类：无争议的，公认的必须行永久性心脏起搏器者

获得性完全性 AVB 伴有一过性晕厥发作和（或）近似晕厥发作、黑矇、头晕、活动耐量下降以及心功能不全。

先天性完全性 AVB 伴有严重的心动过缓及由于心动过缓而引起的明显症状及活动能力受限者。

症状性二度Ⅱ型 AVB 永久性Ⅱ度Ⅰ AVB 伴有血流动力学不稳定者。

病窦（窦缓、窦房阻滞、窦性停搏）有晕厥、近似晕厥、头晕、重度疲乏无力和（或）充血性心力衰竭等症状。这些症状被明确证明与心动过缓有关。由于长期应用抗心律失常药物而引起的症状性心动过缓又不能停用药物或采用其他方法治疗者；虽无症状但起搏心率小于 40 次 /min 或心搏间歇大于 3s 者；心房颤动、心房扑动或阵发性室上性心动过速合并完全性或高度 AVB 或心动过速终止时有大于 3s 的室性停搏者。

双束支阻滞伴有间歇性完全性阻滞或晕厥发作者。

双束支及三分支阻滞伴有Ⅱ度Ⅱ型阻滞，无论是否有症状者。

急性心肌梗死后出现持续的不可恢复的完全性或高度房室阻滞者心内手术及心脏介入治疗后并发的完全性或高度房室阻滞，经临时起搏持续 3~4 周无恢复迹象者。

原位心脏移植后，供心出现明显窦房结功能低下及完全 AVB 者。

颈动脉窦过敏综合征的心脏抑制型反应具有临床症状，或心搏节律情况者起搏有效。

但对血管抑制型引起的症状起搏治疗无效。

Ⅱ类：永久性心脏起搏虽对患者有益，但对其必要性尚有不同意见者

永久性或间歇性完全性房室阻滞，不论其阻滞部位、有无症状，逸搏心率（<50bmp）者。

无症状的永久性或间歇性的二度Ⅱ型AVB。

有症状的二度Ⅰ型阻滞，其阻滞部位在希氏束内或希氏束以下者。

双束支或三分支阻滞患者有晕厥发作病史，但未能证实晕厥发作系房室阻滞所致，及双束支阻滞伴有明显H-V间期延长者（>100ms）。

急性心肌梗死时出现一过性完全性或Ⅱ度Ⅲ度房室阻滞者，为了预防目的而植入心脏起搏器。

肥厚梗阻性心肌病，不论是否合并AVB，左室流出道压差静态≥4kPa（30mmHg）或动态≥6.67kPa（50mmHg），且有症状者。

Ⅰ度AVB，无由于PR间期明显延长而导致的血流动力学障碍者。

无症状的二度Ⅰ型阻滞窦性心动过缓≥50bpm者。

束支阻滞不伴有房室阻滞且无症状者。

心脏起搏器的功能类型

起搏器种类很多，常用的有以下几种：

心房按需（AAI）型

电极置于心房。起搏器按规定的周长或频率发放脉冲起搏心房，并下传激动心室，以保持心房和心室的顺序收缩。如果有自身的心房搏动，起搏器能感知自身的P波，起抑制反应，并重整脉冲发放周期，避免心房节律竞争。

心室按需（VVI）型

电极置于心室。起搏器按规定的周长或频率发放脉冲起搏心室，如果有自身的心搏，起搏器能感知自身心搏的QRS波，起抑制反应，并重整脉冲发放周期，避免心律竞争。但这型起搏器只保证心室起搏节律，而不能兼顾保持心房与心室收缩的同步、顺序、协调，因而是非生理性的。

双腔（DDD）起搏器

心房和心室都放置电极。如果自身心率慢于起搏器的低限频率，导致心室传导功能有障碍，则起搏器感知P波触发心室起搏（呈VDD工作方式）。如果心房（P）的自身频率过缓，但房室传导功能是好的，则起搏器起搏心房，并下传心室（呈AAI工作方式）。这种双腔起搏器的逻辑，总能保持心房和心室得到同步、顺序、协调的收缩。如果只需采用VDD工作方式，可用单导线VDD起搏器，比放置心房和心室两根导线方便得多。

频率自适应（R）起搏器

本型起搏器的起搏频率能根据机体对心排血量（即对需氧量）的要求而自动调节适应，

起搏频率加快，则心排血量相应增加，满足机体生理需要。目前使用的频率自适应起搏器，多数是体动型的，也有一部分是每分钟通气量型的。具有频率自适应的 VVI 起搏器，称为 VVIR 型；具有频率自适应的 AAI 起搏器，称为 AAIR 型；具有频率自适应的 DDD 起搏器，称为 DDDR 型。以上心房按需起搏器、双腔起搏器、频率自适应起搏器都属于生理性起搏器。

安装手术

局部消毒麻醉

（1）术前准备：酒精消毒，建立静脉通道，安装刀片，冲洗鞘管。

（2）选择穿刺点：目前多数医生愿选锁骨下静脉或头静脉为进入点。有人选右侧，但国外医生比较偏好左侧。

经锁骨下静脉方法是：在局麻，于右侧锁骨下胸大肌处，用穿刺针刺入锁骨下静脉。将导丝送至锁骨下静脉，再进入上腔静脉内，动作要轻柔，防止损伤血管。下导丝的目的是建立轨道，为下一步送入鞘管做准备。

经头静脉切开法是：切口多在胸锁关节与耻骨头连线下 1~2cm 处，切开后逐层分离，直到胸大肌与三角肌的肌膜，在胸大肌与三角肌的交界的间沟，慢慢分离这两个肌肉，即可见到头静脉。然后看切开此静脉插入起搏器的电极导线。

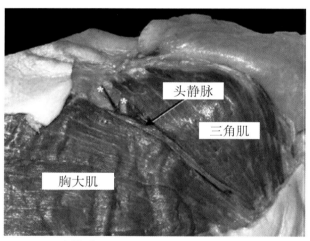

图 4-1　头静脉位于胸大肌与三角肌相交的窄沟中

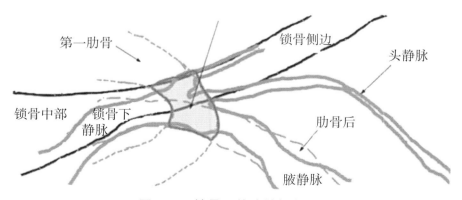

图 4-2　锁骨下静脉的解剖位置

50

（3）从监视屏上确定导丝已进入上腔静脉。下一步在原位置穿刺，送入另一根导丝进入锁骨下静脉，这次要安装的是双腔起搏器，两根导丝分别送入心房和心室，为电极的植入做准备。

（4）做囊袋。切开皮肤，逐层切开皮下组织、胸大肌至浅筋膜，为起搏器做一个囊袋，手术中，动作要轻柔，减少术中的出血与手术创伤。囊袋大小要与起搏器大小相匹配，囊袋不能过大或过小，在手术中要反复放入起搏器了解囊袋是否合适。

（5）为了将起搏器电极顺利送入心房心室，手术医生先沿导丝下入鞘管，送入鞘管后，再将心房心室两根电极分别送入，然后退出导丝。

（6）为了判断安装起搏器的最佳位置，手术医生要进行起搏器参数调试，将起搏器与调试器连接起来，进行相关参数调试，通过监视仪、起搏波幅来判断起搏器的最佳位置。测定满意的阈值和心电图后，固定电极导管，接上体外起搏器。打开起搏器，心电图示波下调整起搏参数。输出电压为起搏阈值的 2~3 倍，感知敏感度 2~3mV，频率 70~80 次 /min。

（7）电极到位后，医生会要求病人用力咳嗽，通过咳嗽使病人增加胸膜腔内压，使起搏器电压与心房心室紧密连接，并确保起搏器电极不易移位。手术医生在手术切口胸大肌上固定电极，防止电极脱落。

（8）固定电极后，用庆大霉素和甲硝唑充起囊袋，防止手术后出现伤口感染而导致伤口愈合的延迟。将起搏电极与起搏器连接，用微型螺丝刀拧紧螺丝，把电极固定，防止电极的脱落。

（9）手术医生把起搏器和电极送入囊袋，然后通过屏幕观察起搏器电极的位置。再放置留置引流槽后，逐层缝治伤口，到此手术全程结束。

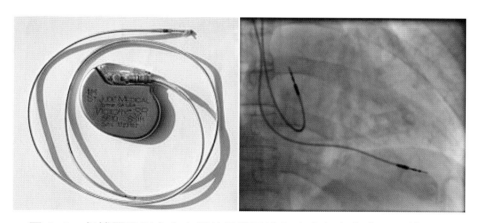

图 4-3　起搏器进到右室尖端的导线及进入心房向上弯成 U 形的导线

永久起搏器植入手术并发症

（1）感染。

（2）局部出血、血栓栓塞。

（3）锁骨下静脉穿刺并发症：气胸、血胸，误入锁骨下动脉。

（4）电极脱位及微脱位。

（5）电极导线折断和绝缘层破裂。

（6）心脏穿孔、心包填塞。

（7）心律失常、室速、室颤。

（8）起搏综合征。

（9）起搏器介入性心动过速。

（10）其他：局麻药物过敏及与脉冲发生器有关的并发症。

植入起搏器的护理

术前护理

（1）心理护理：根据不同心理反应，抓住主要的心理特征进行心理护理。首先向患者讲解与手术及疾病相关的知识，并有针对性地进行心理疏导，要用通俗易懂的语言向他们说明手术的重要性、方法、安全性及成功率，并且向患者讲解起搏器的安装术与需要全身麻醉的大手术不同。在局麻下就可将起搏器埋入胸部皮下，而且植入起搏器后，就可以和健康人一样快乐地生活。可采取图片或板报的形式进行宣教，也可请已安装起搏器的患者介绍自身体会，帮助患者消除恐惧、紧张、焦虑心理，使其以最佳心态配合手术。

（2）术前宣教：指导患者掌握术中配合技巧及术后的注意事项。术前如有咳嗽问题，应通知医生，必要时给予止咳药，术中如有咳嗽，指导患者可做深呼吸或及时告诉手术人员，向患者及家属简明讲解心脏的解剖、生理及起搏器的特点，告知患者术后 24h 绝对卧床的重要性，以防电极脱位，指导患者避免右侧卧位，以利于电极与右心室壁的紧密附着。但健肢、臂部可以活动等，以利于术后的愈合。

（3）术前准备：做好皮肤准备，范围包括双侧锁骨上、下及腋窝、双侧腹股沟，会阴部的皮肤清洁工作，有助于防止感染等并发症的发生，术前一天如入睡不好遵医嘱给予镇静剂，术前停用活血化瘀药物和抗凝剂，尤其是阿司匹林要停用 5 天以上，以防止囊袋内渗血。术日做好青霉素皮试。嘱患者术前 4h 禁食、禁水。

术后护理

（1）体位：置入人工心脏埋藏式起搏器患者术后 24h 内保持卧位，限制活动。24~48h 后嘱患者取半卧位，72h 后允许下床在室内轻度活动，同时指导患者做上肢及肩关节前后适当运动。

（2）皮肤护理：术后次日切口换药时注意观察皮肤色泽，及局部有无血肿。对于体质消瘦或胸部皮下脂肪少的患者，起搏器埋藏后局部皮肤张力大，易引起组织缺血缺氧坏死，影响切口愈合，以至起搏器移位露出皮肤。可试制体外起搏器托带以便固定。

（3）术后心电信息监测：术后患者常规进行术后 24h 心电监护，发现异常及时报告医生。若监测心率低于额定的起搏心率应考虑以下问题：①有起搏信号但其后无心电信号，提示电极刺激心内膜出现的心内膜水肿，导致起搏域值升高的可能。②起搏信号时有时无或完全消失，提示有电极固定不良、移位、部分断裂或绝缘层破损可能。③若出现固定频率起搏而无按需功能，要考虑为起搏器感知不良，应进行了紧急处理。④健康指导。

随访

患者都要在 2 个月内每 2~3 周门诊随访一次，2 个月至一年内 1~2 个月随访一次，以后每 3 个月随访一次。待接近起搏器限定年限时，要缩短随访时间，或经电话 Holter 监测。若自觉心悸、胸闷、头晕、黑矇或自测脉搏缓慢，应立即就医。

防止社会环境对起搏器的影响

（1）医院环境的干扰：医院内多种诊断和治疗仪器都可能对起搏器功能造成一定的干扰和影响，若不慎重可造成严重后果。如：核磁共振、手术电刀、直线加速器、碎石震波焦点、透热理疗、电灼器治疗等。因此，为了保证起搏器功能，置入起搏器者原则上禁止接受以上检查和治疗。确实需要者要在严格的心电监护下，并与起搏器保持一定距离方可进行。

（2）家庭及工作环境的干扰：起搏器在设计上尽管专家们也考虑了一些正常电器的影响，如家用电工具、微波炉、低功率电台等，仍要注意在维修电器时应按原设计进行维修，接地可靠，否则电磁波或微波泄漏对起搏器有致命性干扰。另外，雷达、高压电场、移动电话，对起搏器均有影响，因此安装起搏器者应避免接近此类设备。

（3）体位：心脏埋藏式起搏器术后患者应在 2h 内限于平卧位或左侧卧位。因起搏器安装早期，由于电极刺激心内膜，表现组织细胞水肿，过早活动可致电极移位。而 2h 后心内膜组织水肿消失，炎细胞及纤维蛋白渗出逐渐形成纤维包绕。此时电极嵌顿具有稳定性，再过于制动弊多利少。

（4）起搏器的保护：对于体质消瘦或胸部皮下脂肪少的患者，可在体外使用起搏器托带。出院后应指导患者在自我皮肤护理时，注意用三指法：即一只手固定起搏器，另一只手清洗皮肤。其目的是为了防止早期用力后造成起搏器移位。

日常生活中常见设备对起搏器影响

家庭生活或日常工作中患者可以放心使用的电器有：电视机、助听器、收音机、传真机、吸尘器、复印机、电吹风、音响、电熨斗、耳机、洗衣机、电脑、微波炉、冰箱、电烤箱、电炉、电热毯、按摩椅、汽车、摩托车等，请患者注意的是使用这些设备时不要频繁开关就可以。

靠近时会影响起搏器工作的有：大功率对讲机、电焊机、金属探测仪、手持电转钻机等，靠近时如有不适应马上离开该环境。

严重影响起搏器工作，不可靠近的设备有：高压设备、大型电动机、发电机、雷达、广播天线、有强磁场的设备等。

临时起搏器

临时起搏器的指征

安装临时起搏器的指征有两大类：急诊（通常指急性心梗）或选择性起搏。然而，对安装临时起搏器的指征还没有一致的意见。总的原则，如果病人已经有休息时的晕厥、心动过缓严重或对心动过缓反应所造成的室性心动过速引起血流动力学的改变，传统的安装临时起搏器的指征是心脏传导阻滞。大多数病人有与心梗相关的威胁生命的房室传导阻滞。一些病人发生阿斯综合征或有明显的临床症状需要紧急安装永久起搏器。

急诊临时起搏

由心动过缓和（或）短暂停搏引起的急性血流动力学的改变的任何病人均应考虑安装临时起搏器。对大多数的病人来说，这个很可能发生在急性心梗时；前壁心梗伴完全性房室传导阻滞常常提示预后较差和需要起搏，下壁心梗伴完全性房室传导阻滞常常是可逆的，有一个窄的 QRS 波和对阿托品有反应。急诊临时经静脉起搏的指征为：急性心肌梗死时心脏停搏、有症状的心动过缓（窦性心动过缓伴低血压、Ⅱ度Ⅰ型房室传导阻滞伴低血压、对阿托品无反应）、双束支传导阻滞（BBB 或 RBBB 伴 LAHB/LPHB）、Ⅱ度Ⅱ型房室传导阻滞、新出现或年龄不确定的双束支传导阻滞伴Ⅰ度房室传导阻滞、非急性心肌梗死相关的心动过缓、Ⅱ度房室传导阻滞或Ⅲ度房室传导阻滞伴血流动力学改变或休息时晕厥、继发于心动过缓的室性心动过速。

溶栓治疗时，心动过缓的发生常常存在一个进退两难的窘境，溶栓治疗应该先于安装临时起搏还是在安装临时起搏后开始溶栓治疗？溶栓治疗应该优先而不应该延迟到安装临时起搏后。如果心动过缓对药物治疗（如阿托品、异丙肾上腺素）没有反应，在准备溶栓治疗时应安装临时起搏。如果溶栓治疗开始后有血流动力学明显改变的心动过缓持续存在，应安装临时起搏。

一些外伤病人（脑外伤、脊髓损伤）的迷走神经张力过高，造成明显的心动过缓或心脏停搏，有血流动力学明显改变，应安装临时起搏，度过急性损伤期或手术期。

临时起搏的方法

经静脉心内膜起搏

所有的静脉穿刺点（颈内、颈外、锁骨下、正中、股静脉）都是选择对象，但均有其特别的问题，包括：导联固定的稳定性、感染、出血、气胸、病人的不适等。根据临时起搏器放置时间长短和放置形式进行选择，目前多数人推荐右侧颈内静脉途径对没有经验的操作者来说是最好的选择；它提供至右室的最直接的途径，有较高的成功率和较低的并发症。在接受或可能接受溶栓治疗的病人中，颈外、正中、股静脉是常规的选择途径。如果可能需要永久起搏最好避免左锁骨下静脉途径，因为这是永久起搏最常用的穿刺点。

安置临时起搏器的定位，结合满意的解剖和电信号的数据。不同的经静脉途径需要不同的技术，也许最重要的区别在于进入右房的途径是在下腔静脉还是上腔静脉途径。操作过程需要有关的设备，消毒的环境，培训过的操作人员，高质量的放射设备。

（1）临时经静脉心室起搏：导线进入右房后穿过三尖瓣，置于右心室室尖。用漂浮电极导联临时起搏，置入更容易，定位更理想。

（2）临时经静脉心房起搏：临时心房起搏导联有一个预塑的 J 型曲线，使导联附着在右心房。这个必须从上腔静脉进入，定位需要侧面的 X 线屏幕辅助。

目前，大部分临时经静脉起搏电极有一个光滑的、国际标准化直径和外形，没有固定作用，这样容易撤除，但更容易掉线。较新的有很好固定作用的临时起搏导线是加一个螺旋装置，直径较小（3.5F）。用漂浮导管传送导联线容易固定，可保留到1~2周后撤除。

心包起搏

这种起搏方式用于心脏手术过程中，它需要直接进入心肌的外表面。导线电极置于心包侧的心肌内。这些电极在不需要时能够轻巧拔除；它们的电活动信号随着时间的推移迅速减退，常常在5~10天内失去起搏能力，尤其是用于心房起搏时。

经皮起搏

这种方法操作经过简单培训就能掌握，而且不需要搬动病人。Zoll型无创起搏器可有效维持心脏起搏达14h，其成功率为78%~94%，尽管许多意识清醒病人需要镇静。在病人不能搬动或暂时没有有经验的经静脉起搏的医护人员在场的情况下，这种起搏方法给经静脉起搏提供了一个桥梁作用。放置经皮起搏电极通常置于前胸和后背，但如果不成功，可能需要体外除颤，如果电极处在心脏停搏状态，应考虑前、侧位。

经食管起搏

经食管起搏或经胃 – 食管起搏已提倡用于急诊心室起搏，因为它在意识清醒病人有更好的耐受性，成功率大约在90%，用一个可弯曲的电极置于胃底部通过膈肌刺激心室起搏。经食管心房起搏，将电极置于食管的中、低部获得心房捕获，但这种方法很少在急诊室使用，因为电极稳定性难以达到，并对房室传导阻滞没有保护作用。

临时起搏的并发症

有关临时起搏的并发症可以与多种因素相关，包括静脉穿刺损伤、心脏内导联的机械刺激作用、起搏器导联的电活动、血肿、感染或血栓形成、起搏失败。并发症发生率大约在14%~36%，其中大部分是穿孔的形成、由电极机械刺激或感染引起的室性心律失常。

（1）静脉穿刺：除了静脉穿刺失败，气胸和血胸是锁骨下穿刺常见的并发症。尤其是没有经验的操作者，可以选择另一种穿刺途径；锁骨下静脉的解剖是很容易改变的，没有一种可靠的方法可以避免气胸或穿入动脉。

（2）心脏内导联的机械刺激作用：在许多病人，尤其是急性心梗后，在右室放置一个起搏导联会促进心室异位节律和偶发长时间的室性心律失常。这些常常在停止导联的操作后解除；偶尔，需要撤除或重置导联线。更多发生的是病人在放置起搏导联后立即会变得依赖起搏，使重置导联难以实现。起搏导联相对较硬和较细（一般为5~6F），通常不会穿孔或偶尔穿孔右室壁。这个常常通过起搏阈值的提高和偶尔的心包疼痛和心包摩擦发现。通常将导联退回心室和重置来解决问题。很少因为出血引起心包填塞而需要急诊处理。这种情况下，重置可用心超进行评价。

（3）起搏器导联的电活动：根据起搏病人不同的病理改变，起搏阈值有所变化。也可受药物治疗的影响。应该记录起始阈值，此后，由专业人员至少每天一次进行检查并记录。对病人起搏时至少使用电压或电流阈值的2倍，如果需要的起搏输出达5.0V

或 10.0mA，应考虑重新安置导联。如果起搏突然失败，多数应检查与外部起搏器的连接是否有脱落、起搏器电池和可能的过度敏感（VOO，固定率起搏）。如果起搏信号可以看到而没有捕获发生，应增加输出电压或电流，考虑重置或替换电极。临时心包起搏线的连接器尤其易损和易折断。在临时经静脉起搏的研究中，由于感知和捕获失败的占37%，而且常发生在 48h 后。

（4）感染和血栓形成：注意穿刺部位的清洁，一般不需要常规使用抗生素。但一旦出现提示感染的任何体征，需要更换导联线。在大多数常规途径长时间经静脉临时起搏的病人中或选用股静脉途径的起搏，应考虑使用合适的抗生素预防。大多数的感染是由表皮葡萄球菌引起，但当选择股静脉途径时，应该考虑大肠杆菌；在免疫缺陷的病人，应尽可能避免这条途径。当选择股静脉途径时，容易发生血栓形成。

起搏器

外部起搏器可以调节起搏输出（电压或电流，较新的产品可有脉宽），起搏频率，起搏模式和灵敏度。双腔起搏器将在起搏模式方面提供更大的灵活性和提供房室延迟的调节。起搏器可以小到病人可以走动或按需要放在床边。起搏器电池必须每天检查，起搏器安全放置以免坠落和导联拔出。

有些起搏器可提供高频率的起搏（通常是正常起搏上限的三倍）以提供对心动过速的超速起搏抑制。这个机制的激活通常被锁住，需要时解锁。

较新的数字式临时起搏器，通常在检查和调节后所锁住，防止无意间改变程序。

起搏模式的功能作用：大多数的临时经静脉起搏包括右室心尖的刺激。这个涉及对心脏机能的损害作用和房室同步的丢失，与同样心率的窦性节律相比较，心输出量减少。

磁共振成像

磁共振成像（MRI）在单次检测中就能提供很多心脏信息，因此比其他一些研究具有更多的价值–效应性。MRI 评价心脏周围区域是有用的，尤其是纵隔和大血管（如研究动脉瘤，剥离和狭窄）。

心电图–门电路得到的资料产生了心脏搏动的电影显示。其显像的分辨力可接近于CT 或超声心动图，它能理想地描记出心肌壁厚度和活动、腔室容量、腔内肿块或血栓、瓣膜的平面。应用顺磁性对比制剂后作连续 MRI 要比放射性核素方法产生更好的心肌灌注分辨力。位于心脏各腔室内的血液流速能被测量。磁共振血管造影术能显示一些较大的冠状动脉分支血流。磁共振光谱学可以确定梗死的心肌。

CMR 临床应用：对于充血性心力衰竭（HR）的评估，CMR 具有重要价值。CMR 可评估左室及右室体积、几何形态和功能，并识别诸如心肌淀粉样变、心肌致密化不全等形态学异常。

冠脉疾病：CMR 可测量左室体积和功能，识别无症状心肌梗死。

瓣膜性心脏病：在评估瓣膜性心脏病患者的左、右心室功能方面 CMR 有重要价值。该技术可精确显示瓣膜解剖形态，识别二叶型主动脉瓣及疣状赘生物等病变，也可测定瓣膜性心脏病导致的心脏内血流动力学变化。

先天性心脏病：对于单纯型和复杂型先天性心脏病的诊断，CMR 具有独特的价值。

血管疾病：磁共振血管造影（MRA）以 CMR 技术为基础，对于包括主动脉在内血管疾病的评估有重要价值，并能及时发现动脉夹层、动脉瘤及颈动脉和肾动脉疾病。通过该技术医生可了解相关血管的解剖学特征和功能状况。CMR 还可用于急性心肌炎和肺动脉栓塞的诊断，缩窄性心包炎等心包疾病的评估，心脏内良性与恶性肿物的鉴别诊断。

Seldinger 技术

Seldinger 技术是一种安全进入血管的技术，是 1953 年瑞典放射学家 Seldinger 建立而为很多国家引入的技术。

这项技术并不复杂。要对一血管或腔进行穿刺时，可先用一套针经皮穿刺入血管内，然后用一钝头的导丝从套针进入血管，随后便将套针拔出。随后，就可以将钝头的导管（或引流管）套在导丝而进入血管或腔内。一旦导管进入血管，这时便可将导丝拔出。

用这种方法可以做血管造影、血管成形术、活体组织检查等检查。待手术完成后，拔出导管按压穿刺口，不出血后贴上无菌胶布。

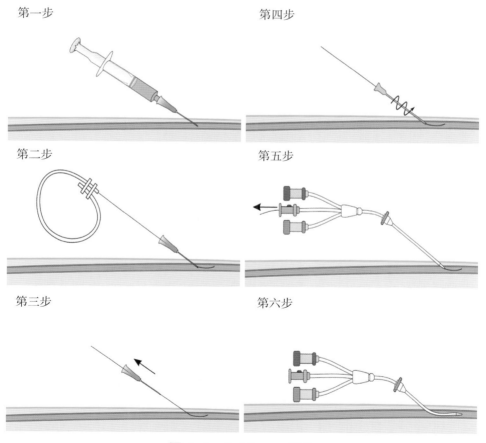

第一步

第二步

第三步

第四步

第五步

第六步

图 4-4　Seldinger 技术

这种方法可用于心血管造影、中心静脉压测定、胸腔引流以及很多方面。可能出现的并发症是出血、穿破某器官、感染等，但都是可避免的。

右心导管术及其他有关技术

心导管术是指用一根细的管经过周围的动脉或静脉进入到心腔内或冠状动脉内进行检查或治疗的技术。这包括心血管造影、血管内超声图、测量心排出量、内膜心肌活检、测试心律等以及相应的治疗。常用的导管技术有：右心导管术、心血管造影。

本文将择要介绍其技术。医生应更重视在实际操作中掌握技术。

右心导管术

最常用于右房、右室以及肺动脉的功能、血氧以了解右心功能、缺损等。对于危重病人了解中心静脉压，并同时测心排出量，可准确地指导治疗。右心导管对测试肺血管阻力、三尖瓣及肺动脉瓣的功能，以及右室压力都有助，对心肌病、缩窄性心包炎、心包积液等也很有帮助。

适应证

先天性心血管疾病，须明确诊断以决定手术者；进行选择性心血管造影术；风湿性心脏病，手术治疗前须明确瓣膜病损部位和程度者；测量肺毛细血管压力。

禁忌证

各种原因引起的发热；感染性心内膜炎治愈未满3月者；心力衰竭；近期有心肌梗死、肺梗死或动脉栓塞；反复发作较重心律失常，现有较明显的心律紊乱（长期心房纤颤除外）；有明显发绀的先天性心脏病亦应慎重考虑。

用品及准备

静脉切开包，无菌心导管，穿刺法插管时需备穿刺针、导引钢丝、扩张管及其外鞘，测压管或压力检测及描记器，消毒巾，血氧分析器材及药品，心血管造影剂，监护仪，急救器材如氧气筒、除颤器、人工心脏起搏器、急救药物等。

术前准备

（1）本检查系在放射科X线检查台上依外科手术无菌操作要求进行。检查前应征得家属同意后填送手术通知单及X线检查申请单。

（2）检查前应对患者作必要的说明，以便取得配合；按情况对选定的静脉如贵要静脉、右侧大隐静脉部位，进行皮肤准备。

（3）术前做好青霉素皮试，一般于术前30min肌注青霉素80万U，并肌注地西泮（安定）10mg或苯巴比妥100mg。

方法及内容

有股或肘静脉经皮穿刺及切开法、插管法。

（1）患者仰卧于透视及摄影两用的 X 线检查台上，并连接监护仪按常规消毒皮肤及铺消毒巾，检查各项器械药品，以生理盐水多次冲洗心导管后，将静脉输液导管通过三通开关连接心导管，并保持心导管输液通畅，各接头紧密衔接。

（2）在局麻（0.5%~1% 普鲁卡因）或全麻（硫喷妥钠）下穿刺肘静脉，手法柔和地插入心导管。然后用长针头在静脉两侧进行向心性局麻浸润。当插入约 20cm 时，即应在 X 线透视指示下，缓缓转动心导管尖端的方向，向心送入右心房、右心室，直到肺小动脉，导管不能再前进为止。亦可在导管插入静脉后给予肝素 0.5~1mg/kg，以防凝血。

（3）经皮穿刺插管时，检查前先用肝素盐水（肝素 30~50mg 加入生理盐水 250mL 内）冲洗穿刺针、引导钢丝、扩张管及其外鞘。一般选用右肘静脉，或股静脉穿刺。穿刺角度应与皮肤呈 30°~45°，在穿刺针柄接有适量生理盐水的 10mL 注射器，针尖刺入皮肤后，边进针边抽吸，一旦针刺入肘静脉时即有血回流入注射器内。如回血通畅，固定穿刺针取下注射器，再自针腔送入引导钢丝，引导钢丝送入 15~20cm 后撤出穿刺针，用刀尖在穿刺口将皮肤划一约 0.2cm 小口，将扩张管及其外鞘沿导引钢丝送入股静脉，退出扩张管和引导钢丝，保留外鞘在静脉内。然后将心导管通过外鞘送入静脉，推送导管的方法同切开静脉插管法。

（4）根据预定检查计划在 X 线透视下，将导管尖端依次置于肺小动脉，左（右）肺动脉，主肺动脉，右心室流出道，心尖，右心室流入道及右心房下、中、上及下、上腔静脉等部位测压，抽取血标本做血氧分析，并登记取血部位及该处压力。

（5）当导管尖端径路异常时，可摄取 X 线片记录，必要时做选择性心血管造影。

（6）完成上述各步骤后，退出导管，结扎静脉，缝合皮肤。

注意事项

（1）一切操作务必严格无菌。术中输液常用生理盐水。凡考虑有心功能不全趋向者，宜用 5% 葡萄糖液，输液中可酌量加入抗凝剂（肝素或枸橼酸钠），手术中随时保证导管内输液通畅，避免凝血，在取血及测压后尤须注意。

（2）一般均用局麻。

（3）送导管手法宜柔和，尽量避免刺激静脉。为减少静脉发生痉挛，在插管中应不时以 0.5%~1% 普鲁卡因润湿心导管表面，如手术时间较长，在静脉切开处应作适当增加浸润麻醉。如有静脉痉挛，不可强行送入；可轻轻向外拔出导管，润以普鲁卡因，常能缓解；或嘱患者口含硝酸甘油 0.6mg；亦可退出导管至静脉切口近端，顺导管徐徐注入 1% 普鲁卡因 3~5mL；如仍不能缓解，则终止检查。

（4）采用经皮穿刺静脉插管方法时，自针腔插入导引钢丝如有阻力，要调整方向不可强力推送。扩张管及外鞘通过皮下组织有困难时，可用小蚊式钳顺导引钢丝将皮下组织稍加撑开，以利扩张管及其外鞘通过，扩张管沿导引钢丝送入血管后，心导管自外鞘插入血管。心导管与外鞘之间容易形成血栓，应先用肝素盐水充分冲洗。

（5）导管进入心腔时，应密切监护。如有明显反应或心律失常时，应立即进行处理，反应严重时，退出心导管至腔静脉或终止检查。

（6）心导管在心腔内不可打圈，以免导管在心腔内扭结。导管在肺小动脉内存留时间不宜超过 10min。当导管进入右心室后，应密切注意输液是否通畅。如遇肺动脉高压或进入左心室时，血液可逆流至输液导管，此时应以注射器连接心导管缓慢推注。

（7）应尽量缩小 X 线视野，暴露 X 线下的实际时间不宜超过 20min。

（8）抽取血氧分析标本注意事项：①先抽取 2~3mL 混有输入液体的血液弃去；②用已被 10% 草酸钾润湿过的 10mL 注射器在不漏气下抽血 2~4mL，检查有无气泡漏入，如有气泡当即排出；③以充满水银之小乳胶帽套于注射器乳头上（避免空气逸出血标本），轻轻摇荡，使注射器壁上的抗凝剂与血液充分混匀；④标本应置于冰瓶中保存，在 6h 内完成血氧分析。

（9）一般用一次性导管，如重复使用，心导管多用环氧乙烷气体消毒，或以 2% 戊二醛、0.2% 过氧乙酸、10% 福尔马林浸泡 30min，或用 0.1% 苯扎溴铵浸泡 12h 消毒，然后以注射用水冲尽消毒液。应用完毕，立即冲洗清洁，并用流水连续冲洗 24h。

（10）术后并发症可有静脉炎、静脉血栓形成，肺梗死、心力衰竭及感染等，应注意预防。

操作后护理

（1）穿刺插管法退出心导管及扩张外鞘后局部压迫止血 15min，并加压包扎。

（2）行股动脉穿刺，取血 4~6mL 作动脉血氧分析。

（3）如需以 Ficks 公式计算体、肺循环血流量，术后立即以基础代谢机或氧消耗量测定仪测定每分钟氧消耗量。

（4）术后肌注青霉素 80 万 U，6~12h 一次，3~5 天。并按麻醉手术后处理，包括止痛及观察血压、脉搏、体温等。

心血管造影

心血管造影是将造影剂快速注入心脏或大血管内，借以显示心脏大血管的内部解剖结构和循环功能的一种特殊检查方法。

造影设备和造影剂

造影剂：心血管造影剂应采用高浓度、低黏稠度、毒性小的特点，目前广泛使用 70%~76% 泛影葡胺，用量 1~1.5mL/kg 计算。非离子型低渗造影剂（优维显 Ultravist）近年来亦被广泛应用于心血管造影，优点是反应少、安全。

高压注射器：是特制的机械动力、压缩气体、电动或微机推动注射器，其压力以每秒注射 15~25mL 造影剂，按速度来计算，才能得到良好的影像对比。

快速连续摄影设备：为了能将造影剂流经心脏和大血管瞬间影像拍摄下来，必须有大功率 X 线机及快速换片装置，才能获得满意的造影效果。

直接摄影快速换片：一般每秒换片 1~3 张，最快可达 6 张，从而能较满意地显示心脏大血管的解剖结构及血流动力学改变。

X 线电影摄影：每秒可摄 50~150 幅画面，它在心血管病变的诊断中不仅能显示解剖结构，还能反映每个心动周期完整的血流动力学改变。

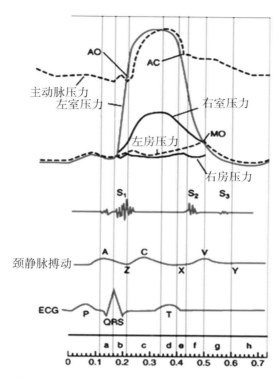

AO 主动脉瓣开放；AC 主动脉瓣关闭；MO 二尖瓣开放

图 4-5 心脏正常活动的各个时段心动周期示意图

造影方法

（1）选择性右心造影：系通过右心导管注射造影剂，显示右侧心腔和肺血管。根据不同的诊断要求，将导管置于右心房、右心室或肺动脉内。此法适用于肺血管异常、先天性发绀属复杂畸形，如法洛四联症、大血管转位、三尖瓣异常及肺动脉狭窄等。

（2）左心室造影：经皮穿刺股动脉插管，导管经主动脉逆行插入左心室，将造影剂直接注入左心室。主要用于诊断左心室和主动脉病变，如先天性心脏病室间隔缺损、主动脉瓣狭窄、永存房室管畸形、肥厚性心肌病及室壁瘤等。

（3）胸主动脉造影：经皮穿刺股动脉，导管置于主动脉瓣上 1.5cm 处注入造影剂，常用于诊断主动脉瓣关闭不全、主动脉缩窄、动脉导管未闭症、主 – 肺动脉间隔缺损、主动脉窦瘤破裂、冠状动脉瘘及主动脉瘤等。

（4）冠状动脉造影：见另文。

心电生理学检查术及射频消融术（RFCA）

目前，射频消融术（RFCA）已成为心动过速的主要非药物治疗方法，因此相应的心脏电生理检查实际上是 RFCA 中的重要部分。在此将心脏电生理检查和 RFCA 作为一个诊疗整体逐一描述其基本操作步骤。

操作要点

（1）穿刺：按需要，股静脉、股动脉、颈内静脉、锁骨下静脉。
（2）心腔置管部位：HRA、CS、HBE、RVA、LA、PV、LV。
（3）体表和心脏内电图：HRA、CSd…CSp、HBEd…HBEp、RVA、PV。
（4）电生理检查：刺激部位 RA、CS、LA、RV、LV。
（5）刺激方法：S1S1、S1S2、S1S2S3、RS2。
（6）消融靶点定位：激动顺序、起搏、靶标记录、拖带、其他。
（7）消融：点消融、线消融。
（8）能量控制：功率、温度、时间。
（9）消融终点：电生理基础、心动过速诱发、异常途径阻滞、折返环离断、电隔离，其他。

血管穿刺

经皮血管穿刺是心脏介入诊疗手术的基本操作，而消融则需要多部位血管穿刺。心动过速的类型或消融方式决定血管刺激的部位。一般静脉穿刺（右或双侧）常用于右房、希氏束区、右室、左房及肺静脉置管；颈内静脉或锁骨下静脉穿刺则是右房、右室和冠状静脉窦（窦状窦）置管的途径；股颈脉穿刺是左室和左房的置管途径。例如房室结折返性心运过速的消融治疗需常规穿刺股静脉（放置 HRA、HBE、RVA 和消融导管）和颈内或锁骨下静脉（放置冠脉窦 CS 导管）；左侧旁道消融则需穿刺股动脉放置左室消融导管。

心腔内置管及同步记录心电信号

根据电生理检查和消融的需要，选择不同的穿刺途径放置心腔导管。右房导管常用 6F4 极导管（极间距 0.5~1cm）放置于以下部位，见图 4-6。

右房上部，记录局部电图为 HRA1，2 和 HRA3，4 图形特点为高大 A 波，V 波较小或不明显。

希氏束导管常用 6F4 极（极门距 0.5~1cm）放置于三尖瓣膈瓣上缘，记录局部电图为 HBE1、2 和 HBE3、4，HBE1、2 的 H 波高大，HBE3、4 的 A/V ≥ 1，H 波清楚。

右室导管常用6F4极（极间距0.5~1cm），放置于右室尖部，局部电图为大 V 波，无 A 波。

冠状窦电极可用 6F4 极（极间距 1cm），但目前常用专用塑形的 6F10 极（极间距 2~8~2mm）导管，经颈内或锁骨下静脉插管易于进入 CS，理想位置应将导管最近端电极放置在其口部（CSO），局部电图特点多数病人 A＞V，少数病人 A＜V。

左室导管常用 7F4 极大头电极，主要同于标测消融，其部位取决于消融的靶点部位。此外，左房房速、肺静脉肌袖房性心律失常和部分左侧旁道需经股静脉穿刺房间隔放置导管。以上各部位的局部电图与体表心电图同步记录，心腔内局部电图的滤波范围为30~400Hz。同步记录由上而下的顺序为体表心电图、HRA、HBE、CS、RVA 和消融电极局部电图（Ab）。部分特殊病例或置入特殊导管（如 Hallo 导管、laso 导管等）需调整记录顺序。

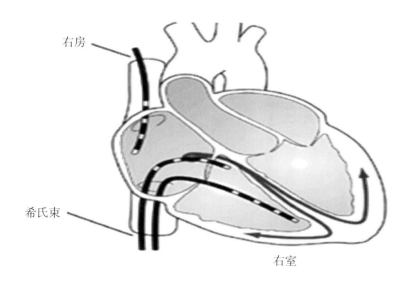

右房

希氏束

右室

图 4-6　心电生理学检查最常用的电极导管位置

心脏程控刺激

心脏电生理检查中，选择高位右房和右室尖作为心房和心室的刺激部位，特殊情况下可选择心脏任一部位进行刺激。程控刺激的主要目的在于评价心脏起搏和传导系统的电生理特征，诱发和终止心动过速。刺激强度常选择 1.5~2.0 倍刺激阈（恰好夺获心房或心室的刺激强度）。常规刺激方法为 S1S1 增频（递减周期）刺激和 S1S2 单期前收缩或多期前收缩（S1S2S3、S1S2S3S4）刺激。

药物试验

用于心动过速诊断和评价的药物试验有 Atropine、lsoprenaline 激发试验和 ATP（腺苷）抑制试验。主要用于消融前后以评价消融效果。

（1）Atropnie 试验：多用于 PSVT 病人，尤其是 AVNRT 基础电生理检查不能诱发心动过速者。静脉注射 0.02~0.04mg/kg 后重复心脏程控刺激以促发心动过速或对比用药前后的电生理变化。

（2）Isoprenaline 多用于 PSVT 和室速病人。用于促发心动过速和评价消融疗效。0.5~1mg 加入 250mL 液体内静脉滴注，以心率增加 20%~40% 时心脏程控刺激。

（3）ATP 试验：用以抑制 AVN 传导以评价旁道和 DAVNP 消融效果。AVNRT 病人注射 ATP（10~20mg）后可显示 AH 和 PR 突然延长以证实 DAVNP，而慢径消融后注射 ATP 可证实消融效果。旁道（尤其是间隔旁道）消融后在心室起搏心律下注射 ATP 可根据 VA 传导是否受抑制而判断室房传导途径是 AVN 或旁道。宽 QRS 心动过速时注射 ATP 可根据 AV 或 VA 阻滞与否及与心动过速的关系确定心动过速的性质。

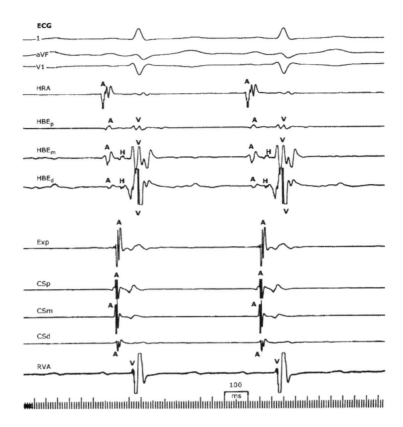

窦性心律，三条体表心电图分别为Ⅰ、aVF、V1导；心内电图分别录自：右房上部（HRA），希氏束
近端（HBE_p），中端（HBE_m）及远端（HBE_d）；CSp、CSm、CSd分别为冠脉窦的近、中、远端；
RVA为右室尖部，EXP为消融探查导管也可供探查用；A、H、V分别为右房、希氏束、右室

图 4-7 a　正常心内电图

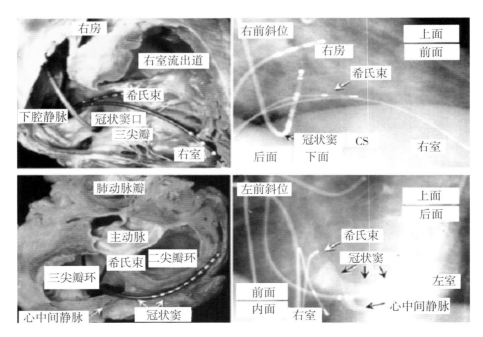

图 4-7 b　导管与心解剖位置的关系

64

分析心电生理资料

对心电生理资料的分析的目的是确定心动过速的性质和消融靶部位。例如 PSVT 病人，分析时应明确心动过速是 AVNRT 抑或是 AVRT，然后确定消融慢径（AVNRT）或旁道（AVRT）。

（1）心房程控刺激：分析房室传导和心动过速诱发的特点。正常房室传导具有递传导性能，即随着 S1S1 间期或 S1S2 间期缩短，AH 间期逐渐延长；而房室传导间期恒定并伴有心室预激是房室旁道前传特点；随着 S1S2 间期缩短，AH 间期跃增性延长则是 AVN 双径的表现，为 AVNRT 的电生理基础。房性心动过速和室性心动过速与房室传导没有关系。心房刺激、重复性诱发心动过速常提示与折返有关的室上性心动过速。

（2）心室程控刺激：分析室房传导和心动过速的诱发特点。与前传一样，正常室房传导具有递减传导性能，即随 S1S1 和 S1S2 间距缩短，VA 间期逐渐延长；室房传导间期恒定常提示旁道传导，伴心房激动顺序异常则旁道位于激离型，而心房激动顺序正常则提示旁道位于间隔部。室房递减传导伴心房激动顺序异常则提示游离至慢旁道。心室刺激不仅可诱发室性心动过速，也可诱发 AVRT、AVNRT 和房性心动过速。与折返有关的心动过速，常有临界性的心室刺激间期。

（3）分析心动过速的特点：分析心动过速的心腔电图特点是确定心动过速性性质的主要方法。

①房室和室房关系：房速可共存不同比例的房室传导，AVNRT 可共存 2：1 房室传导；AVRT 仅为 1：1 房室传导；室性心动过速可共存室房分离。

②房波和室波关系：房速 A 波常位于 V 波前、AVNRT 则 A 波常与 V 波重叠；AVRT 的 A 波常位于 V 之后；室性心动过速 A 波和 V 波无关，或 A 波位于 V 波之后。

③心房和心室激动顺序：房性心动过速的心房激动顺序取决于心动过速的部位，越邻近心动过速病灶则心房激动越早。AVNRT 和 AVRT 心房均为逆向传导激动，而 AVNRT 心房激动顺序类同正常室房传导，但 A 波重叠于 V 波以至难以分析。AVRT 为旁道逆传，其心房激动顺序取决旁道部位。宽 QRS 波心动过速时呈典型的左、右束支阻滞常提示 PSVT 伴功能性束支阻滞或特发性室速，QRS 波呈完全性心室预激形多提示逆向型 AVRT 或房扑伴旁道前传。

④心房预激：对有 1：1 房室和（或）室房关系的心动过速，心房预激现象是确定室房途径为旁道的可靠方法。心动过速时以 H 波同步刺激心室，观察 A 波是否提前激动，即 AAS 间期是否缩短（>30ms）。与 H 波同步刺激心室时，其逆传激动恰遇希氏束的不应期而不能逆传至心房，如引起心房激动则只能通过旁道逆传。

⑤对 ATP 的反应：心动过速时静脉注射 ATP10~20mg，观察心动过速的房室或室房关系是确定心动过速性质的重要方法。ATP 常使 AVRT、AVNRT 及部分房速终止。室速病人应用 ATP 后可出现室房分离，部分房速则出现房室阻滞。

确定消融的靶部位

根据电生理检查确定心动过速性质后，选择心动过速的关键部位为消融的靶部位。AVNRT 和 AVRT 分别消融慢径和旁道，即慢径和旁道是靶部位。房扑则以峡部为靶部位，与肺静脉肌袖有关的房性心律失常则应消融电隔离相关肺静脉口部。与手术瘢痕或梗死瘢痕有关的心动过速应采用更复杂的标测消融该区域。局灶性房速和室速，则直接消融心动过速的起源点。

消融能量控制

消融能量常以功率或温度控制。有效损伤靶部位的能量常为 20~50W×60~90s，或 50℃~60℃连续放电 60~90s。目前越来越多地采用温度控制能量输出。

消融终点

（1）心动过速终止和不能诱发：再诱发消融中心动过速终止和消融后心动过速不能诱发几乎是所有心动过速消融有效的指标之一，尤其是房速和室速。

（2）靶部位传导阻滞：消融后靶部位传导阻滞是消融有效的客观指标。如 AVNRT 的慢径阻滞，AVRT 的旁道阻断，房扑的狭部阻滞等。

（3）电隔离：消融造成局部（邻近心动过速灶）的电隔离是部分心动过速的治疗终点。例如与静脉袖有关的房性心律失常，已往直接消融肺静脉不仅疗效低，复发率高，而且并发症较多，而"环状"电隔离相关肺静脉口部，即能达到安全有效消融的目的。

（4）药物试验：评价消融疗效的药物试验主要有异丙肾上腺素试验和 ATP 试验。

三维心脏电解剖标测系统（Carto）

射频消融治疗心律失常的传统标测方法是 RFCA 所述的通过直接记录多导心内电图，根据局部电位的形态、振幅以及相互之间的时间关系进行定位。对于简单心律失常而言，这种方法具有简单、实用和快速的优点，但对复杂的心律失常则常难以定位。

近年来，一种新的标测定位技术，即 CARTO 系统日趋成熟，目前国际国内许多中心已开始将其广泛应用于临床。CARTO 三维电磁标测消融系统是高科技技术军转民的典型。

系统的组成

该系统由定位板（体外低磁场发生器）、带有被动传感器的射频导管、中央连接器、磁电分析仪以及计算机系统组成。

（1）定位板：置于检查床下的定位板由三个环形磁场发生器构成。三个磁场发生器排列成正三角形，每个磁头产生约 5 微特斯拉的磁场（注：地球磁场约 50 微特斯拉，而核磁共振的磁场大于 1.5 特斯拉）。通过计算机可以对定位板上方的磁场进行分区编码以及空间定位。

（2）消融标测/定位导管：射频导管的结构与普通射频导管相似，具有一个 4 或 8mm 的大头电极，内埋置有温敏元件，可作温控放电。顶端的弯曲度与常规射频导管一样可控。外紧邻大头电极埋置着一个极微小的被动磁传感器。大头电极进入定位板的磁场时，由传感器接收到的磁场信号和电极接收到的局部心电信号通过导管尾端的连线传入 CARTO 磁（电）处理器进行处理。除了射频标测导管外，在患者背部还连有一根定位电极，内部同样埋置有被动磁传感器。当患者在术中移动体位时，定位电极和标测消融导管的相对位置不变，可以保证系统的定位记忆功能在患者位置改变时仍然可靠早期定位电极是插入体内放置于冠状窦内，标测时该电极移位后常需从头标测。现改为体外电极，大大地简化了手术过程，提高了系统的可靠性。

（3）中央信号分配器：连接标测导管和 CARTO 磁电处理器。此外，还可将常规数字式电生理仪以及射频发生器与 CARTO 系统相连，使各个系统有效地共同工作。

（4）CARTO 磁 / 电处理器：是 CARTO 系统的核心，内置磁场和心电放大处理器。标测导管记录到的磁场，心电信号传入 CARTO 磁 / 电处理器后，经过放大，并加以数字化后传入计算机工作站作进一步处理。

（5）计算机工作站：经磁 / 电处理器初步处理后的原始数据，将由具有强大计算功能的小型计算机工作站处理，显示出心腔的二维或三维解剖图像、电激动播散顺序以及消融导管的位置。同时还可以像常规电生理系统一样显示局部心电信号的形态、振幅和周期。

应用原理

患者躺在手术床上时其心脏位于定位板下，导管一旦进入心腔后，置于大头导管顶端的磁场传感器就可将接收到的磁场信号的振幅、频率以及周期的变化传入 CARTO 磁电处理器，从而将导管顶端在磁场内的三维位置（X，Y，Z）以及导管顶端所指的方向、导管顶端弯曲的前后经由计算机工作站处理后显示出来。由于心脏在不停地跳动，通过同时记录到的心电信号触发，可以记录到某一特定心动周期，如舒张末期大头导管顶端所处的位置。在具体操作时，当导管和室壁接触良好、心动周期稳定时，可以自动或手动将此点的电磁定位和局部心电信号的变化记录下来。

导管同时记录到的整个心动周期局部的电位变化。局部动作电位时（LAT）是 CARTO 系统标测时的重要参数，定义为触发电位到局部除极电位的间期。一般系统本身自动将局部单极电图的最早激动波作为局部电激动的初始，但也可由操纵者任意确定，或标测后重新确定。AT 决定标测点除极的时间顺序，对标测后重建心腔内电激动传导方向、速度和顺序起决定作用。当记录到两点后，计算机自动将其联成一条线，三点则可成一面。当标测到一定数量的部位后，就可形成三维图像，以不同的颜色表示除极的早晚。以红色表示除极最早的地方，以蓝色表示除极较晚的区域。由于将最早激动部位用红色显示，故早期又有人将之称为热点标测。一般在一个心腔记录到 30~50 个点就可获得满意的心腔解剖图像以及电激动传导的路径，费时约 10~30min，视操作者的熟练程度和所标测心腔的难易程度而定。一般标测点越多，获取的图像越精确，但费时也越多。故一般只需对整个心腔进行粗略标测，而对感兴趣的地方进行精细标测。CARTO 系统的理论标测误差＜0.2mm，动物实验活体内标测精度可达 0.7mm，完全可以满足射频消融的需要。

CARTO 系统的技术特点

CARTO 系统具有以下功能有别于常规电生理系统。

（1）三维显示心腔结构：在用 CARTO 导管标测完某一心腔后，通过计算机可以重建出该心腔的三维结构。在此基础上应用计算机软件可以旋转心腔或转换观察角度，对了解心腔的结构、判断射频导管与某些特定结构的关系有很大的帮助。例如在消融心房扑动（简称房扑）时，可切换成冠状面直接从下观察，在下腔静脉 – 三尖瓣环峡部最狭窄处放电，从而减少放电次数，降低误伤房室结的危险。再如，消融局灶性心房颤动（简称房颤）起源于肺静脉口异位兴奋点时，解剖标测后切换成前后位从后面观察肺静脉口和心房的关系，为放置导管、准确判断异位兴奋点和导管的位置具有很大的帮助。

（2）显示传导路径：该系统可以二维或三维形式显示窦性心律或心动过速时电兴奋波传导、播散的方向以及激动波传导速度及路径，从而大大地简化了某些复杂心律失常的标测定位。比如消融先天性心脏病手术后切口性房性心动过速（简称房速）或房扑时，常规大头导管标测定位非常困难。应用 CARTO 系统的三维显示电兴奋波传导路径的功能，可以很容易地找到折返通路的狭窄处。

（3）定位记忆：所有标测点的位置均记忆在计算机内，包括标测该处时大头导管所处的位置、导管顶端弯曲形式以及所指的方向，局部心电激动的时间、波幅和形态，与参考电极的关系等。这样，任何时候都可以将大头导管重新置放于曾标测过的某一特定位置，特别适用于标测发作不甚频繁的室性期前收缩、房性期前收缩（简称房早），或消融时导管发生移位。它不仅比双平面 X 线定位更准确可靠，更重要的是可以大大减少 X 线的曝光量，一旦建立起三维解剖图像就不必在 X 线下操作。这一功能对装备的 X 线机放射量大，或仅有单平面 X 线机的医疗中心更具有吸引力。

（4）电位幅度二维（三维）定位：一旦建立起心腔的三维解剖结构，只需利用计算机软件的某些特殊功能，就可重建出心腔内各处心电振幅的二维 / 三维图像，直观地显示出瘢痕区、低电压区以及正常心肌区。这一功能可用来在窦性心律下标测血流动力学不能耐受的冠心病室性心动过速（简称室速）。

CARTO 系统的局限性

（1）和常规标测一样，属于逐点标测。这样，如需在心动过速下标测，则要求必须诱发持续的心动过速。对血流动力学不能耐受的心动过速、短阵性心动过速以及发作太少的期前收缩进行标测就有较大的困难。此外，对术者操作导管技术有较高的要求。特别是已习惯在 X 线下标测的操作者需要一个较长的适应过程。

（2）消融导管价格昂贵，不能重复使用。用于该系统的消融导管一套（包括射频导管和定位导管）约为普通温控导管的 2~3 倍。此外，在导管的手柄部装置了电子定时自毁装置。一旦和机器相连后，经过 24min 后标测定位系统就不能继续使用，虽然系统购置费不高（相当于常规数字式电生理仪），但运行使用费目前在发展中国家尚很难承受。

临床应用

目前，CARTO 系统已广泛地应用于多种射频消融心律失常的标测定位中。在某些特殊病例已获得极大的成功。尤其心房扑动应用 CARTO 可以大大地缩短房扑消融的手术时间，特别是 X 线照射时间。可以明显降低并发症（如房室阻滞的危险），减少放电次数。

此外，CARTO还可以以二维和三维的形式显示激动波传导的走向，使确定峡部的双向阻滞更加明确，从而可提高成功率，大大降低复发率。房颤时环肺静脉左房线性消融，环肺静脉左房线性电隔离。

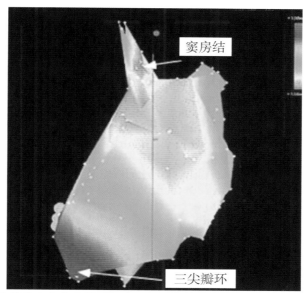

最早发生在窦房结（红色），然后激动沿心房向下运行，
最后到达三尖瓣环及冠状窦开口处（深蓝或紫色）

图4-8　窦性心律时心激动运行的顺序

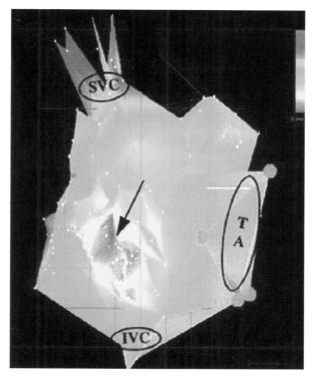

图4-9　房性心动过速的起源病灶（箭头指的红色）

在外科手术后瘢痕所致的折返性房性心动过速（AT）患者，通过标测瘢痕区、识别舒张期电位，用拖带标测识别折返环的关键部位，指导在心房切口瘢痕之间和正常的解

剖障碍（如三尖瓣环或上腔静脉等）之间进行线性消融来打断折返环，可明显提高这一心律失常 RFCA 治疗的成功率。此外，局灶性室性心动过速（VT）患者，标测最早心室激动，有助于缩短手术时间。

近代科技发展发展很快，新的仪器如 Carto Merge，Ensite Navx，Ensite Electro Array 等必将改善工作效率。

冠状动脉腔内成形术（PTCA）

PTCA 是英文 percutaneous transluminal coronary angioplasty 的缩写，中文称为经皮经腔动脉成形术。这是一种有创的，但非外科手术的用于治疗狭窄的冠状动脉病变的方式。医生通过穿刺股动脉（有时用桡动脉）放入鞘管导管以使导管能够进入主动脉，然后探寻左或右冠状动脉口插入，然后经过这个鞘管放入能够达到冠状动脉的导管，一根细小的导管再通过这个导管达到冠状动脉狭窄的部位，注射碘造影剂进行冠脉摄影。这样能较明确地揭示冠状动脉的解剖畸形及其阻塞性病变的位置、程度与范围。为了扩张狭窄的动脉，可以用带有球囊的导管，通过对球囊的充盈挤压斑块，增大血管的内径，达到扩张冠状动脉狭窄部位。需要时可安放一支架，以期达到保持局部不再狭窄的目的，这项技术在选择适当的病例获得良好的结果。

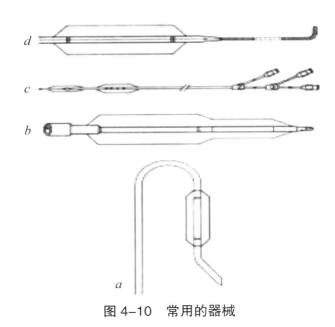

图 4-10　常用的器械

（1）过去常常经股动脉，但近年来，很多医生愿经肱动脉插管。局部麻醉后穿刺动脉，然后插入一鞘管以保持动脉通畅并控制出血。

（2）经鞘管插入一长的、柔韧的长管，即引导管，并推送之，直到要扩张的冠状动脉口。注意调整好引导管与动脉的方向以利于照相，显示病变部位，经此引导管可注入碘显影剂，了解狭窄部位。

（3）要判断动脉狭窄的部位及程度，选择球囊导管，并注入肝素以保持血液畅通。

（4）现在可将带有 X 线可显示头的引导管可送到动脉狭窄的部位了。这时可将球囊导管从引导管插入，慢慢推送，直到要扩张的狭窄部位之中。

（5）随后看到引导管起到指示动脉狭窄部位的作用，这时将带有球囊的导管从引导管插入，慢慢推送直到球囊到达狭窄部分之内。

（6）开始为球囊打气，打气的压力从低开始，从202.7kPa开始，如未扩大则提高压力重复打气，直到动脉扩张为止。一般用到506.6~1013.3kPa总会成功，使动脉扩张。

（7）如果需要安放一支架时，可将一支架安在球囊上，当球囊扩张时，支架的有裂隙灯壁涨开，放走球囊的气，拔出球囊导管，支架会留在原位，即扩张了的动脉。

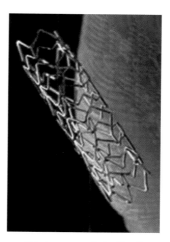

图4-11　支架外形

球囊扩张术的成功率（余留狭窄<50%）可达95%。

可能发生的并发症是使动脉形成夹层，导致动脉急性闭塞及血栓形成，在这类情况时必须外科介入。所以很多医院在行扩张术时要通知外科以备万一需要。

图4-12示PTCA的顺序。

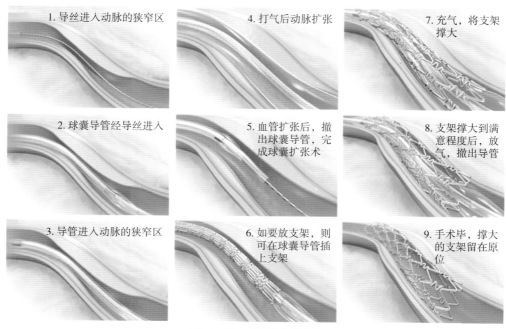

1. 导丝进入动脉的狭窄区

2. 球囊导管经导丝进入

3. 导管进入动脉的狭窄区

4. 打气后动脉扩张

5. 血管扩张后，撤出球囊导管，完成球囊扩张术

6. 如要放支架，则可在球囊导管插上支架

7. 充气，将支架撑大

8. 支架撑大到满意程度后，放气，撤出导管

9. 手术毕，撑大的支架留在原位

图4-12　PTCA顺序

图 4-13 示一患者在 PTCA 前后的左冠脉前降支的变化。

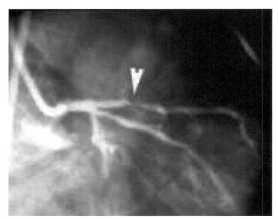

图 4-13 *a* 术前左前降支 80% 狭窄（箭头处）

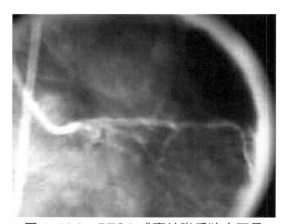

图 4-13 *b* PTCA 球囊扩张后狭窄不见

电转复心律术

通过心脏放出电流，消除一些心律失常，使心脏恢复正常的窦性心律称为电转复术，多年来心律转复都是用药物进行的，有一定效果，药物可抑制异位心律的作用，但也抑制正常的窦房结的作用，而且这些药物多有负性肌力作用，所以药物复律有其一定限度，半个世纪以来兴起的直流电转复心律失常补充了药物转复的缺点。

心脏电复律分类

心脏电复律有同步与非同步两类。

（1）同步电复律：同步触发装置能利用病人心电图中 R 波来触发放电，使电流仅在心动周期的绝对不应期中发放，避免诱发心室颤动，可用于转复心室颤动以外的各类异位性快速心律失常，称为同步电复律。

（2）非同步电复律：不用同步触发装置则可在任何时间放电，用于转复心室颤动，称为非同步电复律。仅用于心室颤动，此时病人神志多已丧失。立即将电极板涂布导电糊或垫以生理盐水浸湿的纱布分置于胸骨右缘第 2~3 肋间和左背或胸前部心尖区，按充电揿钮充电到功率达 300J 左右，将电极板导线接在电复律器的输出端，按非同步放电撤钮放电，此时病人身躯和四肢抽动一下，通过心电示波器观察病人的心律是否转为窦性。

心脏电复律适应证

非同步电复律：心室颤动和心室扑动为非同步电复律的绝对适应证。复律能量为 300J，如果不成功可以重复电击。

同步心脏电复律

（1）心房颤动：最常见的适应证。①心室率快，药物治疗无效者；②房颤病程在 1 年以内者；③二尖瓣病变手术治疗 6 周以上；④甲亢已经控制者；⑤预激综合征合并房颤者；⑥心衰系由快速房颤所致且药物无效者。

（2）阵发性室上性心动过速：药物治疗无效或伴明显血流动力学障碍者；或伴预激综合征药物治疗困难者。复律能量为 100~200J。成功率 75%~80%，不成功可以重复电击 2 次。

（3）心房扑动：持续慢性心房扑动或药物治疗无效者；伴心室率快和血流动力学恶化者。复律能量为 50~100J。成功率 98%~100%。不成功可以重复电击 2 次。

（4）室性心动过速：药物治疗无效，病情严重。如心肌梗死、心力衰竭、阿斯综合征等需要紧复律者。复律能量为 100~200J。成功率 90%~97%。不成功可以重复电击 2 次。

禁忌证

绝对禁忌证

（1）洋地黄中毒引起的心律失常。
（2）室上性心律失常伴完全性房室传导阻滞。
（3）病窦综合征伴有快速室上性心律失常。
（4）复律后奎尼丁或胺碘酮不能维持或不能耐受者。
（5）频繁发作的阵发性心动过速。
（6）近期有动脉栓塞或经超声心动图证实心房内血栓而未经抗凝治疗者。

相对禁忌证

（1）拟近期行心脏瓣膜手术者。
（2）未经控制的甲亢伴房颤者。
（3）风湿活动或急性心肌炎伴室上性快速心动过速者。
（4）心脏明显扩大伴室上性快速心动过速者。

术前准备

非同步电复律：室颤和室扑抢救应强调时间就是生命。无须特殊准备，关掉氧气，立即进行电除颤。

同步电复律：术前准备包括谈话、纠正影响复律效果的因素、做好复苏药物及设备的准备等。房颤者应注意准备：①做心脏超声检查确定有无心房血栓。房颤 3 个月以上者应常规给予华法林 2~3mg/d，用 3 周。②伴心衰者应控制心率达到 70~80 次 /min。③复律前用奎尼丁或胺碘酮口服。

操作步骤

非同步电复律

（1）将病人置于硬板床，勿与周围金属物接触，非操作人员远离床边。快速接上心电图肢体导联，确认室颤或室扑。

（2）打开除颤器电源开关，选择"非同步"按钮。

（3）除颤电极板涂上导电糊。

（4）选定复律功率 300J，按下"充电"钮。

（5）将除颤电极板置于胸骨偏右及心尖部，按紧以减少阻抗。

（6）同时按压 2 个除颤电极板上放电按钮，放电后松开按钮及除颤电极板。

（7）观察示波器确定复律是否成功，并记录心电图。如未成功，可重复电击。

（8）复律完毕，将除颤电极板擦试备用。

同步电复律

（1）将病人置于硬板床，勿与周围金属物接触，非操作人员远离床边。

（2）建立有效静脉通道，以备抢救使用。

（3）记录 12 导联心电图以便与复律后对比。

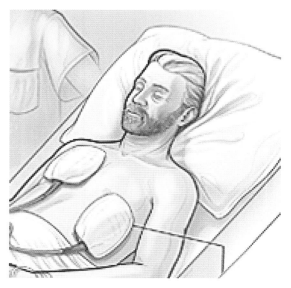

一个在胸右上部，另一在胸左下部，相当心尖区

图 4-14　在患者胸部放好电极板

（4）打开除颤仪电源开关，测试同步功能。选择 R 波高大的导联，按下"同步"按钮，放电同步信号应在 R 波降支上 1/3 处，按压放电按钮，放电后同步信号消失。检测同步

74

功能正常后，再次将除颤仪调至"同步"状态。

（5）缓慢注射安定 15~30mg，嘱患者出声数"1，2，3……"直至患者入睡，睫毛反射消失。

（6）确定复律功能及再次确认同步状态。按下"充电"按钮充电。

其余操作步骤同非同步电复律。

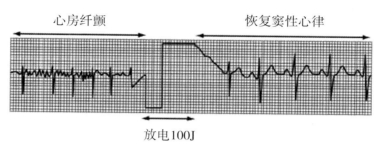

图 4-15　一例心房纤颤转复

术后处理

（1）非同步电复律：术后处理同心、肺、脑复苏。

（2）同步电复律：

①监护心电及血压 24h 以上。

②如发生室性心动过速复律成功后，用利多卡因或胺碘酮静滴维持 24h 以上，之后酌情用胺碘酮口服 1~2 周。

③室上性阵发性心动过速复律成功后可用 β– 受体阻滞剂消除期前收缩。

④心房扑动复律成功后：可口服胺碘酮 2~4 周。

⑤房颤：成功后可用胺碘酮维持 3 月至 1 年。应同时服华法林 4 周以上。

五、高血压病

高血压病指以体循环收缩压和（或）舒张压持续升高为主要临床表现，伴或不伴有多种心血管危险因素的综合征，通常简称为高血压，分为原发性高血压（95%）和继发性高血压（<5%），见于一些肾脏疾病（肾动脉狭窄、多囊肾、慢性肾小球肾炎等），内分泌疾病（库欣综合征、Conn 氏综合征、巨人症、一些代谢病等）。

本文所叙述的高血压病也称为原发性高血压，本文将不断使用这两个名称。

本病是多种心、脑血管疾病的重要病因和危险因素，影响重要脏器，如心、脑、肾的结构与功能，最终导致这些器官的功能衰竭，迄今仍是心血管疾病死亡的主要原因之一。高血压患者逐渐增加，我国成人可能近数千万。治疗高血压可显著改善病人预后，降低并发症，减少病人、家庭及社会的负担，但目前知晓率、治愈率和控制率很低。

患病率

我国 2002 年人群抽样调查显示高血压病患病率为 18.88%，每年将新增加约 320 万高血压患者，随之脑血管病、冠心病等与其相关死亡率也逐年增加，85% 至 90% 的高血压是原发性的，5% 至 10% 的高血压是继发于肾实质性疾病，仅 1% 或 2% 的病例是由于一个潜在的可能治愈的情况引起的，单纯收缩期高血压（ISH−）收缩压 ≥ 18.67kPa（140mmHg），舒张压 < 12kPa（90mmHg）的患病率，至少到 80 岁以前，是随年龄而增加的，舒张性高血压和 ISH 者，则在 65 岁以上有 > 50% 的男性和 > 60% 的女性存在高血压，女性的 ISH 患病率大于男性。

病因和病生理学

原发性高血压的病因学还不清楚；其多种多样的血流动力学和病理生理学改变决非由单一病因所致。遗传是一个倾向性因素，但确切的机制还不清楚，环境因素（如饮食中的钠、肥胖、紧张）似乎仅作用在遗传敏感者。

原发性高血压早期并不发生病理学改变，但最终发展为全身的小动脉硬化；尤其以肾脏为明显（肾硬化）和以中层肥厚和透明样变为其特征，肾硬化是原发性高血压的标志，左心室肥厚到最终逐渐发展为左心室扩张。在高血压病人中，冠状动脉、脑动脉、主动脉、肾动脉和周围动脉粥样硬化很常见并且很严重，是因为高血压加速形成粥样硬化，对中风而言，高血压比动脉硬化性心脏病更具有重要的危险因素。

诊断

病史是很重要的。虽然多数高血压患者是无症状的，当有头痛、轻度视力减弱、流鼻血、轻体力活动引起气短等症状，以及最近服用的药物时，要注意血压。

原发性高血压的诊断取决于多次测量收缩压和（或）舒张压，是否高于正常并排除继发病因。

测量血压要病人休息至少5min后测量。如果出现较高水平血压提示为血压的不稳定，也可能是持续性高血压的前奏。例如，办公室或白大衣高血压就是在医生办公室血压呈持续升高而在家里或动态血压监测时却正常。

体格检查的目的有三项：

（1）测出准确的血压，排除引起继发性高血压的病因及了解有无靶器官病损。

在安静的条件下，要分别测两臂的血压，注意臂部及血压表是放在患者心脏的水平。血压表的臂带要够宽。读血压表读数字采用 Korotkoff 标准，从第一次听到音到音消失。

（2）身体检查要注意了解有无与血压有关的疾病，如库欣综合征、甲状腺亢进、卵巢多囊病等。测上下肢脉搏，必要时测下肢血压。

（3）第四心音和心电图上出现 P 增宽，以及切迹的切迹异常的 P 波是高血压心脏病的最早期体征。超声心动图左心室肥厚的证据见于后期。胸部 X 线片多为正常，直到高血压心脏病晚期才呈现扩张。主动脉夹层动脉瘤或漏血动脉瘤可以是高血压的第一个体征并可见于未经治疗的高血压，多尿、夜尿症提示是肾脏浓缩功能减退，蛋白尿、微量血尿、管型尿和氮质潴留是肾小动脉硬化的晚期表现。在心脏检查之外，要做眼底检查。

临床工作中，高血压眼底改变有很多分类方法。目前国际上仍普遍应用 Keith-Wagnar 分级。

第一级：视网膜动脉功能性狭窄或伴有轻度硬化，此种改变主要发生于第二分支及以下的分支。

第二级：视网膜动脉硬化程度比第一级明显，动脉管径狭窄不均，并有动静脉交叉压迹现象。

第三级：除视网膜动脉狭窄与硬化外，尚有视网膜水肿、棉絮状斑、硬性白斑、出血斑等视网膜病变。

第四级：除第三级改变外，并有视乳头水肿。

表 5-1　高血压性视网膜病变分级

Grade	Description	Alternative description	A : V ratio
I	minimal narrowing of the retinal arteries	Non-malignant	50%
II	narrowing of the retinal arteries in conjunction with regions of focal narrowing and arterio-venous nipping	Non-malignant	33%
III	abnormalities seen in Grades I and II, as well as retinal hemorrhages, hard exudation, and cotton-wool spots	Malignant	25%
IV	abnormalities encountered in Grades I through III, as well as swelling of the optic nerve head and macular star	Malignant	<20%

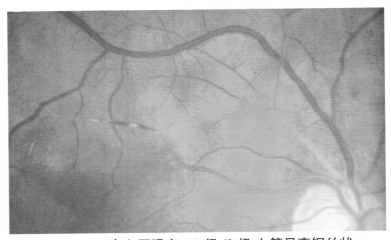

图 5-1 *a*　高血压眼底，1 级 /2 级 血管呈弯铜丝状

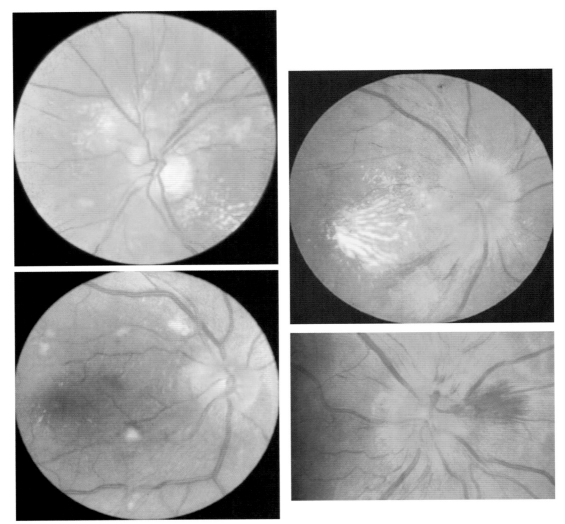

图 5-1 *b*　Ⅲ 级 除血管变化外，有棉絮　　图 5-1 *c*　高血压眼底 Ⅲ / Ⅳ 级，呈现
样点　　　　　　　　　　　　　　　星状渗出及乳头水肿

　　对诊断为高血压病人最基本应进行血常规，尿液分析，血清分析（肌酸、钾、钠、葡萄糖、总胆固醇、高密度和低密度脂蛋白胆固醇）和心电图检查。较严重的高血压和较年轻的

病人应作更大范围的检查。动态血压监测，以及其他必要的检查以排除继发性高血压的可能。

要知一旦高血压诊断成立，面对一个不治疗的年轻高血压病人是处于残疾状态，严重时可导致致命的左心室衰竭、急性心肌梗死、脑出血(梗死)或肾功能衰竭的很大危险中。所以首先要明确诊断，然后检查有无器官受损。

高血压的分级

高血压的分级依据我们国家最新的高血压指南，根据血压水平的定义和分类，正常血压是指收缩压小于 16kPa（120mmHg），舒张压小于 10.67kPa（80mmHg）；正常高值是收缩压在 16~18.53kPa（120~139mmHg），舒张压是在 10.67~11.87kPa（80~89mmHg）；高血压是指收缩压大于、等于 18.67kPa（140mmHg），舒张压大于、等于 12kPa（90mmHg）。

1 级高血压就是收缩压在 18.67~21.2kPa（140~159mmHg），舒张压在 12~13.2kPa（90~99mmHg）。

2 级高血压是指收缩压在 21.33~23.86kPa（160~179mmHg），舒张压是在 13.33~14.53kPa（100~109mmHg）。

3 级高血压是收缩压大于、等于 24kPa（180mmHg），舒张压大于、等于 14.67kPa（110mmHg）。

全身检查

除了要做 24h 血压监控外，还要了解有无各器官受到损害，以及高血压是否来自一原发疾病。需要检查：血电解质、内生肌酐清除率（Ccr）、空腹血糖、血钙、胆固醇、电解质等，必要时测甲状腺功能、尿常规、肾功能。

治疗

原发性高血压不能根治，但治疗可改变其病程，有不少人并不知道他们自身患有高血压。

生活习惯改变

注意休息,延长假期,减轻体重和限制钠盐摄入等与抗高血压药物配合使治疗更有效。无并发症的高血压病人只要他们的血压被控制则不需要限制活动，饮食控制能有助于控制糖尿病、肥胖和血脂异常。在轻度的高血压，如将体重减至理想水平，限制钠摄入每天＜2g 以及戒烟、酒，则可不必使用药物治疗，应鼓励稳健的运动。

抗高血压药物治疗目标

大多医生同意在病人的平均收缩压为 18.67~21.2kPa（140~159mmHg）和（或）舒

张压为 12~13.2kPa（90~99mmHg）时，如生活习惯改变后不能使血压正常，应接受抗高血压药物治疗。对 1 级高血压病人药物治疗的好处尚不明确，也无资料说明抗高血压治疗对临界高血压的效果。当出现靶器官损害或其他危险因素时，或当收缩压 ≥ 21.33kPa（160mmHg）和（或）舒张压 ≥ 13.33kPa（100mmHg）时，不必等待去改变生活习惯所产生的不明确结果而拖延药物治疗。心力衰竭、有症状的冠状动脉粥样硬化、脑血管疾病和肾功能衰竭，需要紧急和果断的抗高血压治疗。

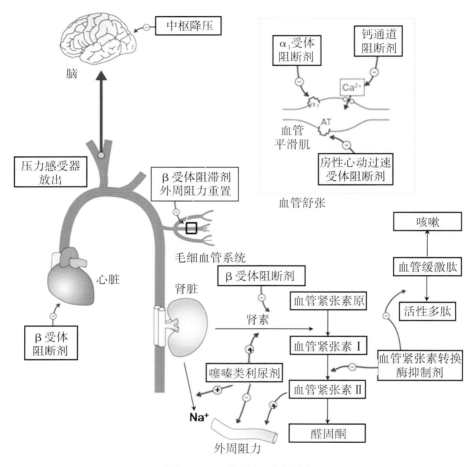

图 5-2　药物治疗机制

在老年人试验中表明抗高血压治疗明显有益于收缩性高血压，收缩压 ≥ 21.33kPa（160mmHg）和舒张压 < 12kPa（90mmHg）的 ≥ 60 岁病人中，氯噻酮（如必要加用阿替洛尔）可降低脑卒中发生率（36%）和其他主要的心血管并发症。在中老年和年迈二者中也均有好处，治疗目标是降低收缩压至 < 21.33kPa（160mmHg）以及对那些治疗前收缩压达 21.33~23.86kPa（160~179mmHg）病人至少要降低 2.67kPa（20mmHg）。

除了大于 65 岁的病人外，治疗目标应使血压降低 < 18/10.67kPa（135/80mmHg）或接近这个能耐受的水平。回顾性研究表明，如舒张压降低至 < 11.33kPa（85mmHg）但冠心病死亡率却增加，尤其对原先已有动脉粥样硬化性心脏病临床依据的病人（称为 J 曲线）更甚。然而，其他一些研究未证实这一点，大多的报道即使观察到舒张性血压有 J 曲线，但未发现收缩性血压有 J 曲线。一般认为，让病人在家里测量血压是有利的，先决条件

为病人或家庭成员曾受过系统指导从而进行密切监测并需定期认真校准血压计。

药物治疗

我国的高血压指南，常用的高血压药物种类有五大类。

第一类利尿剂，适用于有心力衰竭的病人，高血压引起的心力衰竭，还有一种是可以用于老年高血压单纯收缩性高血压，收缩压高，舒张压不高，即常称为单纯收缩性高血压。利尿剂这一大类使用需要注意，如果有痛风的病人要慎用，还有利尿剂里面有抗醛固酮药，对肾功能衰竭的病人要注意血钾的问题，高血钾的病人是不能用的。

第二类是 β 受体阻滞剂，适用于有快速心律失常的病人，心肌梗死后有心力衰竭的病人可以用。如果病人有传导阻滞、慢性阻塞性肺心病者是不能用的。

第三类钙拮抗剂，主要用于老年高血压，周围血管病变的单纯收缩性高血压，有心绞痛的病人或冠状动脉痉挛者。

第四类是血管紧张素转化酶抑制剂，这一类药用于心梗后心力衰竭的病人也是可以的。这类病人用的时候也要注意有没有高血钾的问题，高血钾要慎用。血管紧张素转化酶抑制剂（ACEI）还有血管紧张素受体拮抗剂（ARB），一般用于糖尿病、肾病、有蛋白尿的、左室肥厚的。ACEI 导致的咳嗽——吃了这一类药之后一部分病人可能会咳嗽，如果咳嗽就要换成血管紧张受体拮抗剂。如是双侧肾动脉狭窄的病人是不能用的。

第五类是血管紧张素 Ⅱ 受体拮抗剂（ARB）。

α 受体阻滞剂目前是可以用的，老年有前列腺增生、高血脂的都可以用，要注意直立性低血压。

用药原则

（1）采用较小的有效剂量以获得可能的疗效而使不良反应最小，如效果不满意，可逐步增加剂量以获得最佳疗效。

（2）为了有效地防止靶器官损害，要求每天 24h 内血压稳定于目标范围内，最好使用一天一次给药而有持续 24h 作用的药物。老年人多有危险因素、靶器官损害和心血管病，需要结合考虑选用药物，常需多药联合应用。将收缩压降到 18.67kPa（140mmHg）以下较困难，舒张压降至 9.33kPa（70mmHg）以下可能不利，老年人高血压的收缩压目标为小于 20kPa（150mmHg）。

（3）为使降压效果增大而不增加不良反应，可以采用两种或多种降压药联合治疗，2 级以上高血压为达到目标血压常需降压药联合治疗。注意原有的和药物治疗后出现直立性低血压。有冠心病的患者：首选 β- 受体阻滞剂或者 ACEI 或者长作用钙拮抗剂，急性冠脉综合征时选用 β- 受体阻滞剂和 ACEI；心梗后病人用 ACEI、β- 受体阻滞剂和醛固酮拮抗剂。心力衰竭：较轻可以用 ACEI 和 β- 受体阻滞剂，病情较重的可以将 ACEI、β- 受体阻滞剂、ARB 和醛固酮受体拮抗剂与祥利尿剂合用。

（4）糖尿病、高血压：为了避免肾和心血管的损害，要求把血压降到 17.33/10.67kPa（130/80mmHg）以下，常需要联合用药。联合用药有两种方式：采取各药的按需剂量配比处方，其优点是可以根据临床需要调整品种和剂量，或采用固定配比复方，其优点是方便，有利于提高患者的依从性。首选 ACEI 或者 ARB，必要时选择钙拮抗剂、噻嗪类利尿剂、β–受体阻滞剂。ACEI 对于 1 型糖尿病防止肾损害有益。慢性肾病者可考虑 ACEI、ARB 防止肾病进展，重症病人需要联合用药袢利尿剂。

初期药物治疗应选用利尿药或 β–阻滞剂，除非对这些药物有禁忌而对其他种类药物有适应证。如这些药物无效果，改用其他合适类型药物作为最初治疗的包括钙阻滞剂、ACE 抑制剂、血管紧张素 Ⅱ 受体阻滞剂、α₁–肾上腺素能阻滞剂和 α – β–阻滞剂。然而，在前瞻性随机试验中，除尼群地平（一种二氢吡啶类的钙阻滞剂），没有一种能降低心血管发病率和死亡率，而利尿药或 β–阻滞剂，作为最初治疗已表明对减少心血管和脑血管发病率和死亡率都有益处。单纯收缩性高血压的老年病人中尼群地平明显地降低致命和非致命的脑卒中，但不降低冠心病事件。

初期药物的选择应参考病人年龄和种族以及考虑到某些药物的禁忌证情况或存在合并的疾病（如哮喘和 β–阻滞剂），以及对某些药物的特殊适应证（如心绞痛和 β–阻滞剂或钙阻滞剂）。在国外单一药物治疗男性高血压试验中，黑人患者对钙阻滞剂反应最佳（地尔硫卓）。氢氯噻嗪在年龄大于 60 岁的白人或黑人男性中其效果优于年轻病人，β–阻滞剂阿替洛尔在白人中效果优于黑人，且与年龄无关。种族和年龄仅作参考，因为存在许多的例外。

如初期药物无效果或引起难以耐受的不良作用，应以另一种作为替代（连续单一治疗）。反之，如先前药物仅呈部分有效但耐受良好，则增加剂量或加用第二种不同类型的药物。初期治疗不推荐使用中枢作用的交感神经抑制药物，因为它们有较大的不良作用。然而，它们是有效的，可以小剂量结合一大群其他药物应用，一种直接的血管扩张剂（肼苯达嗪或米诺地尔）可与利尿药合用以预防液体潴留，与 β–阻滞剂合用以防止反射性心动过速。

除了严重的高血压外一般在治疗开始采用单一药物。无论如何，利尿药和 β–阻滞剂或 ACE 抑制剂能合用，虽每种药物其成分均不到治疗剂量而合在一起则有抗高血压作用而且不良作用很小。在美国 1 或 2 级高血压是合用两种药物作为初期治疗，对严重或持续性高血压有必要合用三或四种药物。

所有噻嗪类衍生物和其同一种类的药物在等同剂量时有相同效果。美托拉宗（metolazoine）、吲达帕胺、袢利尿药呋塞米、布美他尼（bumetanide）、依他尼酸（ethacrynicacid）和托拉塞米（torasemide）虽作用不比噻嗪类强，但适合用于慢性肾功能衰竭病人。利尿药的抗高血压作用，似乎是由于适度降低血浆容量和可能通过细胞内钠流向细胞外液，使血管反应性降低所致。

对于已使用洋地黄并还使用排钾利尿药的病人，有心脏病史，有异常心电图，有异位心律或心律失常，或在应用利尿药时发生异位心律或心律失常的病人，建议补钾或应用保钾利尿药。远曲小管保钾利尿药（螺内酯、氨苯蝶啶、阿米洛利）不引起低钾血症、高尿酸血症或高糖血症，但在控制高血压方面不如噻嗪类那样有效。为了治疗或预防低钾血症并取代补钾，在噻嗪类治疗中加用螺内酯 25~100mg/d，氨苯蝶啶 50~150mg/d 或阿米洛利 5~10mg/d。

利尿药的不良反应是性功能障碍，比其他初期治疗药物为多见。利尿药的代谢不良作用（低钾血症、低镁血症、高尿酸血症、高钙血症、高脂血症）是与剂量相关，如处理适当，一般不妨碍利尿药应用。螺内酯能引起乳房触痛，男性选择保钾利尿药宜用阿米洛利或氨苯蝶啶。

偶尔利尿药在敏感病人中触发临床Ⅱ型糖尿病或使原有的Ⅱ型糖尿病加重。大多糖尿病病人能耐受小剂量噻嗪类利尿药，尽管其能加重高胰岛素血症但在糖尿病控制方面极少或无影响，运动和减肥将改善但不会消除这些不良作用。

噻嗪类以及相关利尿药能增加血清胆固醇（主要为低密度脂蛋白部分）和三酰甘油浓度，尽管有许多大于1年的长期研究没有发现这种不良作用。因此，浓度增加似乎仅见于敏感病人中，以治疗四周内明显，经低脂肪饮食可缓解。血清胆固醇或三酰甘油浓度升高对使用利尿药治疗高血压不是主要的禁忌证，因为脂质的反应可能在正常浓度病人中比高脂血症病人中多见。

少数病例使用利尿药产生高尿酸血症导致临床痛风的解释可能是遗传倾向，高血压检测随访方案在3693个高危者中5年内仅有15例痛风。利尿药产生高尿酸血症而无痛风时没有抗尿酸治疗的适应证，也无继续使用利尿药的禁忌证。对于初期治疗，利尿药要比改用其他药物便宜得多。

所有的β-阻滞剂在抗高血压效果方面是相同的。如病人合并糖尿病、慢性闭塞性周围动脉疾病或慢性阻塞性肺部疾病（COPD），应首选心脏选择性β-阻滞剂（醋丁洛尔、阿替洛尔、倍他洛尔、比索洛尔、美托洛尔）。无论如何，心脏选择性也只是相对的，当β-阻滞剂剂量增大时选择性减弱。以至在出现严重哮喘或COPD伴明显支气管痉挛症状时心脏选择性β-阻滞剂是禁忌的。在没有这些适应证下使用心脏选择性β-阻滞剂，并不比非选择性β-阻滞剂优越。

内源性拟交感活性的β-阻滞剂（ISA-如醋丁洛尔、卡替洛尔、喷布洛尔、吲哚洛尔）对血清脂质无不良影响；与非ISA β-阻滞剂对比也很少引起严重的心动过缓。然而，无症状的窦性心动过缓，即使每分钟心率在40次，也往往是无害的。

无ISA和无α阻滞性质的β-阻滞剂对已有心肌梗死病人存在心脏保护作用，因此这些药物对这样的高血压病人有适应证。

β-阻滞剂的不良反应包括中枢神经系统（CNS）症状，不良作用的高发生率（睡眠紊乱、乏力、嗜睡）和禁忌证（大于Ⅰ度的心脏传导阻滞、哮喘、病态窦房结综合征、心力衰竭）。与利尿药相似，β-阻滞剂能引起男性性功能障碍和代谢性的不良作用，包括糖耐量减退、高密度脂蛋白胆固醇抑制，血清总胆固醇和三酰甘油浓度增高。

相同于ISA β-阻滞剂，α-β-阻滞剂拉贝洛尔与非ISA β-阻滞剂一样不减低静息时脉率，并且对血清脂质似乎也无不良作用。

钙阻滞剂是强烈的周围血管扩张剂，它通过减少TPR降低血压。二苯烷基胺衍生物维拉帕米和苯并噻二嗪衍生物地尔硫卓降低心率，减慢房室传导，对心肌收缩有负性肌力作用，相似于β-阻滞剂。其结果，它们不应用于大于Ⅰ度的心脏传导阻滞或左心室衰竭。总而言之，β-阻滞剂和维拉帕米或地尔硫卓不宜用于左室功能不全病人。

双氢吡啶类衍生物（氨氯地平、非洛地平、伊拉地平、尼卡地平、硝苯地平、尼索地平）比非双氢吡啶类的负性肌力作用要少，但有时可引起反射性心动过速。这些药物比非双氢吡啶具有更强的周围血管扩张作用，因此将更为有效。但是，在长期抗高血压治疗中，它们似乎并不比非双氢吡啶类钙阻滞剂更有效。

对短效的硝苯地平曾进行了非随机病例对照和追随研究，其比其他类型药物增加了心肌梗死发病率，为此不应用于治疗高血压（对其无适应证的）。短效的地尔硫卓用于治疗高血压也无适应证。应选用长效钙阻滞剂。

对伴有心绞痛同时又有支气管痉挛疾病或雷诺病的高血压病人，则优先应用钙阻滞剂而不是 β- 阻滞剂。

钙阻滞剂无代谢不良作用，但它们比 ACE 抑制剂费用要大。

ACE 抑制剂通过干扰由血管紧张素 I 形成血管紧张素 II 以及抑制缓激肽的降解得以扩张血管降低血压，从而降低周围血管阻力并且不促发反射性心动过速。在许多高血压病人中它们能够降低血压而并不取决于血浆肾素活性。

ACE 抑制剂治疗高血压的优点之一是不良作用低。刺激性干咳是最常见的不良作用，ACE 抑制剂对血清脂质、血浆葡萄糖或尿酸无不良作用。它们有增加血清钾倾向，尤其在慢性肾功能衰竭病人或服用保钾利尿药，补钾或 NSAID。这些药物在男性中极少会引起性功能障碍。血管性水肿是 ACE 抑制剂的少见不良作用，但如影响口咽区域将有生命危险。

ACE 抑制剂能减少糖尿病肾病病人的蛋白尿和通过选择性扩张出球（肾小球后）小动脉减慢肾小球硬化，由此降低小球毛细血管压而不影响血流。它们在由于 I 型糖尿病引起的肾病病人中减缓肾功能的降低。如 ACE 抑制剂用于慢性肾脏病病人，尤其当出现氮质血症时，应经常监测血清肌酐和钾水平。ACE 抑制剂在有严重两侧肾动脉狭窄或单肾肾动脉狭窄病人中可引起急性肾功能衰竭，推测是在这种情况下，通过血管紧张素 II 介导的入球小动脉收缩从而维持 GFR，而使用 ACE 抑制剂则可消除。鉴于同样原因，它们在低容量和严重心力衰竭病人中引起急性肾功能衰竭。不过，ACE 抑制剂对左心室功能不全和射血分数 < 40% 病人能减少死亡率和再入院率。

利尿剂持续增强 ACE 抑制剂的抗高血压作用，如同它们对其他类型的抗高血压药物一样。

血管紧张素 II 受体阻滞剂阻断了血管紧张素 II 受体，从而干扰了肾素 - 血管紧张素系统，可能比 ACE 抑制剂更完全。它们不阻断缓激肽的降解，也许能解释为什么它们不引起刺激性干咳。由于一定程度上缓激肽参与了 ACE 抑制剂的降血压作用，因此血管紧张素 II 受体阻滞剂降低血压的效果稍差。然而，在一定程度上 ACE 抑制剂不阻断组织的 ACE，而血管紧张素 II 受体阻滞剂可更有效地降低血压。研究表明作为抗高血压药物它们有相同作用。血管紧张素 II 受体阻滞剂似乎无明显不良作用，涉及到的血管性水肿也少于 ACE 抑制剂，但这种不良作用在二者中均十分少见。推测，血管紧张素 II 受体阻滞剂具有类似于 ACE 抑制剂应用于左心室衰竭和 I 型糖尿病肾病的益处，但尚未有权威性的对照试验报道。在非肾性高血压、低容量血症和严重心力衰竭病人中 ACE 抑制剂的使用警告也适用于血管紧张素 II 受体抑制剂。

肾上腺素能抑制剂包括 α_2 激活剂，具有中枢作用，比其他药物更容易发生头昏、嗜睡，有时会忧郁。甲基多巴、可乐定、胍那苄、胍法辛通过刺激在脑干突触前 α_2- 肾上腺素能受体减少交感神经活性。可乐定宜于以 2.5~5mg 或 7.5mg 贴膜每周一次经皮肤给药，其每天分别释放 0.1、0.2 或 0.3mg。这种独特的剂量形式似乎与口服途径同样有效而且不良作用甚少。然而，约 20% 的病人在使用部位发生皮肤反应，以至于停止应用这种方式。

哌唑嗪、特拉唑嗪和多沙唑嗪是周围突触后 α_1- 肾上腺素阻滞剂，其作用于静脉和小动脉。它们都能缓解前列腺良性增生的症状以及是具有轻度降低血清胆固醇的作用，尤其是低密度脂蛋白组分的唯一一组抗高血压药物。

表 5-1　降压药的降压机制及选择

类　别	作用机制	适用范围	药物举例（商品名）
利尿剂	通过排钠利尿，减少体内循环中钠和水的含量，使血容量下降而降低血压	常用于治疗轻、中度高血压，特别适用于老年人、合并心力衰竭的高血压病患者	氢氯噻嗪、吲达帕胺
β-受体阻滞剂	阻滞 β-受体，减弱心肌收缩力，减少心输出量，降低心肌耗氧量，抑制肾素的分泌，达到减慢心率和降低血压的目的，从而明显减少脑卒中和冠心病的危险	应用于治疗冠心病、心绞痛，防止心肌梗死的复发和意外突然死亡、快速心律失常、充血性心力衰竭和妊娠高血压	普萘洛尔，阿替洛尔、美托洛尔、比索洛尔、卡维地洛
钙拮抗剂（CCB）	抑制钙离子通过心肌与血管平滑肌细胞膜，使平滑肌松弛，周围阻力降低，具有降压、抗心绞痛作用	尤其适用于老年高血压、收缩期高血压、合并高脂血症、肥胖或是电解质紊乱的高血压，合并心、脑、肾血管并发症的高血压与妊娠有关的高血压等。在我国应用十分广泛	长效钙拮抗剂氨氯地平（络活喜）、钙拮抗剂控释硝苯地平（拜新同）、拉西地平和缓释非洛地平（波依定）
血管紧张素转换酶抑制剂（ACEI）	肾脏分泌的肾素经血液循环进入肝脏，在肝脏肾素将血管紧张素原转化为血管紧张素 I，再经血管紧张素转换酶转化为血管紧张，血管紧张素可以增加水钠潴留、导致血管收缩使血压升高。ACEI通过抑制血管紧张素转换酶，减少血管紧张素 II 的生成而降低血压	对轻、中、重度高血压、老年性高血压、充血性心力衰竭、左室功能不全、非糖尿病肾病、1 型糖尿病肾病以及蛋白尿均适用	卡托普利（开博通）、依那普利（悦宁定）、贝那普利（洛丁新）、福辛普利（蒙诺）、赖诺普利（捷赐瑞）、喹那普利
血管紧张素 II 受体拮抗剂（ARB）	作用机制和特点与 ACEI 相似	轻、中度高血压病，II 型糖尿病肾病，蛋白尿，糖尿病微量白蛋白尿，左室肥厚，ACEI 所致的咳嗽	氯沙坦（科素亚）、缬沙坦（代文）、替米沙坦（安博维）
α-受体阻滞剂	通过选择性作用于突触 α_1-受体，使阻力血管和容量血管都扩张，从而使动脉血压下降	适用于有糖或脂代谢异常、前列腺肥大的患者	

胍乙啶和胍那决尔在神经效应连接处阻断交感传递，相同于利舍平，减少去甲肾上腺素的组织贮存。胍乙啶作用强烈但难以滴定，以至于被先进新药大量替代而停用。胍那决尔是一种比胍乙啶要短效的药并且很少有不良作用。利舍平减少血清素和脑的去甲肾上腺素，也减少周围交感神经末梢的去甲肾上腺素。除 α_1- 受体阻滞剂外，这些肾上腺素能阻滞剂由于能引起不明显的液体潴留，造成假耐受，比前面介绍的一线药物有更多的不良作用，所以不推荐常规用于初期治疗。然而，α_2- 激活剂和利舍平是良好的二线药物，尤其当使用利尿药时。

直接血管扩张剂（不取决于自主神经系统）的机制不同于钙阻滞剂和 ACE 抑制剂。米诺地尔比肼苯达嗪更强烈，不良作用较多，包括钠和水潴留及多毛症，后者妇女难接受，可保留用于严重、持续性高血压治疗。肼苯达嗪由于其抗高血压作用大于其他血管扩张剂故长期作为第三线主要药物。如剂量 < 300mg/d，很少发生狼疮综合征。

血管扩张性的前列腺素和增强内皮细胞一氧化氮产生的化合物，可降低内皮细胞释放内皮素或阻断内皮素受体，在治疗高血压方面提供新的可能。

高血压危象

高血压危象（accelerated hypertension）是指由于某种诱因促使血压急剧上升。舒张压 > 17.33kPa（130mmHg），眼底视网膜病变，除小动脉收缩和硬化外，还有视网膜出血及渗出，眼底分级属Ⅲ。急进型高血压进一步恶化或由高血压病急剧发展，舒张压 ≥ 18.67kPa（140mmHg），眼底出现视盘水肿，K-W 眼底分级属 IV 级，可有肾严重的功能损害称为恶性高血压。

原发性和继发性高血压都可进展为急进型及恶性高血压，对老年人急进型及恶性高血压，在病因方面还要注意到肾动脉近端动脉粥样硬化所致的肾动脉狭窄可引起肾血管性高血压。肾动脉狭窄导致肾萎缩，二维超声波可以证实，必要时可进行肾动脉造影做经皮肾动脉成形术或血管重建术。

鉴别诊断

以下疾病：急性左心室衰竭、尿毒症脑血管意外、蛛网膜下隙出血脑瘤、头损伤、红斑狼疮伴癫痫发作、脑炎、急性焦虑症伴有过度通气综合征。在确诊急进型及恶性高血压前必须将上述引起血压增高的疾病一一除外。

实验室检查

发作时尿中出现少量蛋白和红细胞，血尿素氮、肌酐、血糖升高。

高血压脑病辅助检查

（1）眼底检查显示出高血压眼底特征，可见视网膜动脉呈弥漫性或局限性强烈的痉挛硬化或有出血、渗出和视盘水肿。

（2）脑电图检查可出现局限性异常或双侧同步锐慢波，有时表现为节律性差。由于脑水肿之故，常有广泛性慢波出现。

（3）脑脊液检查压力明显增高。化验结果多为正常偶见几个红细胞或白细胞，蛋白质含量稍有增加。

治疗

（1）降压对高血压急症的血流动力学影响，高血压急症所引起的症状和机体功能改变均可归因于高血压，对心、脑和肾脏的损害也已证实。有效地控制高血压，能预防或逆转这些损害，这是通过抗高血压作用，改善高血压急症患者血流动力学而实现的。

①降压对脑的作用：有效的抗高血压治疗，可改善大脑功能尤其是对高血压脑病患者表现更为明显，当血压适当的下降时，脑血管扩张，脑血流与代谢得以正常维持。但是血压过度下降可引起脑血流量急剧下降，产生脑缺血临床上易出现明显的头昏，甚至眩晕或昏厥。

②降压对心脏的作用：某些降压药物治疗高血压急症时，特别是并发顽固性心绞痛和心力衰竭患者受益匪浅，研究结果表明降低血压有利于心肌血液供应改善冠状动脉而有好转，血流动力学监测也证实心衰患者－肺动脉压及右心室的血流与心肌代谢需求之间的比率，故使顽固性心绞痛得到控制同时，心力衰竭的症状一般随着血压的下降压力亦明显下降。

③降压对肾脏的作用：当血压急骤下降时肾小球滤过率及肾血流量亦随之下降。由于肾小球滤过率没有增加，故肾脏功能未能得到改善，但临床观察显示，严重高血压伴有肾功能不全时降压并非禁忌，但必须谨慎，降压开始不宜过快，不要求降至正常，并应维持每天尿量在 1L 以上。否则舒张压在 16kPa（120mmHg）以上肾脏会发生进行性的损害。

综上所述我们可以看出急速降压治疗高血压急症，通过血流动力学改善减轻症状可改善患者病情，防止高血压并发症急剧恶化，起到降压的良性作用。

（2）治疗高血压急症的决定因素有的学者提出舒张压＞18.67kPa（140mmHg）是高血压危象的临床特征之一，但是 Sesoko 等人研究结果显示，急进型恶性高血压和原发性高血压患者的收缩压和舒张压绝对值显著性重叠。此说明血压升高程度对形成急进型恶性高血压无疑是重要的因素但亦不是绝对因素。再如，高血压患者并发急性左心衰竭、急性主动脉夹层血肿和颅内血肿时，即使血压只有中度的升高，也严重地威胁患者生命。鉴于上述情况中国外许多学者认为，构成高血压急症的决定因素不是产生高血压的原因，而是血压增高的程度，特别是血压升高的速度和是否存在并发症，这些较血压增高的绝对值更为重要，所以认为治疗高血压急症的关键问题是选用速效的降压药物，将血压控制在安全水平，其目的是防止靶器官发生急性损害。

（3）老年高血压危象治疗的注意事项：治疗老年高血压危象应注意降压的速度和程度，不能片面地追求快速降压，也不必达到完全正常，对患者心、脑和肾的功能状态及其血流灌注很少考虑的观念必须摒弃，应强调降压的个体化。以上几个因素影响了药物的选择给药途径剂量和血压降低的目标。

预后

高血压危象是内科急症之一，其病死率高一年内病死率为 70%~90%。

高血压急诊的药物治疗

高血压危象可分为需要立即降低血压的真正高血压急诊（如高血压脑病、急性左心室衰竭伴肺水肿、子痫、急性主动脉剥离、严重高血压伴有不稳定型心绞痛或急性心肌梗死），往往以非肠道给药，另一种是医生比病人更为关注的急性高血压，急性高血压往往是治疗过度的。

非肠道给药迅速降低血压的适应证为高血压脑病、急性左心室衰竭和其他真正急诊。静脉输入二氮嗪、硝普钠、硝酸甘油、尼卡地平或拉贝洛尔常可达到目的。由于二氮嗪是一种非利尿噻嗪类衍生物可引起液体潴留，故常同时静脉给予呋塞米 40mg 或 80mg。二氮嗪给药经静脉推注 50~100mg（1~15mg/kg，≤ 100mg/ 剂量），每 5~10min 一次直至血压达到理想水平。不良作用包括恶心、呕吐、高糖血症、高尿酸血症、心动过速，低血压仅偶见（一般无休克）。

硝普钠 0.25~10μg/（kg·min）（最大剂量 ≤ 10min，以防氰化物中毒危险）经静脉持续输入以 5%D/W 在高血压危象中能迅速降低血压，但其快速作用和效能都需在 ICU 中持续血压监测。与二氮嗪不同，它产生静脉扩张和小动脉扩张，因此降低了前负荷和后负荷，故尤其适应治疗伴心衰的高血压患者。如血压降低太快不良作用包括恶心、呕吐、激动、肌肉颤搐和皮肤鸡皮疙瘩（鹅皮），长期用药可引起硫氰化物中毒造成急性精神病，尤其在肾功能衰竭病人中。如血清硫氰化物浓度 > 12mg/dL（206μmol/dL）应停用此药。

硝酸甘油同硝普钠相似，放松阻力血管和大容量静脉。与硝普钠比较，其静脉作用大于小动脉。静脉输入硝酸甘油已用于治疗冠状动脉旁路术中及术后的高血压、心衰、急性心肌梗死、不稳定型心绞痛和急性肺水肿。血流动力学研究表明，在处理高血压伴严重冠心病时静脉应用硝酸甘油优于硝普钠，因为其增加冠状动脉血流，而硝普钠对缺血区域有降低血流趋向，可能由于是"偷窃"机制。最常见的不良反应为头痛，见于约 2% 的病人；也有报道心动过速、恶心、呕吐、忧郁、不安、肌肉颤搐和心悸。

拉贝洛尔每 10min 静脉注射 20~40mg 或作为输液，其治疗高血压危象效果相同于硝普钠、二氮嗪或硝酸甘油。应用此方法未见有严重的低血压事件发生，不良作用也很小。由于其 β– 阻滞活性，拉贝洛尔可能不适合用于有急性左心室衰竭或哮喘病人的高血压急诊中。

尽管口服短效的硝苯地平往往快速降低血压，但其有伴发急性心血管和脑血管事件（有时会致命），为此不推荐用于治疗高血压急诊或急性高血压。用于治疗一般高血压也无适应证。

肾性高血压

肾血管疾病引起肾功能不全，因为大、中或小肾血管部分或完全闭塞后血流减少，引起血压增高。

肾动脉闭塞

肾动脉闭塞是影响肾动脉的最常见疾病。经常是因为腔壁血栓（房性心律失常，先前有心肌梗死，细菌性心内膜炎的赘生物）引起的栓塞或动脉粥样栓塞。较少见的原因是脂肪或肿瘤栓塞。肾动脉血栓形成可继发于原有动脉粥样硬化的血管创伤后（外科手术、血管造影、血管成形术）或内膜撕裂或肾动脉瘤破裂。肾动脉的急性分割性损害（闭塞的另一原因）较主动脉少见，但较任何其他外周动脉多。原有动脉硬化疾病或纤维发育不良常易形成自发性或外伤性分割，但血管成形术已成为一个常见原因。

肾动脉主干或它的一个节段快速和完全闭塞超过 2h 常引起梗死。这是膨胀性血块栓子或完全性肾动脉血栓形成的特征性情况。梗死典型的为楔形，从受累血管向外放射。动脉闭塞小于 2h 常导致急性肾衰。动脉粥样化损害后部分闭塞缓慢形成，常位于肾动脉开口处，典型的产生肾萎缩以及慢性肾衰。

症状、体征和实验室检查

肾动脉部分闭塞经常无症状而被忽视。因为节段性梗死或肾缺血不伴梗死，但这种闭塞可导致持续性高血压。当怀疑肾梗死时，肾外栓塞体征（如皮肤损害，局灶神经病的缺陷）应该仔细查找。当完全闭塞时，可发生持续性疼痛性胁痛和局部触痛。可有发热、恶心和呕吐。在一个孤立肾一侧肾动脉或两侧肾动脉完全闭塞会引起完全无尿和急性肾衰。在这种病例，高血压不常见或为暂时性的。

尽管大的栓子或双侧疾病时可能出现白细胞增多和血浆肌酐升高，常规实验室检查常无帮助。肉眼或镜下血尿仅出现于 30% 的病例，可能是因为梗死区域血流减少。血浆乳酸脱氢酶升高（常常是正常值上限的 5 倍多，伴血浆转氨酶轻度或无升高）和尿中乳酸脱氢酶排泄增多时应高度怀疑肾梗死。

诊断

肾动脉闭塞的明确诊断通常靠肾动脉造影，但静脉注射造影剂及 CT 同样敏感和特异。放射性核素肾脏造影中肾血流减少，或在有严重血栓栓塞性疾病一侧可血流缺如。尽管肾脏造影是非侵袭性的，但对手术目的的影像质量不满意。多普勒超声检查法也很敏感和特异，但较耗费时间且高度依赖操作者的专业技能，磁共振的价值不肯定。心房颤动、近期心肌梗死或创伤或过去有栓塞发作的病史；症状和体征；患侧完全缺乏排泄功能和正常的集合系统是肾梗阻的有力证据。因输尿管阻塞而致的排泄受损需要其他检查，如超声检查或排泄性尿路造影。

肾动脉部分闭塞无肾功能明显变化时，很少诊断为血栓栓塞性肾脏疾病，因为其他病因更常见。严重创伤后的急性肾衰的鉴别诊断包括横纹肌溶解、脓毒症和长时间低血压。主动脉瘤或严重动脉粥样硬化的病人中，较急性肾动脉血栓形成更多的是动脉粥样栓塞性肾脏损害，因为这些情况治疗不同，迅速诊断（最有效的是通过肾脏影像）是必要的，以保护尽可能多的肾实质。

治疗

只有当闭塞是不完全的，和如果有效的溶栓于 90~180min 内（正常肾脏的缺血耐受力）开始时，单用抗凝剂或溶栓治疗可改善肾功能。然而，这种快速诊断和治疗很少能达到。应用链激酶或尿激酶局部动脉内注入比静脉注射溶栓在肾组织仍活的低危病人中常有效，尽管治疗可改善肾功能，但很少能回复到发病前的状态。因为肾外栓塞和原有动脉粥样硬化性心脏疾病，早期和晚期死亡率仍很高。外科手术恢复使血管开放伴有较高的死亡率，而肾功能无明显的恢复。然而，特别是在最初的几小时内实施时，手术是创伤性肾动脉血栓形成病人的治疗最佳选择。严重肾衰病人，4~6 周内功能未恢复时可考虑外科换血管手术。这种晚期栓子切除术仅在少数病人中有帮助。抗凝剂预防通常用肝素静注，继而用华法林口服。

妊娠高血压综合征

任何在分娩前或分娩后可能增加母亲、胎儿或新生儿患病或死亡的危险性妊娠，称为高危妊娠。

妊娠高血压综合征为常见的而又严重影响母婴安全的疾病。是孕妇特有的病症，多数发生在妊娠 20 周与产后两周，约占所有孕妇的 5%。妊娠高血压的影响，取决于孕妇出现症状时所处的怀孕阶段以及血压升高的程度。血压越高或越接近怀孕早期出现，出现问题的风险也就越大。以高血压、蛋白尿等症状为主，严重者发生子痫。对母婴危害极大，可造成胎儿生长受限、胎儿窘迫、产后出血、合并心肾疾病等，甚至导致母儿死亡。若没有适当治疗，可能会引起全身性痉挛甚至昏迷。

病因

妊娠高血压的病因目前尚未确定，一般认为与下列因素有关。

（1）子宫胎盘缺血，子宫张力过高：多胎妊娠、羊水过多、初产妇、子宫膨大过度、腹壁紧张等，都会使宫腔压力增大，子宫胎盘血流量减少或减慢，引起缺血缺氧、血管痉挛而致血压升高。也有人认为，胎盘或蜕膜组织缺血缺氧后，可产生一种加压物质，引起血管痉挛，使血压升高。

（2）免疫与遗传：临床上经产妇妊高征较少见。妊高征之女患妊高征者较多。有人认为与有慢性高血压、肾炎、糖尿病、抗磷脂综合征等病史的孕妇隐性基因或隐性免疫反应基因有关。

（3）前列腺素缺乏：前列腺素类物质能使血管扩张，一般体内加压物质和降压物质处于平衡状态，使血压维持在一定水平。血管扩张物质前列腺素减少了，血管壁对加压物质的反应性增高，于是血压升高。

（4）精神过分紧张或受刺激致使中枢神经系统功能紊乱时。

（5）寒冷季节或气温变化过大，特别是气压高时。

（6）初产妇年龄 <18 岁或 >40 岁。

（7）营养不良，如低蛋白血症者。

（8）体型矮胖即体重指数 [体重（kg）/ 身高（cm）^{2} × 100]>0.24。

症状

妊高征临床表现主要有高血压、蛋白尿、水肿等临床三大症状。

（1）高血压：血管痉挛性收缩导致血压升高。妊娠 20 周前，血压一般同孕前水平或略低于孕前水平，妊娠 20 周以后，如果血压持续升高至 18.67/25.33kPa（140/190mmHg）或较基础血压升高 4/2kPa（30/15mmHg）为血压异常。据资料统计，正常人在一天内血压是有规律性变化的，故有人主张用平均动脉压（mean arterial blood pressure，MAP）>[（收缩压 + 舒张压 ×2）÷3 或舒张压 +1/3 脉压] 区分其严重程度。MAP=13.73~15.2kPa（103~114mmHg）为轻度妊高征，15.33~16.8kPa（115~126mmHg）为中度妊高征，>16.93kPa（127mmHg）为重度妊高征。

（2）水肿：正常孕妇体重增加平均以每周 0.5kg 为宜，肥胖孕妇比消瘦孕妇的增重应减低，孕期由于胀大的子宫压迫下腔静脉回流受阻，引起液体潴留。最初表现为体重增长过快（隐性水肿）。若 1 周内体重增加 ≥ 1kg，可能已存在隐性水肿，超过 2kg 为隐性水肿的警告值，应密切注意其他体征，若体液积存过多，表现为显性水肿，可出现临床可见的凹陷性水肿。水肿多由踝部开始，向上延伸。足及小腿有明显的凹陷性水肿，经休息 6h 以上，不消退，用（+）表示，延及大腿部为（++，一般才有临床意义）；水肿延及腹部及外阴者为（+++）；全身水肿以（++++）表示，可伴有腹腔积液。

（3）蛋白尿：一般出现晚于水肿及血压升高，单纯蛋白尿持续存在应考虑肾病变。出现蛋白尿预示肾小球的通透性增加。可采用随意清洁尿或 24h 尿蛋白定量测定，如经常有（+）尿蛋白或尿蛋白 >500mg/24h，则为病理现象。

（4）眼底改变：眼底变化是反应妊高征严重程度的一项重度参考指标，因为全身唯一能见到反映体内器官小动脉情况的是视网膜小动脉。妊娠高血压综合征的眼底变化可分为 3 期：第 1 期，血管痉挛期，可见动脉管径粗细不均，管壁反光增强，继而进展至缩窄，动静脉比例由正常的 2：3 或 3：5 变为 1：2 或 1：3；第 2 期，血管硬化期，出现水肿，渗出；第 3 期，视网膜病变期，水肿明显，有时有棉絮状渗出，甚至可见火焰状出血。水肿、渗出严重时可引起视网膜剥脱。患者可有视力模糊，甚至突然失明。这些病变多于产后可逐渐恢复，视力也可逐渐好转。

（5）抽搐昏迷，这是病情最严重的表现，可发生在产前、产时或产后。抽搐时病人表现面肌紧张，牙关紧闭，眼球固定而直视前方，继而全面肌肉强直，剧烈抽动，呼吸停止，意识丧失，大小便失禁，发作频繁或持续昏迷者，常可死亡。

（6）其他症状妊高征患者可有头痛、头晕、眼前冒金花、盲点、上腹痛、恶心、呕吐、意识障碍、抽搐，严重者可合并胸腔积液、腹腔积液、肺水肿、心包积液、心力衰竭、胎盘早剥等。

检查诊断

（1）注意病史及自觉症状：对于怀孕前患有高血压、慢性肾炎及糖尿的人，在妊娠 20 周以后出现头晕、头痛及水肿时，应及时去医院检查。

（2）注意观察是否出现血压升高的情况。定期测量血压，并与妊娠前血压相比较，如血压升高，需休息 1h 后再测。

（3）是否有水肿。如果下肢水肿逐渐向上蔓延甚至超过大腿的水平，应警惕妊高征的可能。

（4）尿液常规检查。尿比重反映尿液浓缩情况，尿比重 ≥ 1.020 时说明尿液浓缩，尿蛋白阳性者每天一次定性或隔天定量检查。

（5）查血：内容包括血液黏度的变化、血液中尿酸和尿素氮的含量等指标，用于判断有无并发症出现，而且应定期检查包括全血细胞计数、红细胞压积、血液黏稠度、凝血功能、血红蛋白等。

（6）还要检查眼睛，其实很多听起来和眼睛毫无关系的病都要检查眼睛。因为眼底微小血管的变化是妊高征严重程度的标志。视网膜动脉痉挛反映全身小动脉痉挛，可发现视网膜动脉痉挛、视网膜水肿、眼底渗出及出血，严重者可出现视网膜脱离。

（7）心电图检查：看看是否损害到了心脏。心肌受损时心电图、超声心动图可出现改变。

（8）肝肾功能。肝功能受损可表现转氨酶升高，低蛋白血症，白 / 球蛋白比倒置；肾功能受损可出现血肌酐、尿素氮升高，血尿酸升高，血尿酸升高可作为慢性高血压与妊娠期高血压疾病的鉴别诊断之一，且肌酐升高与病情严重程度相关。二氧化碳结合力下降反映有酸中毒。

（9）凝血功能检查。对重症者检查血小板及纤维蛋白原可降低，凝血酶原时间延长。

（10）胎儿的监测。定期行胎儿电子监护、彩超反映胎儿宫内生长情况和宫内安危，监测胎盘功能，必要时在终止妊娠前行胎儿成熟度的检查。

鉴别

妊娠期高血压疾病应与慢性肾炎合并妊娠相鉴别，子痫应与癫痫、脑炎、脑肿瘤、脑血管畸形破裂出血、糖尿病高渗性昏迷、低血糖昏迷等鉴别。

治疗护理

妊娠高血压为妊娠中晚期常见并发症，对胎儿及孕妇均为不利，必须积极治疗。目前多数学者认为慎重起见，应以舒张大于 14kPa（105mmHg）作为用药依据为宜，以免发展为先兆子痫。

居家护理

居家护理方式适用于轻症患者，执行门诊治疗配合居家休息的处理措施。目的是通过加强监护，达到控制病情防止发展为重症的目标。

（1）保证休息。适当减轻工作或居家休息，除保证夜间 8~10h 睡眠时间外，白天应有 2h 的午休。并提倡左侧卧位有利于增加尿量，亦有助于改善子宫胎盘的血液循环。

（2）饮食指导。选择高蛋白、多维生素、低脂的食物，保证初充足够的铁和钙剂，除非全身浮肿，一般不严格限盐，但应避免摄取过多的盐腌食品。

（3）药物治疗。适量的镇静剂如安定等能抑制丘脑和丘脑下，减少刺激。用药期间向孕妇说明药物的作用，解除顾虑取得配合。

（4）产前检查。加强母儿监测措施，增加高危门诊次数，同时让孕妇及家属识别出现持续头痛、上腹疼痛、眼花、恶心、呕吐或面部及手背浮肿等症状，一旦发现必须立即就诊。

住院护理

经居家观察护理病情未能控制或中、重度病例，一般需要住院处理。

（1）心理护理。主动关心孕妇，耐心解答提问，帮助熟悉住院环境，解除患者焦虑心理。

（2）休息。除特殊允许外，病人应卧床休息（以左侧卧位为好）。提供清洁与安静的环境，室内光线宜暗淡，以保证病人休息和足够的睡眠。

（3）饮食。提供高蛋白、多维生素、低脂肪、低盐食物。病情一旦好转，可逐渐恢复正常食盐。

（4）加强巡视，密切观察病情变化，记出、入量，定时听胎心、测血压，重视病人的自觉症状。如果突然出现头痛、胸闷、视力模糊等，立即与医师联系配合抢救措施。

（5）定期检查尿常规，尿比重、尿蛋白定量、准确称取体重，重复眼底检查以衡量治疗效果。

（6）病室管理。病室整齐无多余物品，避光、安静且舒适；病床放置位置离开过道，备有床栏、抢救车及吸痰器等。

（7）药物治疗，按医嘱正确使用镇静、降压、解痉、利尿等药物。熟知各种药物剂型、剂量、作用、副反应及用药途径，根据病情变化按医嘱及时调整用药。

（8）终止妊娠。经积极治疗病情继续恶化或症状改善不明显者，应权衡利弊动员引产。

子痫孕妇的护理

子痫是妊娠高血压综合征最严重的阶段。处理原则是积极控制抽搐、防止受伤、减少刺激、加强监护，适时终止妊娠。

（1）派专人守护，提供整体护理措施。

（2）昏迷病人应取头低侧卧位，垫高一侧肩部；及时吸除口腔分泌物，保持呼吸道通畅；暂禁食；供氧气吸入；上下齿间放置卷有纱布的压舌板；床沿置床栏防坠地受伤。

（3）室内置深色帘幔遮光，保持安静、空气流通。一切操作集中，避免过多扰动及一切外来刺激以防诱发抽搐。

（4）按医嘱选用硫酸镁及其他药物控制抽搐。

（5）严密观察病情，监测产兆，每1h测血压、脉搏、呼吸及体温。记出入量，及时送血、尿化验，复查眼底及床边心电图等。及早发现并处理脑水肿、肺水肿、急性肾功能衰竭、胎盘早剥等并发症。

（6）适时终止妊娠，子痫发作时往往自然临产，如无产兆，应在控制抽搐 24~48h 内根据胎龄、骨盆、宫颈条件及胎儿成熟度选择分娩方式。因为妊娠终止后病情可自行好转，故适时终止妊娠也是一种有效的治疗方法。

（7）产后 24h 内仍可能发生子痫，需继续加强护理观察。

硫酸镁的应用

硫酸镁具有解痉、降压、利尿的作用，故静脉滴注或肌注硫酸镁有预防和控制子痫发作的作用，适用于中、重度妊娠高血压综合征患者的治疗。硫酸镁又是一种中枢抑制剂，过量会引起呼吸和心率抑制甚至死亡。治疗剂量的硫酸镁，对宫缩和胎儿都无明显影响。正常孕妇血清中镁离子浓度为 0.75~1mmol/L；治疗浓度为 2~3mmol/L；超过 3~3.5mmol/L 将出现中毒现象，首先为膝反射消失，随着浓度增加进一步相继出现全身肌强力减退及呼吸抑制，超过 7.5mmol/L 时出现心跳停搏。

为此，使用硫酸镁治疗时强调：

（1）每次用药前及持续静脉滴注期间检查膝反射必须存在；呼吸每分钟不少于 16 次；尿量每小时不少于 25mL。

（2）床边应备有解毒作用的钙剂，如 10% 葡萄糖酸钙 10mL 针剂，发现镁中毒时，立即静脉推注。

（3）硫酸镁肌内注射对局部有刺激性，故加用 2% 普鲁卡因 2mL，采用 8.33cm 的长肌肉针头行深部臀肌注射，局部出现红、肿、痛时用热水袋热敷。

（4）静脉给药期间，监测胎心、胎动变化，加强巡视避免药液漏血管外。严格掌握进药的速度（每小时输入 1g 为宜），维持血镁浓度，以保治疗效果。

硫酸镁的具体用法：首次负荷剂量用 25% 硫酸镁 10mL 溶于 25% 葡萄糖液 10mL 中，缓慢（不少于 5min）静脉注入；继以 25% 硫酸镁 60mL 溶于 5% 葡萄糖液 1000mL 中做静脉滴注（速度为每小时 1g，最快不超过 2g）。晚间睡前停用静脉滴注，换用 25% 硫酸镁 10mL 加 2% 普鲁卡因做深部臀肌注射。次日起不用负荷剂量，仅用静脉滴注及晚间肌注，连用数日。也可仅用肌注方法，即 25% 硫酸镁 20mL 加 2% 普鲁卡因 2mL，每 6 小时 1 次。肌内注射的缺点有局部疼痛，不易被病人接受。静脉滴注给药可使血中镁离子有效浓度在 1h 达到高峰，而后迅速下降；而肌内注射于两小时达高峰而后缓慢下降，故白天静脉滴注，晚间肌注，可使患者血中镁离子有效浓度持续维持。临床依病情选择用药途径，并随病情变化调节用药剂量。

预防保健

（1）实行产前检查，做好孕期保健工作。妊娠早期应测量 1 次血压，作为孕期的基础血压，以后定期检查，尤其是在妊娠 36 周以后，应每周观察血压及体重的变化、有无蛋白尿及头晕等自觉症状。

（2）加强孕期营养及休息。加强妊娠中、晚期营养，尤其是蛋白质、多种维生素、叶酸、铁剂的补充，对预防妊娠高血压综合征有一定作用。因为母体营养缺乏、低蛋白血症或严重贫血者，其妊高征发生率增高。

（3）重视诱发因素，治疗原发病。仔细想一想家族史，孕妇的外祖母、母亲或姊妹间是否曾经患妊高征，如果有这种情况，就要考虑遗传因素了。孕妇如果孕前患过原发性高血压、慢性肾炎及糖尿病等均易发生妊高征。妊娠如果发生在寒冷的冬天，更应加强产前检查，及早处理。

六、直立性低血压和晕厥

直立性低血压

直立性低血压是指直立位时血压过度下降，典型者＞2.67/1.33kPa（20/10mmHg）。

直立性低血压不是一种特殊的疾病，而是由于不同原因所致的血压调节异常的一种表现。

病因学和病理生理学

正常情况下，由于地心引力的作用，突然站立可使血液集中于腿与躯干部的静脉容量血管内。同时，由于伴有一过性的静脉回流量和心排血量减少，结果使血压下降。位于主动脉弓及颈动脉窦内的压力感受器激活自主神经反射，可通过一过性心动过速而使血压迅速恢复正常。这些变化主要反映了交感神经介导的儿茶酚胺水平增高，使容量血管的血管舒缩张力增加，心率加快及心肌收缩力增强，从而增加了心排血量；动脉和静脉血管的收缩也是由于同样机制调节的。迷走神经的抑制也增加了心率。随着站立时间的延长，抗利尿激素分泌及肾素－血管紧张素－醛固酮系统激活引起钠和水的潴留，可使循环血容量增加。

当自主神经反射弧的传入，中央或传出部分由于被疾病或药物影响时，心肌收缩力及血管反应性均有所降低，或病人存在着血容量不足及对激素的反应缺失，体内的平衡机制可能不足以使降低的血压恢复正常。组织灌注减少的最初表现是脑血流减少引起的结果，然而，体位性的血压变化并不能可靠地反映脑的低灌注状态。

血容量减少是症状性直立性低血压的最常见原因。血容量减少常继发于过量应用利尿剂（如袢利尿剂中的呋塞米、布美他尼和依他尼酸）；相对性的血容量减少是由于应用扩血管药物治疗，如硝酸酯类和钙拮抗剂（维拉帕米、硝苯地平、地尔硫卓、氨氯地平）或应用了 ACE 抑制剂。长期卧床引起的低血容量及血管舒缩张力降低也是引起直立性低血压的常见原因。比起非糖尿病病人，直立性低血压在应用抗高血压药物的糖尿病病人身上更为常见，其也可发生在发热性疾病的病人身上，因该类病人常存在着继发性血管扩张。

疾病引起的急性或亚急性严重的低血容量可产生直立性低血压，尽管该类患者的自主神经反射弧未受损害，其原因主要是由于心排血量的减少。出血，严重呕吐及腹泻，大量出汗或未控制的糖尿病病人的渗透性利尿，除非补充足够的液体或电解质，否则这些情况都可导致血容量减少、脱水和直立性低血压。低钾血症能影响血管平滑肌的活性，同时也可限制站立时周围血管阻力的增加。艾迪生病病人的肾上腺皮质功能低下，在没有足够的食盐摄入时，也可导致血容量减少而产生直立性低血压。同样，利尿剂及血管扩张剂的作用也可产生上述结果，具体在下面讨论。

影响自主神经反射机制和降低站立位血压的药物，如过量的抗高血压药物（甲基多巴、可乐定、利舍平、神经节阻滞药）及多种药物的应用，也是常见的原因。β-肾上腺素能阻滞药很少引起直立性低血压，但 α-肾上腺素能阻滞药例如哌唑嗪可能是一种原因，尤其是在治疗的初始阶段（首次剂量效应）。能引发直立性低血压的药物起初应用小剂量，然后剂量逐步增大。其他药物，即能可逆性地影响自主神经反射的药物和降低直立位血压的药物（一种重要的不良作用），包括许多用于治疗精神失常的药物，如用于治疗抑郁症的单胺氧化酶抑制剂 [异卡波肼（isocarboxzid），苯乙肼（phenelzine），反苯环丙胺（tranylcypramine）]；三环抗抑郁剂 [去甲替林（nortriptyline），阿米替林（amitriptyline），地昔帕明（desipramine），丙咪嗪（imiptriptyline），普罗替林（protriptyline）] 或四环抗抑郁剂；和吩噻嗪类抗精神病药物 [氯丙嗪，丙嗪（promazine），硫利达嗪（thiori-dazine）]。奎尼丁、左旋多巴、巴比妥酸盐和酒精也有引起直立性低血压的作用。抗肿瘤药物长春新碱因其神经毒性作用也可产生严重的长时间的直立性低血压。

累及自主神经系统的神经病变干扰了站立时交感神经的反射弧，并影响了正常的肾上腺素能反应。糖尿病性神经病，淀粉样变性，卟啉症，脊髓痨，脊髓空洞症，脊髓横断症，恶性贫血，酒精性神经病，吉兰-巴雷（Guillain-Barré）综合征（感染后多发性神经病）和 Riley-Day 综合征（家族性自主神经功能异常），外科交感神经切除术，血管痉挛性疾病或周围静脉功能不全（特别是严重的静脉曲张）等都可以引起直立性低血压。帕金森病的继发性低血压可以由于应用左旋多巴治疗而恶化。在胃切除术后倾倒综合征中，直立性低血压可以是血管收缩反应的组成部分。

Shy-Drager 综合征和特发性直立性低血压是两种可能有关的原发性神经病，它们通常都伴有严重的直立性低血压。患 Shy-Drager 综合征的病人，在站立时血浆中去甲肾上腺素不增加，在患特发性直立性低血压的病人中，交感神经末梢显示去甲肾上腺素耗竭。在这些情况下，广泛的病变影响交感神经和副交感神经系统、基底神经节、脊髓束，除了小动脉和静脉血管收缩功能衰竭外，常常存在着广泛的自主神经功能异常；不出汗，肠管、膀胱和胃的张力缺乏；阳痿，流涎及流泪减少；瞳孔扩大，并影响视力调节。奇怪的是血压在仰卧位时反可上升，因为交感神经和副交感神经对心血管系统的调节功能丧失，也可能存在严重的直立性低血压。直立性低血压很容易在清晨发生，其原因是由于整整一夜的尿钠排泄，同时也很易发生在进食后和运动后。

在许多继发性全身动脉性高血压的原因中，当其不能通过内环境稳定机制控制血压时，如果使病人处于直立姿势，则可引起直立性低血压；这发生在大多数嗜铬细胞瘤的病人中及原发性醛固酮增多症病人中，然而，这些病人在仰卧位时有高血压，在直立位时可引起直立性低血压。

在引起突然发生的直立性低血压的心脏原因中，包括未发现的心肌梗死或心律失常。其他引起直立性低血压的心脏原因，反映了没有能力增加心排血量的一些疾病，包括严重的扩张型心肌病、主动脉瓣狭窄、缩窄性心包炎及任何原因引起的进行性心力衰竭。

在老年人，由于压力感受器反应性的降低及动脉顺应性的降低，常常可引起直立性低血压。压力感受器反应性的降低延迟了心动过速的反应。尽管在非选择性的年老者中，直立性低血压的发生率大约为 20%，而在健康老年人中，其患病率更低。在所研究的年老者中，多种不健康的习惯并存也常常影响心血管系统内环境平衡。

症状、体征和诊断

软弱无力、头晕、头昏、精神错乱或视力模糊，这些是表明脑血流的轻度或中度减少的证据。脑灌注较严重受限时，可能发生晕厥或全身癫痫样发作（见下文晕厥）。运动或饮食过量可使症状加重。其他的伴随症状常和其原发病因有关。

当病人站立时出现低血压的症状和测量发现血压显著降低，而卧位恢复，则直立性低血压的诊断可以确立。但是，需要根据每个病人当时的情况和伴有的其他症状（例如上面描述的 Shy-Drager 综合征）来探求病因诊断。

预后和治疗

预后主要根据原发疾病。如果直立性低血压是由于血容量的不足及药物过量引起，则只要纠正了这些问题后即可使其很快恢复正常。贫血及电解质失衡也可特异地治疗。长期卧床病人发生的直立位低血压可以通过每天使病人坐起而得到减轻。老年病人应维持足够的液体摄入，限制与避免饮酒，适当的有规律的锻炼。伴有慢性疾病的病人的预后需由原发疾病的控制情况而定。例如，直立性低血压似乎提示糖尿病病人伴高血压的不良预后。

当病因不能得到改善时,治疗目的就在于使周围血管收缩和(或)增加心排血量。通常，这样可以使病人的血压维持在立位时没有症状（尽管血压下降）的水平。然而，在 Shy-Drager 综合征或特发性直立性低血压的晚期阶段，药物治疗常是不够的，可能需要某些抗压或反搏装置。如果直立时低血压与腿部静脉淤血有关，则合体的弹力长筒袜可增加立位时心排血量和血压。对于更晚期的病例，可能需要一套飞行员型的可充气的抗地心引力的服装，尽管常常让人不能耐受，但却可对腿和腹部产生足够的对抗压力。

对于轻微直立性低血压，当病人清醒时，口服周围肾上腺素能药物麻黄素 25~50mg，每 3~4 小时 1 次，即可维持足够血压。也可应用去氧肾上腺素。一种替代的或共同采用的治疗是扩充血浆容量，开始时增加钠的摄入，随后给以钠潴留的激素。在没有心衰的情况下，可给以含盐丰富的食物或服用氯化钠片剂，使钠的摄入比平时饮食增加 5~8g。氢化可的松口服（0.1~0.5mg/d）可改善周围血管收缩对交感刺激的反应，但仅在钠的摄入足够的情况下，由于钠潴留使体重增加 1.3~2.2kg 和扩充了血管内液体容量才能有效。这种治疗的危险，特别是在部分老年病人或有心功能减退的病人，易发生心力衰竭。仅仅出现水肿但没有心衰则不是继续这种治疗的禁忌证。一个重要的并发症是低钾血症，这是由于高钠摄入同时使用盐皮质激素的钾消耗效应引起的。可能需要补充钾，同时还要注意仰卧位高血压的额外危险。

有报道称普萘洛尔可增强钠和盐皮质激素治疗时的有益效应。β-阻滞剂普萘洛尔无法拮抗 α-肾上腺素能对周围血管的收缩效应，可预防某些病人站立时发生的血管舒张作用，以及预防因钠排泄减少发生心衰的危险。

双氢麦角碱，为一选择性的周围容量血管收缩剂，仅有短期益处，其危险是可引起仰卧位高血压及肢端坏疽，非类固醇抗炎药可引起肾脏的钠潴留，还可抑制前列腺素所诱发的血管扩张。口服吲哚美辛 25~50mg,每日 3 次有益，对增加周围血管阻力也是有益的。但是，这些药物都可引起胃肠道症状和不应有的血管加压反应（被描述发生在用吲哚美辛和拟交感神经药物的病人）。甲氧氯普胺可抑制尿钠排泄和多巴胺过量时的血管舒张作用（极少引起直立性低血压），但可加剧帕金森病。快速心房起搏很少成功，特别是在伴有缓慢心率的病人。

米多君（midodrine）可试用在其他药物无效的严重直立性低血压的病人，但其益处及危险的全部情况还未完全搞清。

老年病人应鼓励其缓慢改变体位。睡眠时高枕卧位通过促进钠潴留并减少夜尿可缓解症状。老年人应避免站立时间过长。有规律的有节制的适度运动可促进血管张力以减少静脉淤血。

心脏病引起的晕厥

突然发生的短暂的意识丧失，同时伴有姿势性张力丧失。

病因学和病理生理学

晕厥可由各种心血管和非心血管原因所引起，约 1/3 病例可重复发生。[见本书晕厥最共同的病理生理学基础是继发于心排血量减少引起的急性脑血流减少（脑缺氧的原因）]，心律失常，包括传导异常则为最常见的原因。心率< 30~35 次 /min 或 > 150~180 次 /min，可引起晕厥。在有心血管疾病存在时，心率较小的变化也可以是晕厥的原因。心律失常性晕厥很少发生在无器质性心脏病病人身上。老年人的晕厥常由两种以上原因共同引起。

缓慢性心律失常（尤其是突然发生的）可引起晕厥。这些包括病态窦房结综合征，伴有或不伴有快速性心律失常和高度房室传导阻滞。尽管缓慢性心律失常可发生于任何年龄，但最常见于老年人，其原因常是由于心肌缺血及传导系统纤维化所致。地高辛、β-阻滞剂（包括眼的 β-阻滞剂）、钙拮抗剂及其他药物也可引起缓慢性心律失常。

室上性或室性快速性心律失常也可引起晕厥，其原因可能与心肌缺血、心衰、药物毒性（奎尼丁晕厥是最广为人知的）、电解质紊乱、预激综合征及其他疾病有关。心肌缺血所致的晕厥常伴有胸痛，通常与心律失常及心脏传导阻滞有关，很少反映心肌实质缺血引发心室功能减退并伴有心排血量减少。

许多其他机制，常常是联合在一起限制心排血量。例如，由于周围血管扩张所致的全身性血压下降，静脉回心血量减少，低血容量，心脏流出道梗阻。又例如，低碳酸血症诱发的脑血管收缩也可引起脑血流灌注减少。

劳力性晕厥提示心脏流出道梗阻，主要由于主动脉瓣狭窄。这种晕厥反映了由于劳力时不能增加心排血量，周围血管同时发生扩张而引起的脑缺血。长时间的晕厥可引起癫痫发作低血容量和正性肌力药物（如洋地黄）可使肥厚型梗阻性心肌病病人流出道梗阻加重，可能突然发生晕厥。晕厥常发生在运动后即刻，其原因为静脉回流减少，左房压降低及心室充盈减少。心律失常可能也是起作用的因素。心脏瓣膜置换后功能异常也可能是原因。劳力性晕厥还可由于其他原因引起的流出道梗阻（如肺栓塞所致的肺血管阻塞或肺动脉高压），以及由于左心室顺应性下降引起的左心室充盈不足或心包填塞，或静脉回流受阻（如严重的肺动脉高压或三尖瓣狭窄、心内黏液瘤）所致。黏液瘤可引起体位性晕厥，原因是带蒂的左房黏液瘤阻塞了二尖瓣开口。咳嗽、排尿均可引起静脉回流减少而引起晕厥，晕厥也可发生在做 Valsalva 动作时，胸腔内压力增加限制静脉回流，使心排血量减少，全身性动脉压下降。

周围血管扩张引起的全身动脉压下降可解释颈动脉窦晕厥（常伴有心率缓慢），直立性低血压（包括老年压力感受器介导的心脏加速作用减弱及血管收缩功能退化）和交感神经切除术后晕厥，或各种以血管收缩代偿功能衰竭为特征的周围神经病变引起的晕厥。而且，这也可能是单纯性晕厥（血管抑制型晕厥）的起因。血管舒张的目的是为了受惊吓后的逃避做好准备。当血管扩张后接着发生的是心率减慢而不是受惊吓以后预期应发生的心动过速时，因心排血量的不足而引起晕厥。

晕厥前的焦虑状态可伴有过度换气；低碳酸血症可引起脑血管收缩，进一步降低脑血流量（见下文过度换气性晕厥以及呼吸困难）。

在有食管疾病的吞咽性晕厥通常是由于血管迷走反射机制所导致的心动过缓和血管扩张而产生的。体位性晕厥也可由于血容量减少所致（常由于利尿剂或扩血管药物，或失血时，尤其在老年人）；事实上，病人从血容量不足或血管迷走性晕厥完全恢复，只要改变至水平体位即可。

过度换气性晕厥主要归因于呼吸性碱中毒；低碳酸血症诱发的血管收缩使脑血流减少。另一种良性晕厥是举重者晕厥。在举重前过度换气引起的低碳酸血症，脑血管收缩，周围血管扩张，举重的 Valsalva 动作使静脉回流和心排血量减少，下蹲又进一步阻止静脉回流，从而引起全身血管扩张和血压下降。

很少情况下，晕厥也可由于椎底系一过性脑缺血发作所致，但典型者常伴有一过性的感觉或运动障碍。晕厥发生在 Takayasu 动脉炎时常伴有偏头痛；晕厥还可发生在锁骨下动脉（包括后脑循环）"偷窃"综合征患者上肢活动时。极少，晕厥也可发生于急性主动脉夹层病人。

常见的其他非心血管性晕厥的原因可以是神经性的或代谢性的。晕厥也可发生于癫痫发作过程中或发作后状态。不同原因所致的周围神经病变均可引起直立性低血压。低血糖也可改变脑代谢变化而引起晕厥（见上文）。过度换气所致的代谢性改变以上已讨论过。发生药物过敏反应时所引起的低血压也可导致晕厥。

症状和体征

晕厥病人没有反应和失去正常姿态。在病人直立时，可以从虚弱、头昏或头晕等表明即将发生意识丧失并进展到晕厥。根据定义，晕厥病人应可以立即恢复。

心源性晕厥的典型表现是突然开始和自发性的突然结束。其最常见的原因是心律失常。Stokes–Adams 晕厥特征是发作前无先兆，甚至坐着的病人也可发作；其他心律失常所致的晕厥常常在发生时及发生后伴有心悸（见上文劳力性晕厥）。

血管迷走神经性（血管抑制型）晕厥的特征是受令人不悦的生理或情感因素的刺激而突然发生（如疼痛、惊吓、目击血液），通常发生在直立位，并在发生前有迷走神经张力增高的症状——恶心、虚弱、打呵欠、忧郁、视物模糊和出汗。直立性晕厥（见上文直立性低血压），由于存在有低血容量及静脉池的原因，最常发生于老年病人长期卧床以后转为直立位时，该类病人常伴有严重的静脉曲张，还可发生在应用某些药物时。

静脉池的存在可引起心脏充盈不足，即使在无体位变化时，甚至在健康人站立了很长时间而未活动时也可引起晕厥（如 pa-rade-square 昏厥）。

癫痫发作而引起的晕厥也是突然发生的，并伴有肌肉痉挛或抽搐，大小便失禁和咬舌（也可引起外伤），其后可有精神错乱。晕厥还可发生在癫痫发作后状态。

由于肺动脉栓塞引起的晕厥常伴有大块肺血管梗阻，并常伴有呼吸困难、呼吸急促、胸部不适、发绀及低血压。

逐渐发作的晕厥并缓慢清醒（有先兆症状）提示为代谢性变化，如低血糖或过度换气所致的低碳酸血症，其后常有感觉异常和胸部不适。

诊断

根据病史及体格检查，特别要注意心血管及神经系统异常，对明确诊断步骤有特殊的意义。鉴别晕厥是否由于心血管原因和非心血管原因或不明原因引起是重要的。前者可有明显的死亡率危险性的增加，尤其是猝死的增加，因此，需明确诊断。目前还无法肯定究竟是晕厥还是原发性疾病导致死亡率增加。

病史可以提供发作时的最初年龄，与体位或活动的关系，伴随疾病，先兆症状，促发或缓解的特点。然而，晕厥常毫无证据，其关键特征很难确定。了解伴随的药物治疗尤为重要（尤其是抗高血压药、利尿药、血管扩张药或抗心律失常药物所伴有的致心律失常作用及房室传导阻滞作用）。

在体格检查方面，病人常常被描述为面色苍白，不活动、多汗、肢端较冷、脉搏微弱或消失，低血压和呼吸浅而快。应测量心率与血压，改变体位也很有价值。颈动脉杂音或颈动脉搏动减弱提示为脑血管原因。主动脉瓣狭窄的杂音较粗糙，峰值延迟，可传导至颈动脉，肥厚型梗阻性心肌病病人在做 Valsalva 动作时收缩期杂音增强，而下蹲时消失，提示流出道有梗阻。同时伴有的心律失常也可引起晕厥。二尖瓣脱垂的喀喇音和杂音（在收缩早期可以听到，站立时更为明显）提示了心律失常的病因。另外，还要考虑出血及其他引起低血容量的情况，或局灶性神经病变。

模拟临床表现可由于病人过度换气或按压颈动脉窦而再现，能够诱发出颈动脉窦的过敏证据（按压时应持续进行心电图监护，而且不可两侧同时按压）。

晕厥前后有咳嗽的病人其病因为肺部疾病，排尿性晕厥病人常伴有前列腺增生。

在癔症性晕厥，一般无心率及血压的改变，亦无苍白与出汗的表现。

实验室检查

12 导联心电图可表明心律失常，传导异常，心室肥厚，预激综合征，QT 延长，起搏器失灵或心肌缺血及心肌梗死。如果无临床证据，至少应作 24h 动态心电图测定。任何能捕捉到的心律失常都可能是神志改变的原因，但多数病人在监测中未出现反复晕厥。如果晕厥前有先兆症状，则记录仪的回放很有价值。

平均信号心电图可帮助发现室性心律失常。如果无伤性方法无法诊断怀疑反复发作的心律失常性晕厥，则可考虑采用有创性电生理检查。除非是用于无法解释的反复发作的晕厥，电生理试验的作用存在着争议；其反对意见认为大多数晕厥是能够恢复的，而且属于低危险性亚组疾病。运动试验的价值较小，除非患者是在生理活动下突然发生的晕厥。倾斜试验可帮助诊断血管抑制性晕厥或其他反射诱发的晕厥。超声心动图也可明确可疑的心脏病或人工心脏瓣膜功能异常。影像增强的荧光透视检查对后者也有一定价值。如果经胸壁超声无法明确人工心脏瓣膜功能异常，则经食管超声心动图可以帮助诊断。超声心动图也能诊断心包渗出并可提示心包压塞。

常规实验室检查的价值不大，如要增加检查必须要有大致方向。空腹血糖测定可证实低血糖。血细胞比容可判定贫血，低钾血症、低镁血症可以识别为心律失常的致病因素。少数晕厥病人伴有血清肌钙蛋白或磷酸肌酸激酶升高，要考虑为急性心肌梗死。如果有氧分压降低，心电图有急性肺源性心脏病伴肺栓塞的证据，则肺灌注及通气扫描的监测是一种极好的筛选技术。如果怀疑是癫痫发作，则应做脑电图。在诊断尚未明确时，如怀疑颅内病变或局灶性神经病变，作为鉴别诊断时则要做头颅和脑 CT 及磁共振。

对那些因晕厥而引起外伤的病人来讲，重点应放在寻找晕厥原因上。

预后和治疗

在无心血管疾病的年轻病人，原因不明的晕厥预后较好，不必过多考虑其预后。相反，在老年人，晕厥病人可能合并有心血管代偿机制的减退。如果水平位可以终止晕厥发作，则不需要作进一步的紧急处理，除非患者原有基础疾病需要治疗。给患者抬高下肢可加快重建脑灌注。如果让患者快速改为坐位，则晕厥又可能再发生，而如果病人被支撑直立或处于直立位置，有时可加重病情。

缓慢性心律失常需要安装起搏器，快速性心律失常需要特殊药物治疗。如果是室性心律失常，则需要置入除颤器。颈动脉窦过敏病人需安装起搏器以改善缓慢性心律失常，也可进行颈动脉窦照射以改善血管减压成分。对血容量不足、低血糖、贫血、电解质紊乱或药物中毒可按常规处理。老年人不是做主动脉瓣手术的禁忌证，这是老年人中最常见的瓣膜手术。有肥厚型梗阻性心肌病的病人需要用 β-阻滞剂、维拉帕米等药物，或进行中膈肌切除术，伴有心律失常者可用胺碘酮治疗。

七、心脏瓣膜病

二尖瓣的解剖　二尖瓣狭窄　二尖瓣关闭不全　主动脉瓣狭窄　主动脉瓣关闭不全　三尖瓣疾病　肺动脉瓣

二尖瓣的解剖

随着人民生活卫生条件的改善，风湿热引起的二尖瓣的疾病较前明显减少，但是由非感染性病因引起的二尖瓣关闭不全并未减少，对其病理变化以及外科手术方法要有更细致的了解。所以在叙述二尖瓣的临床表现前，先介绍其解剖学的认识是很有必要的。

二尖瓣叶二尖瓣包括两个瓣叶，与环状的房室连接附着，并连着腱索及乳头肌（PM）。这两个被分别常称为前、后的瓣叶的形态，作用等是很不一样的。虽然医生常称之为前、后瓣，但有人分别称为主动脉区瓣叶及心壁瓣叶。后瓣是窄而长的，约占有左房室连接环长度的 2/3，其游离边有几个裂缝，使瓣叶分成三段。不过这个裂缝并不深，所以正常瓣膜不好察觉，只有在病理段瓣膜返流时才察觉。Carpentier 依这几个裂缝将后叶人为地分为三段，并分别命名 P1 段（紧接二尖瓣前侧开口处），P2 段居开口段中部，及 P3 段居瓣膜连接段后中部。（见图 7-2）

二尖瓣的前瓣则是较后瓣明显宽大的瓣叶，它只占瓣环长度的 1/3，其所占瓣环的一部分是粗糙的，另一部分则比较光滑的。（见图 7-3）

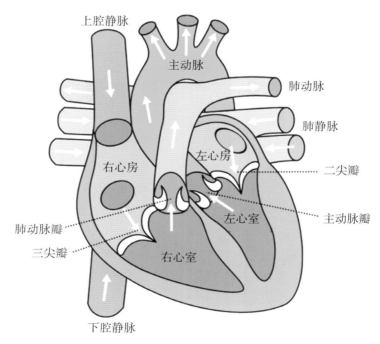

图 7-1　心脏结构模式图

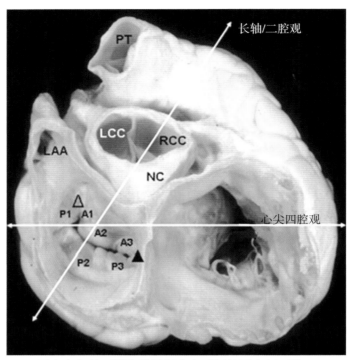

两个白色的双箭头线示超声心动图的两个切面线，

一个是长轴切面线，另一个是四腔面的切面线。

△二尖瓣前侧结合；▲后中结合线；

A1-A3 与 P1-P3 是二尖瓣的前后两组瓣叶；

LAA 左心耳；PT 肺动脉干；NC 主动脉的无冠脉瓣的瓣叶；

LCC 及 RCC 分别是主动脉的左、右冠脉瓣叶

图 7-2 成人心脏底部的切面图

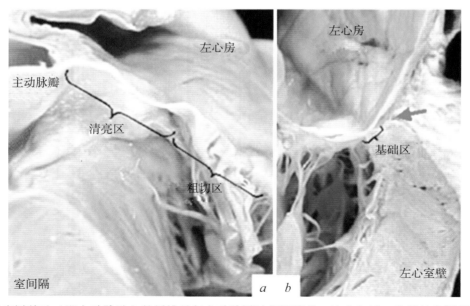

a.二尖瓣前叶（即主动脉叶）的纤维是与主动脉瓣叶相连接的，这也包括二尖瓣的光滑部分；

b.二尖瓣后瓣的纤维组织与左房室连接区相连的

图 7-3

瓣环这是指左心房与左心室连接的环，也是二尖瓣附着的地方。这个环并不是想象得很坚硬的纤维组织。事实它是可弯曲的，随着心脏的活动，它是可改变形状的。常呈椭圆形，使房室连接环症卵圆形，心脏的横直径大于前后经。主动脉瓣的纤维使直接与二尖瓣前叶的纤维相连接的。

　　腱索在正常心脏瓣膜，其瓣叶是与乳头肌以帆形的腱索相连的。依连接的部位不同，可分为三种类型。一型腱索腱索是指与瓣叶粗糙区的游离边相连的；二型是腱索连到心室面的粗糙区，三型是直接连到心室壁的。（见图 7-4，图 7-5）

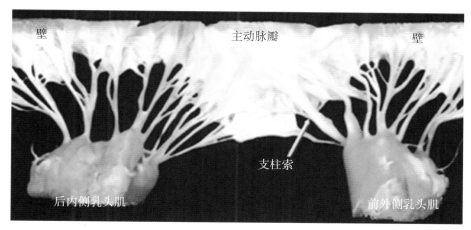

a. 心脏二尖瓣的心室面，示腱索连接的类型
乳头肌多位于左室的中部到心尖部，常被描写为前侧及后中多位置

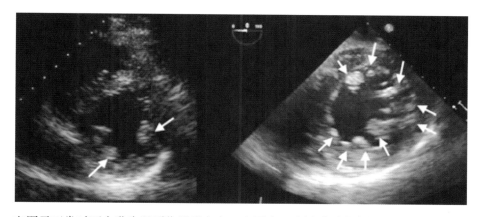

左图示正常时两个乳头肌到位置肌方向；右图为二尖瓣脱垂患者的乳头肌呈分散状
b. 2D 图示乳头肌位置

图 7-4

二尖瓣狭窄

诊断要点

（1）体力活动引起气短及疲劳。
（2）听诊：开瓣音，舒张期隆隆样杂音，第一心音增强，收缩前期杂音增强。
（3）当肺动脉压力增高或右心衰竭时，第二心音增强。

（4）A2-OS 间期 ≤ 80ms 意味严重二尖瓣狭窄。

（5）窦性心律或心房纤颤，II 导及 III 导 P 波有凹陷或呈二尖瓣 P（P 波增宽，P 波呈双峰状），V1 导 P 波常呈双向，电轴右倾，II 导 P 波高大，V1 导 R 波高大。

（6）X 线胸片示左房扁平，左气管抬高，肺动脉增宽，右肺下部可看见 Kerley B 线。

（7）由于二尖瓣的瓣叶及瓣下组织增厚且钙化，以致前瓣叶的活动很像曲棍球的球棍的动作，而瓣膜前后两个瓣叶相粘后，当其扩张时很像鱼嘴张开。

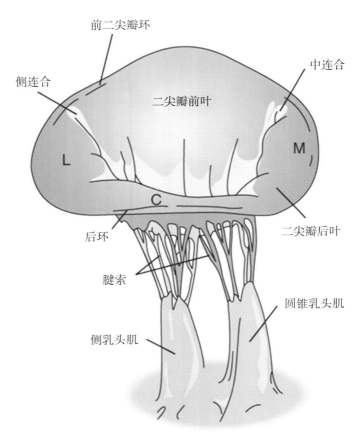

腱索前瓣占二尖瓣环的 1/3，后瓣占 2/3，
从左室的前侧及后中部出现的乳头肌伸出，
1 级、2 级及 3 级的腱索连接到两个瓣到底部及游离边

图 7-5　正常二尖瓣模示图

概论

既往在我国二尖瓣狭窄是一种常见的病。但半个世纪以来，由于卫生条件的改善，其发病率明显下降。本病的特点是二尖瓣口的面积变狭窄，致使在左室舒张期时，血流从左房流入到左室受到阻碍，于是就引起左房压力升高，也就导致肺动脉高压、肺水肿，以致右心衰竭。二尖瓣轻度狭窄时，临床表现并不明显，但当瓣口面积狭窄到 2cm² 时，症状才明显。本症虽常见于成年人，其实 90% 以上的患者是在十几年前患过风湿热而留下的后遗症。不少病人可回忆到当年患过 β - 溶血性链球菌所引起咽炎、扁桃腺炎，经过或未经过抗生素治疗后慢慢病愈。但其中不少人在十几年或更长年后发生了风湿性心

脏病。

　　风湿热随着病程发展，风湿小体纤维化变成瘢痕组织。风湿性病程发展较为缓慢，一般持续 4~6 个月，但常反复发作，致使组织损害逐渐加重。风湿热常侵犯心脏引起全心炎，累及心包、心肌及心内膜。风湿热反复发作造成的损害最严重者是心内膜，特别是二尖瓣的心内膜组织。长期反复风湿炎变以及血液湍流产生的机械性损伤和血小板积聚产生的二尖瓣病变主要有瓣膜交界融合，瓣叶纤维化增厚，腱索及（或）乳头肌纤维化缩短、融合和瓣叶钙化。上述病变过程一般历时 10~30 年，但交界融合和瓣叶纤维化有时仅需 2~3 年。二尖瓣瓣叶交界融合首先发生在前外交界和后内交界，再逐步向瓣口中央部分延伸。正常二尖瓣口面积为 4~6cm²，当下降到 2cm² 时就是轻度狭窄，小于 ≤ 1cm² 可称为严重狭窄。交界融合范围愈长则瓣口狭窄愈严重。轻度狭窄病例，瓣口虽因交界融合而狭小但瓣叶活动度尚好，瓣膜呈隔膜样。重度狭窄病人二尖瓣瓣口口径仅有数平方毫米，前瓣叶和后瓣叶均有纤维化增厚、缩短甚或钙质沉积。后瓣叶病变往往比前瓣叶更为严重。后瓣叶活动度丧失，前瓣叶尚保留一定的活动度。腱索、乳头肌亦有增厚、粘连、缩短等病变时，瓣叶即被牵拉入左心室，活动受限制，二尖瓣呈漏斗状。除瓣口狭窄外常伴有关闭不全。二尖瓣狭窄病例左心房常扩大肥厚，血液滞留在左心房内，可在心耳内形成血栓。

　　风湿热在我国过去是很常见的，但近几十年风湿热到患者似乎较前少些，风湿性二尖瓣狭窄虽较前虽较少，但仍为常见病。所以对其诊断治疗仍要重视。

病因及病理

　　二尖瓣狭窄几乎都是由于器质性病变所致，极少是瓣膜正常而瓣膜关闭功能不良所致。在器质性病变中，90% 的原因是与风湿热链球菌感染引起瓣膜炎，瓣叶增厚而相粘连所致（见图 7-6）。其他原因如系统性红斑狼疮、类风湿关节炎、恶性类肉瘤等以及人造瓣膜也有可能出现狭窄、钙化，不在本文讨论。

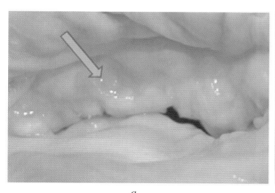 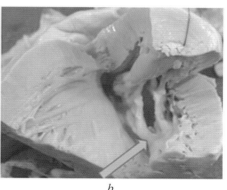

a   *b*

图 7-6 *a.b*

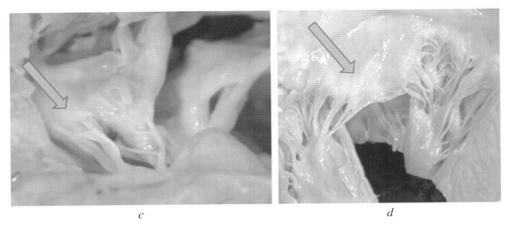

a、b、c图为尸检风湿性二尖瓣病变，d.图为尸检正常心脏二尖瓣图作为对比。
a.图示风湿性二尖瓣膜增厚，b.图示瓣叶钙化，瓣叶融合，c.图瓣叶增厚、融合，瓣下组织短

图 7-6 *c.d*

病理生理学

在正常情况，在左室舒张早期，血液从左房流入左室是很快的，这是一种被动的抽吸作用，以喔的方式，抽吸很快达到高峰，随后才是真正的心室舒张，左房收缩，血液仍继续流入心室。到舒张中期时，左房与左室的压力达到均衡。当二尖瓣发生狭窄时，心室被动充盈当时间变得很短，而且延续在整个舒张期。到舒张末期时，左房的压力高于左室的压力。（见图 7-7）

在一个心动周期内，舒张充盈期（每一周期的秒数）是二尖瓣开到关到时间。舒张充盈到时间可用下列公式计算：

$$\text{Diastolic filling time (s/min)} = \text{Diastolic filling period (s/cycle)} \times \text{Heart rate (bpm)}$$

二尖瓣的流量与心排出量及舒张充盈时间有关，可以下列公式计算：

$$\text{Mitral flow (mL/s)} = \frac{\text{Cardiac output (mL/min)}}{\text{Diastolic filling time (s/min)}}$$

在每一分钟，舒张充盈时间约为 30 ~ 32s。当心率增快时，在一分钟里多的时间是用于收缩排出及等容收缩以及松弛。这就会使舒张充盈的时间减少（见表 7-1）。

表 7-1 一个心动周期内心排出量为 5L/min 时心率、舒张充盈时间、二尖瓣流量关系

心率（bmp）	舒张充盈时间（s）	二尖瓣血流量（mL/s）
50	38	132
75	30	167
100	26	192
150	18	278
175	12	417

在休息时，穿过二尖瓣的舒张期流量约为每秒200mL，如在体力运动时则可提高三倍，且心率增快。如果心房增大、心房纤颤等情况，舒张充盈时间及心排出量会减少，又使心房压升高，成为恶性循环。左房压持续增高，当高过3.33kPa（25mmHg）时，就会发生肺水肿。其后果是慢性肺动脉高压，后果是右室压升高，随后右心衰竭。长时间下去，形成持续性肺动脉高压症。

二尖瓣狭窄不但使左房增大而常伴有凝血酶原代谢物增高现象，故常发生左心房凝血。一般估计，二尖瓣狭窄并发心房纤颤超过一年者，左心房体积会 ≥ 4.5cm³，超声心动图会发现有凝血块。

临床表现

症状及体征

气短及疲乏：二尖瓣狭窄的患者在体力活动时常感到疲乏无力、气短，同时心率增快。病情严重时，即使休息状态时也感到气短。在患有心房纤颤时，心房失去正常的搏动，左室也就失去同步的搏动，气短则更严重。但胸痛是不多见的。有时由于阵发或持续的心房纤维性颤动，患者可感到心跳，但不是疼痛。

充血性心力衰竭：当二尖瓣狭窄慢慢变严重，左房压升高，导致肺血管充血，甚至出现肺水肿。在早期时肺水肿只在体力活动时发生。随着疾病的进展，在其晚期，患者体重增加、端坐呼吸、夜间阵发性呼吸困难等不断发生，虽然休息时，在夜间睡卧时也可出现。患者肺血管的不可逆的，而不利的调整使肺动脉压持续升高，肺血管阻力增高。其结果就是右室肥厚也再不能适应高的肺动脉压、极高的右心室压，于是出现右心衰竭。右室衰竭的临床表现是不能耐受体力活动，气短、腹胀、下肢乃至全身浮肿。

咯血：当二尖瓣狭窄程度严重时，肺动脉高压也就严重，咯血是不少见的。咯血很少是因支气管静脉破裂所致。

体格检查：在严重的二尖瓣狭窄，脉搏常变弱。

心脏检查

①心律：在疾病早期，脉率快但是整齐的。当疾病进展到后期，由于左房压升高，左房壁纤维化，出现心房纤颤，心律快而非常不齐。

②二尖瓣开瓣音：当左心室在舒张期时，二尖瓣突然开启引起的所谓二尖瓣开瓣音在二尖瓣狭窄的患者是很清脆的，说明这时瓣膜的活动还很好。一旦瓣膜严重钙化，而活动受限，则不会听到这个开瓣音。开瓣音一般是在心底部听较清晰的，但在心尖区也可听到。从第二心音到开瓣音的间隔可估计病变的严重程度，如少于80ms则意味病变严重，意味着左房压至少在3.33kPa（25mmHg）。当左房压力上升时，开瓣音出现较早，A2–OS变短。（见图7-7）

③舒张期隆隆样杂音：这是在舒张期血液急速地穿过有风湿病变的二尖瓣口时可听到的低调的心音。在心尖部，尤其当患者左侧卧体位时听得最清楚。如果听不到，可在患者略做身体活动后再听诊，就会更易于听清杂音。原则是任何手法增加静脉回流者舒张期杂音就会加强，A2–OS变短；反之，如使静脉回流减少，且A2–OS变短，杂音就会减弱。杂音的经时（不是强度）与瓣膜狭窄程度是正相关的。再瓣膜轻度狭窄者是在舒

张晚期才听到杂音，这时心房收缩开始，听觉印象是杂音在收缩期前增强。当狭窄变严重时，舒张期杂音在整个舒张期都能听到。待瓣膜狭窄更严重时，穿过二尖瓣待血流很少，杂音的强度更低，几乎听不到。

④第一心音增强：瓣膜很轻度钙化，但还活动尚能自如，使第一心音响亮。待病情继续发展，瓣膜钙化严重，瓣膜活动差，第一心音变低柔。

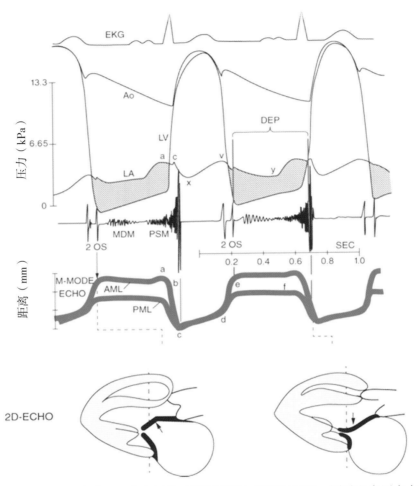

LA 左房图 a 及 v 波明显，房室压差（画阴影图）持续时间长，同时左房压力大，
EF 斜度较平（M 型超声），AML 二尖瓣前叶，AO 主动脉，DEP 舒张充盈期，
LV 左室，MDM 二尖瓣前叶，OS 开瓣音，PML 二尖瓣后叶，PSM 收缩前杂音
图 7-7　心电图、M 型超声图、2D 超声图同时描图

肺动脉高压的表现

肺动脉高压时，可在肺动脉瓣区听到第二心音（P_2）响亮。也可以在胸骨下三尖瓣区听到三尖瓣反流的收缩期杂音。如有右室肥厚，可发现肝大，肢体浮肿，甚至腹水。

其他症状

当瓣膜有狭窄及关闭不全及混合病变时，心尖可听到全收缩期杂音。如同时有主动脉瓣关闭不全或肺动脉瓣关闭不全时，可听到高调当舒张期杂音。

诊断

心电图检查（见图 7-8）

二尖瓣狭窄病人的心律可以是窦性或心房纤颤。常见的是在 II 导及 III 导的 P 波有凹口（二尖瓣 P），有时在 V1 导 P 波正双向，说明左房扩大。在右室扩大者，可见电轴右倾或不完全性右束支传导阻滞及 V2 的高大 R 波或深的 V6。右房扩大表现为 II 导的 P 波高，常 ≥ 2.5mm。

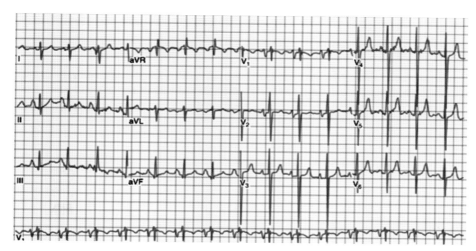

电轴右倾（+90° ~ +180°），左房扩大（II 导 P 有切迹，V1, V2 导 P 双向），
右房扩大（II 导 P 达 4mm），右室肥厚（电轴右倾 >90°，R 在 V2 R 高，V6 S 深）

图 7-8　二尖瓣狭窄患者心电图

胸部 X 线检查（见图 7-9）

在二尖瓣狭窄,左房心耳扩大,在后前位像,心影左上段变直。有时左大气管也被抬高。在有肺动脉高压时，肺动脉增宽。肺静脉高压时血液分流到肺上叶，肺底部的看到叶间水肿表现位横的现状影，称为 Kerley B 线。

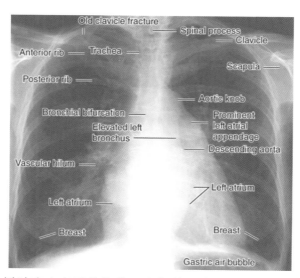

图 7-9　二尖瓣狭窄患者后前位像：左气管抬高，心脏左缘直，左心耳抬高

超声心动图（见图 7-10）

超声心动图对诊断二尖瓣狭窄是很重要的，它可以提供瓣膜的解剖及功能的信息。从 M 型超声心动图上可看到由于瓣叶的交界炎性融合，前后瓣叶略向前移，在 M 型超声图看，EF 坡度变小。

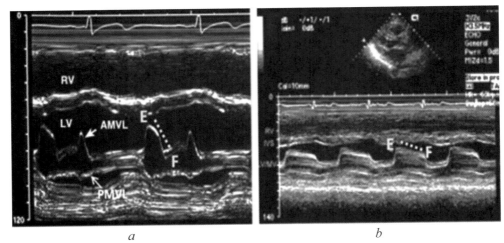

a. 图示正常二尖瓣图，其 EF 斜度是陡的；b. 图为一风湿性二尖瓣狭窄图，其 EF 斜度较平。

AMVL 二尖瓣前叶，LV 左室，PMVL 二尖瓣后叶，RV 右室

图 7-10　M 型超声图

二维 B 型超声心动图

对于二尖瓣狭窄度检查应包括了解狭窄度程度，是否有闭锁不全以及瓣膜其他病变。检查要用胸骨旁长轴，心尖部及肋下三个面检查。在风湿性二尖瓣狭窄时，在胸骨旁长轴面可见到二尖瓣瓣叶舒张期典型的半圆顶状或曲棍球杆状影像（见图 7-12）而瓣膜的后叶（PMVL）则活动很小，甚至不动。

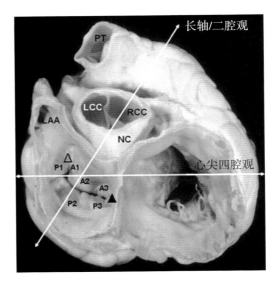

A1-A3 主动脉的二尖瓣叶，P1-P3 二尖瓣的壁叶，LAA 左房附件，
PT 肺动脉，NC 主动脉无冠开口，LCC 左冠开口，RCC 右冠开口

图 7-11　心脏标本示心脏底部的超声心动图的二及四腔观

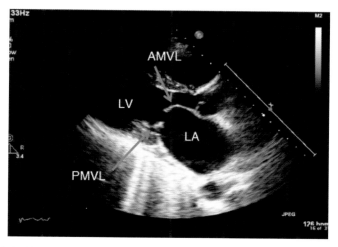

胸骨旁长轴示在舒张期，二尖瓣前叶变厚，呈曲棍球杆状，后叶变厚。

LV 左室，RV 右室，AMVL 二尖瓣前叶，PMVL 二尖瓣后叶，箭头指二尖瓣后叶

图 7-12

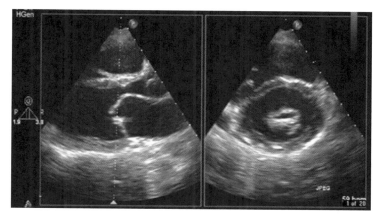

左图为一风湿性二尖瓣狭窄患者的 B 型超声心动图胸骨旁长轴图，

可见到二尖瓣前叶呈曲棍球杆状。右图为胸骨旁短轴图，可见到二尖瓣口呈鱼嘴状

图 7-13

十余年来三维超声图的引进不仅可以见到瓣膜到病变，也可以看到瓣旁组织到变化，更有助于考虑治疗对策。（见图 7-14）

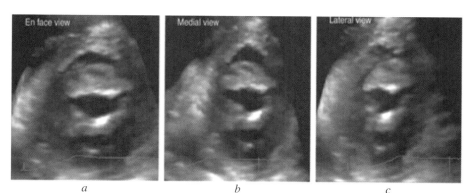

a.图正面图，*b*.图略正侧图，*c*.侧面图。可见二尖瓣狭窄开口的实相

图 7-14　三维超声心动图示一风湿性二尖瓣狭窄胸骨旁短轴图

现在可以用多普勒超声图计算出瓣膜面积，瓣上下的平均压差。超声心动图运动试验等方法，核共振图像等，能较准确估计二尖瓣狭窄程度，从而决定其治疗。图7-15为多普勒法测二尖瓣平均压差。

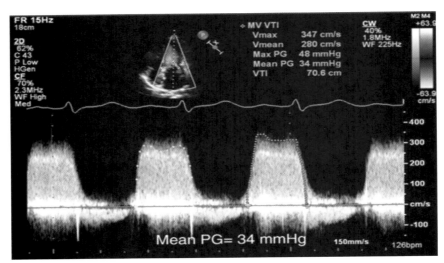

图7-15　用多普勒测二尖瓣平均压差

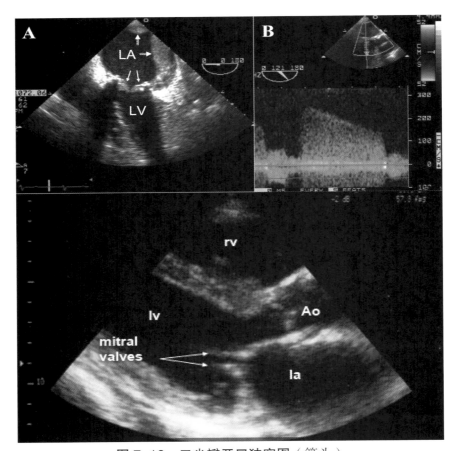

图7-16　二尖瓣开口狭窄图（箭头）

心导管检查超声心动图测量结果有时不很明确，只好求助心导管技术直接同时测量舒张期时左房及左室的压力。参考图7-17。

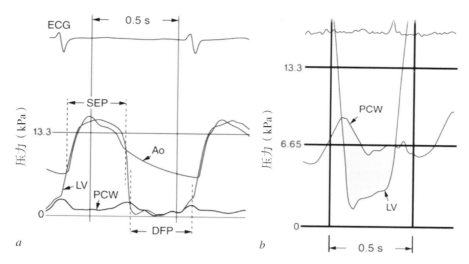

a 图正常心脏，LV 左室，AO 主动脉，PCW 肺楔压，DFP 舒张期充盈期，
SEP 收缩排血期；*b* 图二尖瓣狭窄患者，PCW 与 LV 压差很大（图阴影），
LV 舒张末压异常高大，PCW 线有宽大 V 波，PCW–LV 压差在舒张期明显增大

图 7–17　心导管方法同时测左房及左室压力

　　如果不能测到左房压力，则可以用肺楔压（PCW）代替左房压，以计算二尖瓣口的面积，常用的 Gorlin 公式计算去估计狭窄的程度，决定治疗方案。

$$MVA(cm^2) = \frac{(Cardiac\ output(mL/min)/Diastolic\ filling\ period\ (s)) \times Heart\ rate\ (bpm)}{Constant\ 37.9 \times \sqrt{Mean\ transmitral\ gradient\ (Pa)}}$$

这个公式只用于单独二尖瓣狭窄时。

治疗

　　首先要注意避免强的体力活动，饮食要减少食盐入量。有人主张在易于有上呼吸道感染季节及地区，可注射青霉素连续三周以预防风湿热再感染。

　　（1）心力衰竭遵循心衰治疗的一般原则，利尿、强心、扩血管治疗。急性肺水肿时避免使用扩张小动脉为主的扩血管药。

　　（2）心房颤动治疗原则为控制心室率，争取恢复窦性心律，预防血栓栓塞。

　　①急性发作伴快室率：血流动力学稳定者，可静注毛花苷 C 将心室率控制在 100 次 / min 以下。若无效，可静注胺碘酮、普罗帕酮、β–受体阻滞剂（美托洛尔、艾司洛尔）或钙拮抗剂（维拉帕米、地尔硫卓）；急性发作伴肺水肿、休克、心绞痛或昏厥时，应立即电复律。

　　②慢性心房颤动：病程 <1 年，左房内径 <60mm，无病态窦房结综合征或高度房室传导阻滞者，可考虑行药物（常用转复药物有奎尼丁、胺碘酮）或电复律术转复窦性心律。复律前应做超声检查以排除心房内附壁血栓。转复成功后用胺碘酮或奎尼丁维持窦性心律。不宜转复者，口服地高辛或联用地尔硫卓、美托洛尔、阿替洛尔将心室率控制在静息时 70 次 /min 左右。

　　（3）抗凝适应证：①左房血栓；②曾有栓塞史；③人工机械瓣膜；④房颤。

如无禁忌证，首选华法林，控制血浆凝血酶原时间（PT）延长1.5~2倍；国际标准化比率（INR）2.0~3.0。复律前3周和复律后4周需服用华法林抗凝治疗。

介入性治疗

经皮球囊瓣膜扩张术（PBMV）是1984年Inoue引入的。当二尖瓣膜口径面积MVA<1.5cm^2。时应考虑经皮球囊手术治疗，最适当的是心力衰竭在Ⅲ级以上，药物治疗无效者。

在经食道超声心动图（TEE）的指引下，用充气电皮囊扩大二尖瓣。术前要排除左房内有凝血块的病例。

以下几点有利于手术成功：瓣膜增厚限于瓣膜的尖端，前瓣叶活动很好，腱索病变较少，二尖瓣关闭不全不超过2度++，瓣叶的接合处无钙化。

瓣叶增厚程度分为4度，如下：

Ⅰ度：瓣叶活动好，厚度近正常，钙化轻，瓣下增厚很轻；

Ⅱ度：瓣叶中底部活动好，瓣边厚4~5mm，瓣叶边钙化1/3腱索增厚；

Ⅲ度：舒张期瓣膜底仍向前动，整瓣叶增厚，半部瓣叶钙化，腱索增厚超过1/3；

Ⅳ度：舒张期瓣膜向前动很小，瓣叶厚8~10mm，大部瓣叶钙化，腱索增厚到乳头肌。

PBMV可适用于很多病例，但有二尖瓣关闭不全（>Sellers 2级）或瓣叶接合钙化，以及心房有凝血块者为禁忌证。在心耳有小凝块，及一侧瓣叶钙化者为相对禁忌。扩张术对所有需做手术的患者术前后都要做血流动力学检查。一般来说，术后二尖瓣压差可下降0.93~1.33kPa（7~10mmHg），二尖瓣口面积可增0.7~1cm^2，心排出量可提高0.6L/min，肺动脉压下降，改善收缩功能。近期及远期都很好。对于未钙化的瓣膜来说，球囊扩张术对疗效与外科手术相比，毫不逊色。此外，对效果差的情况，还可以重复做。

外科手术治疗

二尖瓣狭窄手术的适应证

（1）二尖瓣狭窄出现症状及（或）合并肺动脉高压，心功能Ⅱ级或Ⅱ级以上者均应手术治疗。

（2）严重心功能不全经药物治疗症状改善或病情趋向稳定者，应争取手术治疗。

（3）心功能Ⅲ-Ⅳ级经内科治疗无效或病情逐渐加重者，应及早手术治疗。

（4）合并细菌性心内膜炎者，应在感染控制4~6周后手术治疗。若药物治疗无效，难以控制心力衰竭者，可急诊手术。

（5）风湿活动时，应控制3个月后再手术。

（6）最近发生体循环或肺循环栓塞者，应1~2个月后再手术。

（7）再次发生末梢动脉栓塞者，即使无症状，也应择期手术。

（8）二尖瓣狭窄的妊娠患者，争取在妊娠早期心功能Ⅱ~Ⅲ级时手术治疗。妊娠第二、三期发生急性左心衰竭时，应急诊手术。

（9）儿童或年轻妇女二尖瓣狭窄合并肺动脉高压，病情进展，尽管平时无症状或只发生一次左心衰竭者，应及时手术治疗。

二尖瓣狭窄直视分离术

二尖瓣狭窄直视分离术可以精确地切开融合的瓣叶交界，妥善地解除瓣下狭窄病变，取除左心房内血栓和瓣膜钙化病变，恢复瓣膜功能。术后再狭窄的发生率很低。

手术选择：二尖瓣狭窄手术包括成形术及换瓣手术两大类，一般情况下首选成形术，病变难以成形或成形手术失败者，考虑进行瓣膜置换。

（1）经皮房间隔穿刺二尖瓣球囊扩张术（PBMV）适应证：

①有症状，心功能Ⅱ、Ⅲ级。

②无症状，但肺动脉压升高，肺动脉收缩压静息 >6.67kPa（50mmHg），运动 >8kPa（60mmHg）。

③中度狭窄，二尖瓣口面积 $0.8cm^2 \leqslant MVA \leqslant 1.5cm^2$。

④二尖瓣柔软，前叶活动度好，无严重增厚，无瓣下病变，超声及影像无严重钙化。

⑤左房内无附壁血栓。

⑥无中重度二尖瓣反流。

⑦近期无风湿活动（抗"O"、血沉正常）。

（2）直视二尖瓣成形术适应证：心功能Ⅲ~Ⅳ级；中、重度狭窄；瓣叶严重钙化，病变累及腱索和乳头肌；左房血栓或再狭窄等，不适于经皮球囊扩张术。术后症状缓解期为 8~12 年，常需二次手术换瓣。

（3）瓣膜置换术成形术难以纠正二尖瓣畸形时，选择瓣膜置换手术。适应证：①明显心衰（NYHA 分级Ⅲ或Ⅳ级）或可能出现危及生命的并发症。②瓣膜病变严重，如钙化、变形、无弹性的漏斗型二尖瓣狭窄及分离术后再狭窄。③合并严重二尖瓣关闭不全。

二尖瓣关闭不全（反流，Mitral Regurgitation）

二尖瓣是由乳头肌、腱索、瓣叶、瓣环以及其连接的心房壁等几个部件组成的，其中任何一个部件发生病变都可导致血液在收缩期反流。心肌梗死可损害乳头肌及室壁等收缩；腱索断裂、二尖瓣脱垂、瓣环钙化等也回损害二尖瓣关闭，还有更常见的风湿性二尖瓣病变、感染性心内膜炎等都会导致二尖瓣关闭不全。当然最常见等病因要属风湿性心脏病及瓣膜黏液瘤变。从临床角度看，二尖瓣关闭不全（或称闭锁不全）可分为两大类型，一类是瓣叶及其直接连接的组织如腱索及瓣环发生病变者，另一类是由左室及左房病变所致的。临床医生所要注意的是致病的病因（见表7-2）。

表 7-2　二尖瓣闭合不全病因

二尖瓣膜黏液性病变	风湿热
系统性炎症（红斑狼疮，硬皮症）	细菌性心内膜炎（急性、慢性）
结缔组织病（马凡氏综合征等）	心肌肥厚（二尖瓣膜收缩期前移）
先天性缺陷（二尖瓣分开，降落伞状二尖瓣等）	
腱索病变（二尖瓣脱垂，急、慢性心内膜炎，风湿热，自然断开，心肌梗死）	
乳头肌病变（心肌梗死，扩张性心肌病，左室壁瘤，乳头肌断裂，外伤）	

在表 7-2 中所列的病因中，二尖瓣脱垂是一个特殊的疾病，它是由于瓣叶结缔组织增生及腱索延长所致，其结果导致心室收缩时瓣膜拖入左房，可以导致或不导致血液反流。有的患者反流取决于左室的容积，容积大的脱垂不多，血液反流少，容积小的则多。所以，由有无血液反流、反流量多少以及在收缩期期间左室的容积、压力以及其收缩力等这些因素来决定。此外，二尖瓣脱垂可合并其他器官结缔组织遗传性疾病，如马凡氏病等，故同为二尖瓣脱垂但临床表现可以很不一样。我们将先单独介绍二尖瓣脱垂，然后对其他病因导的二尖瓣关闭不全，对疾病按病情分慢性及急性一起讨论。

二尖瓣脱垂

当左心室收缩时，二尖瓣的前后叶会关闭紧贴，防止已经进入左心室的血液回流至左心房。而当左心室放松时，二尖瓣的前叶会再打开，让肺部经由肺经脉流入左心房的含氧血液，得以进入左心室。在二尖瓣脱垂的患者，其二尖瓣的瓣膜会变得较为肥厚以及松弛，称为黏液样变性。以至于当左心室在收缩的时候，部分的二尖瓣膜会突出到左心房内，而形成二尖瓣脱垂，有时由于瓣膜变得过于松弛而无法紧闭，部分血液会在左心室收缩时逆流回到左心房，称为二尖瓣关闭不全。二尖瓣黏液样变性形成的原因目前未知，一般认为可能是构成瓣膜细胞间质的胶原蛋白，在形成与分解的调控机制出现了异常所导致。

有的二尖瓣脱垂患者可以观察到有家族遗传的倾向，似乎是以自体显性的方遗传，但是致病的基因缺陷目前并未确定。此外有些遗传性的结缔组织疾病也会合并二尖瓣脱垂，例如马凡氏症（Marfan syndrome）、Ehlers-Danlos 症候群、成骨不全症（Osteogenesisimperfecta）等。

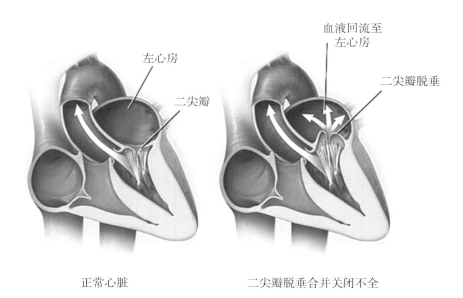

正常心脏　　　　　　　二尖瓣脱垂合并关闭不全

图 7-18　二尖瓣脱垂的模式图

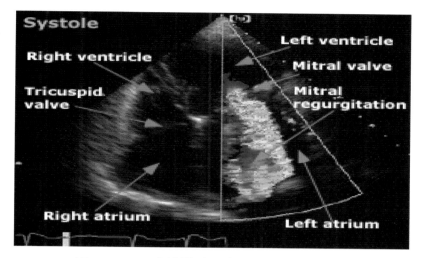

图 7-19　二尖瓣脱垂血液反流的超声心动图

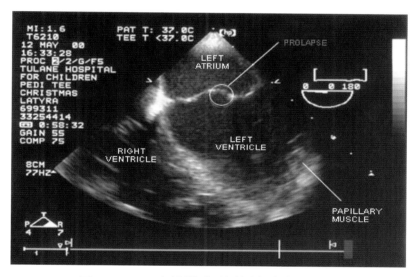

图 7-20　二尖瓣脱垂（圆圈内直线所指）

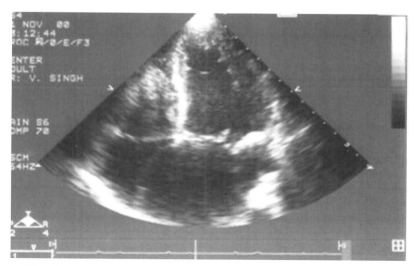

二维心尖四腔超声心动图示二尖瓣脱垂，是常见的一种二尖瓣关闭不全

图 7-21

二尖瓣脱垂的症状表现

大多数二尖瓣脱垂的患者都没有症状，因此有很多病患是因为例行性的心脏听诊发现到心杂音，或者是由于其他原因安排了心脏超声波检查而得以发现。但是有些患者会出现和瓣膜功能异常并非直接相关的症状，例如容易疲劳、心悸、胸闷、胸痛、焦虑、运动时呼吸不顺、头晕、偏头痛等等，此外在外观上体型会显得较为瘦长，有偏低的血压以及心电图异常，如果二尖瓣脱垂的患者出现了上述这些情况，往往会被称为二尖瓣脱垂症候群。二尖瓣脱垂症候群发生的原因目前并不清楚，甚至有许多专家质疑二尖瓣脱垂症候群的是否真的存在，但也有的研究显示二尖瓣脱垂症候群可能和自主神经系统功能失衡有关。在大多数二尖瓣脱垂患者，心悸是无害的。只在极少数情况下，会合并较为严重的心律不齐，可能需要进一步的评价和治疗。

虽然绝大多数的二尖瓣脱垂的患者都没有症状且无须特别治疗，但是有极少的患者却可能有产生严重并发症的风险，这些并发症包括感染性心内膜炎、血栓形成、心律不齐、严重二尖瓣关闭不全、晕厥或甚至心因性猝死。因此如何发现具有产生这些严重并发症风险的病患，并且尽可能事先加以预防，就变得十分重要。

二尖瓣脱垂可能有严重并发症风险的病患

二尖瓣脱垂病患如果出现下列的情况，会有较高形成严重并发症的风险，必须特别注意。

（1）中等程度以上的二尖瓣关闭不全。
（2）左心室收缩功能异常。
（3）二尖瓣瓣膜厚度超过 0.5cm 以上。
（4）严重的心律不齐，例如心房纤颤。
（5）左心房扩大。
（6）年龄高于 50 岁。

二尖瓣脱垂的诊断和治疗

二尖瓣脱垂在心脏听诊时，可以发现在心脏收缩中期会有一个短促的心杂音。心脏超声波检查是最有用的诊断工具，不仅可以帮助确定诊断，也可以测量瓣膜的厚度、松弛以及脱垂的程度，二尖瓣关闭不全的严重度，评价左心室肌肉的收缩功能以及心房心室是否扩大。对于疑似有合并心律不齐的病患，可以运用24h心电图监测或是携带式心电图纪录器以作为是否需要进一步治疗的参考。

绝大多数的二尖瓣脱垂患者预后十分良好，不需要治疗，如果不具备前段所叙述的危险因素，可以每2~3年定期追踪检查即可，也不需要运动方面的限制。若是出现胸闷、心悸等二尖瓣脱垂症候群相关的症状，且并未合并有瓣膜功能异常或是心律不齐的状况，建议先调整生活作息，避免熬夜及饮用含咖啡因的刺激性饮料，若不适的症状较为明显，也可以使用口服的 b- 交感神经拮抗剂来减轻不适。

二尖瓣瓣脱垂的患者出现感染性心内膜炎的机会是一般人的 3~8 倍，如果细菌经由龋齿、牙周病、牙科手术或其他身体组织黏膜的损伤而进入血液中，便有机会附着于异常的二尖瓣，进而形成感染性心内膜炎。因此平时应注意口腔的卫生保健，定期接受牙医的口腔检查。根据 2007 年美国心脏学会所制定的感染性心内膜炎的预防准则，二尖瓣脱垂患者若是未曾得到过心内膜炎或未接受过人工瓣膜置换的手术，是不需要在牙科手术前使用预防性的口服抗生素的。但是若是合并二尖瓣关闭不全的患者，也可以考虑在牙科手术前使用预防性的口服抗生素。

二尖瓣关闭不全有可能导致心脏衰竭、心脏扩大以及心律不齐。因此，合并有二尖瓣关闭不全的二尖瓣脱垂患者建议每年进行评价检查。

二尖瓣脱垂的手术治疗

若二尖瓣脱垂患者因为严重二尖瓣关闭不全而造成症状，或者虽然未出现症状，却有左心室扩大、左心室收缩功能异常，或者合并心房纤颤的心律不齐时，就必须考虑外科手术的治疗。目前在手术方式的选择上大多会采用二尖瓣修补或是重建的手术，较少采取人工瓣膜置换，手术的风险低（死亡率小于 1%），并且手术的长期预后大多十分良好。

二尖瓣脱垂的诊疗特点

二尖瓣脱垂是最常见的心脏瓣膜异常。

二尖瓣脱垂大多数患者没有症状，不需要治疗。

二尖瓣脱垂可能伴有疲劳、胸闷或心悸等症状，称为二尖瓣脱垂症候群，可能和自主神经系统功能失衡有关。

二尖瓣脱垂病患如果出现下列的情况，有较高的风险会形成严重并发症，必须特别注意：中等程度以上的二尖瓣关闭不全、左心室收缩功能异常、二尖瓣瓣膜厚度超过 0.5cm 以上、严重的心律不齐、左心房扩大，以及年龄高于 50 岁。

二尖瓣脱垂的患者出现感染性心内膜炎的机会较高，因此平时应注意口腔的卫生保健，定期接受牙医的口腔检查。

除上述的二尖瓣脱垂外，其他慢性二尖瓣关闭不全是不少见的。风湿热、细菌性心内膜炎、外伤、先天异常等更是常见。

二尖瓣关闭不全概论

正如前面所说，二尖瓣关闭不全（也称闭锁不全或二尖瓣反流）就是由于二尖瓣的任何一部分损坏，使血液不正常的从心室反流到心房所致。其原因很多，除去上述的二尖瓣脱垂外，常见的病因是风湿性心脏病、感染性心内膜炎、瓣环钙化、心肌病以及缺血性心脏病等。

症状：

当二尖瓣关闭不全发生在冠心病人时，常见等症状是：气短、疲乏、呼吸困难、肺水肿等。

但在慢性二尖瓣关闭不全的病人，其症状则很不相同。

①有的病人可在很多年内无任何症状，直到发生左心功能衰竭。

②由于发生心房扩大而感到心悸。

③慢慢出现心力衰竭症状如下肢浮肿、肺充血。

④体检发现颈动脉跳跃很强。S1弱，S2分裂，出现S3（由于穿过二尖瓣的血流增多）。

对于上述患者应考虑做心电图、超声心动图、心房利钠肽（atrial natriuretic peptide）以及心导管检查。

下面就慢性及急性二尖瓣关闭不全的诊断及治疗分别予以介绍。

慢性二尖瓣关闭不全症（MR）

临床表现

慢性MR的临床表现与病变的严重性、疾病进展速度、肺动脉压、心律（是否由心房纤颤）以及患者的心脏状态有所不同，轻时可无症状。当患者只有轻度关闭不全时，虽然心脏血流动力由一些变化，但心脏排出量仍可正常，所以可完全无症状。直到左室收缩功能发生障碍，肺动脉压升高或发生心房纤颤时才出现症状，就是体力活动时气短及疲乏，这是由于二尖瓣有血液反流导致心有效心排出量减少，同时由于血液经二尖瓣反流回心房，左房压乃升高，肺动脉压也就升高。另一常见的症状是间断的或持续的心房纤颤。

此后，随着疾病逐渐加重，左心室慢慢扩大，疾病演变为有症状的心力衰竭，出现浮肿。到了这个左室扩大的阶段，长期的二尖瓣关闭不全导致心室的功能衰竭常常是不能恢复的，要长久发展下去。少数病人尽管有左室收缩功能不良，但可以只有很轻的症状。

其他症状如血栓、咯血、右室衰竭等可以出现，更严重的是当瓣膜出现感染性心内膜炎时，二尖瓣关闭不全会更加重。

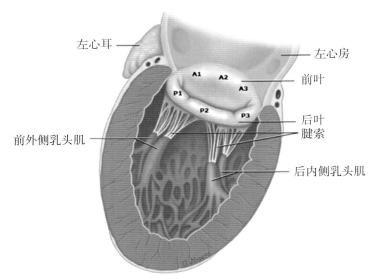

图 7-22　二尖瓣解剖示意图，前后瓣叶分区

体格检查

在慢性二尖瓣关闭不全，左室排出时间及每搏血量仍保持正常，所以脉搏仍可保持

122

正常频率，但到了后期或在急性关闭不全时，心排出量减少，脉弱而快，但脉压仍正常。

心脏检查：由于心脏扩大使心尖向左移而搏动有力。在二尖瓣关闭不全严重时，或血液反流严重时（如腱索断裂），心尖可摸到震颤及第三心音。一般，除非 MR 很严重，否则看不到右室衰竭的体征。

（1）听诊：除去听到二尖瓣关闭不全的收缩期杂音外，也可以引起其他心音的变化。

①S1 第一心音变弱，说明二尖瓣关闭不正常。

②在慢性二尖瓣关闭不全，可听到第二心音分裂。

③由于血流穿过二尖瓣进入一个扩大的心室而产生 S3 奔马律。

二尖瓣关闭不全的收缩期杂音的经时、强度、放射范围等不是永久保持不变的。大多数患者等杂音时全收缩期，从第一音开始直到第二音，甚至掩盖了第二音。听杂音的位置最好时在心尖。当血流方向是向后方时，杂音则放射到腋下以及背部。但杂音的强度与血液反流的严重程度却是不相符的。当左室与左房当压力接近相等时，杂音就会变弱。在急性二尖瓣关闭不全，有时只听到很弱的杂音。在慢性病人，除去上述的典型的全收缩期杂音外，还可听到其他类型的杂音：

①当二尖瓣后叶受损伤较重时（脱垂或腱索断裂），杂音向前放射直到胸骨，在心底部听得更清楚。这时可与主动脉狭窄得杂音相混淆。

②当前叶受损较重时，杂音一般时较响亮的，并常向背部放射，且在头部可听到。

③在二尖瓣脱垂或乳头肌移位出现的瓣膜关闭不全时（过去认为乳头肌功能失调），听到的是收缩中后期粗的杂音。

由于这个杂音变化很大，解释上也是众意纷纷。也试过一些手法和药物来鉴别，但仍难统一标准。但以下几点是大家都认可的：

①呼吸对于杂音影响很小。

②当左室容积增大时（如平卧或卧床而抬高双下肢时）杂音变强。

③站立或做 Valsalva 手法时杂音变弱。

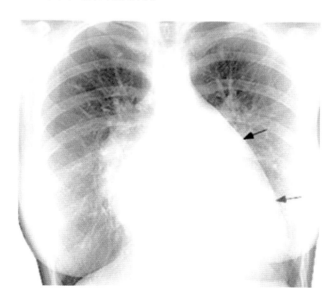

一位女性二尖瓣关闭不全患者的胸片，显示心脏扩大，
上面的黑箭头示左房扩大，下面的红尖头示左室扩大，典型的二尖瓣反流

图 7-23

（2）胸部 X 线片：胸部 X 线摄影不一定对诊断有所帮助，但对心脏病并本身却时很必要对。图 7-23 显示心脏扩大，心室心房都扩大，不过左室的大小与二尖瓣关闭不全的严重程度并无相关性，同样左房的体积与左房压力也无相关性。左室增大引起心影向左前移，左室呈球形。右室容积一般变化很少，由心力衰竭时才扩大。在无心力衰竭时，肺像清晰。

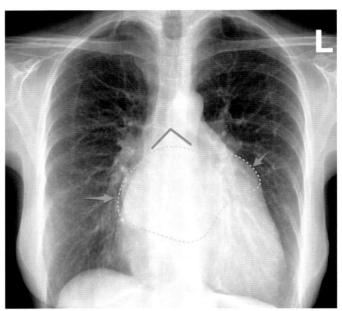

图 7-24　另一例二尖瓣关闭不全，心房明显扩大

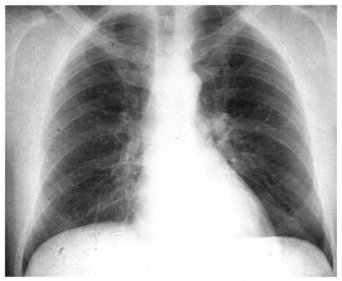

图 7-25　正常成人后前位胸片为与上面图做对比

（3）心电图检查：心电图对于 MR 的诊断并不是必需的，但习惯都认为还是必要的。事实 P 波也反映慢性 MR 时左房承受的血流动力的压力使左房扩大，P 波增宽（>0.12s II导），右室有顿挫，同时 V1 导增高，有顿挫，常成负向，称为"二尖瓣型 P 波"。

①当有左室肥厚时，aVL 及心前导的，ST 段压低，T 波倒置是常见的。

②肺动脉高压时，可以看到右室肥厚图像，在 V1 或 V2 常伴有高大的 R 波，R/S 比 >1，这个图形并为见到电轴右倾，因为常同时有左室肥厚。

③慢性 MR 常同时合并心房纤颤。

（4）超声心动图：

①冲向左房后壁的很大的旋转的血流。

②反流的波是呈浓密的，连续的波形。

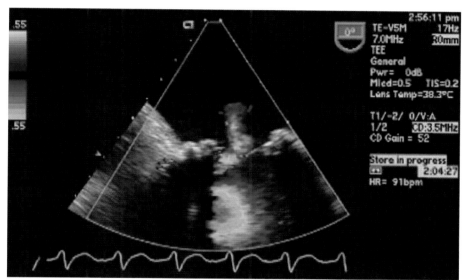

图 7-26　二尖瓣关闭不全可看到血流从心室反流入左房

诊断与评价

（1）证实二尖瓣关闭不全诊断及其严重程度：面对一位有心尖区全收缩期或中晚期杂音的患者应当考虑 MR 的诊断。有些患者虽然出现杂音。但并无症状，这是可能的，因为症状可能在后期才出现。确定诊断要靠经胸超声心动图（TTE）。

（2）了解二尖瓣关闭不全的严重程度。

（3）估计血流动力学的后果。

（4）发现病因。

（5）必要时做心导管、磁共振等检查。

在心力代偿很好的慢性二尖瓣关闭不全，左房及左室有足够的时间去扩张以适应反流的血量，所以左房压仍保持正常或仅轻度增高。但左室的扩大是经其向心性肥厚的进一步的发展。心脏的总排出量及每搏排出量仍能保持。最初左室虽然增大，但舒张末压力仍能保持正常。但当左室越来越增大时，二尖瓣环就被撑大，在心室收缩时，瓣膜就不能合适地紧紧关好，于是就出现二尖瓣反流，随后的左室扩张。总之，慢性二尖瓣反流到后来失代偿阶段，心肌功能失常，极大地损坏了心脏每搏排血量及每搏排血量，使舒张末压升高，最后左室及左房压高，引起肺水肿，如不处理可导致心源性休克。

慢性二尖瓣关闭不全的处理

慢性患者可在一很长时期不出现症状。只要注意限制强体力活动而不需特别治疗。

但当出现症状如体力活动有气短、心悸等症状后应及时治疗。要限制体力活动，用减少后负荷的药物，如硝酸盐类药物以及利尿剂，对保持心排血量有效；β-阻断剂也可有良效。

对于这类患者如出现心房纤颤，则要用 β-阻断剂保持心率不过快。同时要考虑抗凝剂。当需要牙科治疗时要注意用抗生素预防感染。

外科手术修补瓣膜等介入性治疗只有在手术条件许可时才可考虑。

急性二尖瓣关闭不全的治疗

当急性二尖瓣关闭不全合并冠状动脉病及急性心肌梗死时，要注意常常是下壁梗死，因为它最常引起乳头肌功能障碍，也就最常见到二尖瓣反流，出现气短、疲乏、端坐呼吸。肺水肿是常见的。在这类情况，可用 β-阻断剂、洋地黄、钙拮抗剂以及主动脉内球囊反搏等方法，但内科治疗常难有效。应考虑外科修补手术。但外科手术最好是在病情稳定条件下做，否则危险很大。

主动脉瓣狭窄

风湿性心瓣膜病在我国仍很多见，风湿性主动脉瓣狭窄常与二尖瓣膜病同时存在。单独性风湿性主动脉瓣狭窄是很少见的，如果发现则一定要考虑有其他结缔组织病因，如系统性红斑狼疮等。

但主动脉瓣狭窄中更常见的病因是老年患者主动脉瓣膜退化而硬化，乃至钙化所致。其特点是主动脉瓣叶随年龄增长而逐渐退化，经炎症、脂肪堆积、钙化过程，最后瓣叶以及瓣环皆硬化并钙化，使主动脉瓣口狭小，这是本文的主题。

瓣膜硬化乃至钙化引起主动脉瓣狭窄常常是单独存在的，其他瓣膜并无类似病变，个中原因未明。多见于老年人，但在少数患者有家族性高胆固醇血症以及患肾病末期的年轻人也有时出现主动脉瓣狭窄。

主动脉瓣狭窄主要由风湿热的后遗症、先天性主动脉瓣结构异常或老年性主动脉瓣钙化所致。患者在代偿期可无症状，瓣口重度狭窄的病人大多有倦怠、呼吸困难（劳力性或阵发性）、心绞痛、眩晕或晕厥，甚至突然死亡。

病因

正常主动脉瓣口面积超过 $3.0cm^2$。当瓣口面积减小为 $1.5cm^2$ 时为轻度狭窄；$1.0cm^2$ 时为中度狭窄；$< 1.0cm^2$ 时为重度狭窄。

（1）先天性主动脉瓣狭窄可为单叶式、二叶式或三叶式。单叶式出生时即已存在狭窄，以后瓣口纤维化和钙化进行性加重，引起严重的左心室流出道梗阻，患儿多在一年内死亡。50% 的先天性主动脉瓣狭窄为二叶式，30% 为三叶式。这两种瓣叶畸形在儿童期瓣口可无明显狭窄，但异常的瓣叶结构由于涡流冲击发生退行性变，引起瓣叶增厚、钙化、僵硬，最终导致瓣口狭窄，还可合并关闭不全。主动脉根部收涡流冲击可出现狭窄后扩张。

（2）风湿性主动脉瓣狭窄（aortic stenosis）：炎症或风湿病后主动脉瓣狭窄。在风湿热时，由 B 淋巴细胞产生的抗链球菌抗体与组织的抗原决定基（epitopes）发生作用，使各个瓣膜发生炎性反应，经过几个月、几年，各瓣膜都有可能出现炎症，发炎的弹性纤维被不规则的胶原质（collagen）取代，瓣膜变为不平滑的胶原块。以后多次的炎反应，终于使瓣膜变厚、钙化，瓣口不规则的狭窄。

主动脉瓣狭窄患者中80%为男性。单纯风湿性主动脉瓣狭较前少见，常常与主动脉瓣关闭不全及二尖瓣病变合并存在。病理变化为瓣膜交界处粘连和纤维化，瓣膜的变形加重了瓣膜的损害，导致钙质沉着和进一步狭窄。成人主动脉瓣口面积 $\geqslant 3.0cm^2$，当主动脉瓣口面积缩小至正常的1/3或更多时，才会对血流产生阻塞。

（3）老年性主动脉瓣钙化是一种退行性的改变，占老年病人的18%。瓣膜发生退行性变，纤维化和钙化，瓣叶融合。瓣口狭窄相对较轻，部分患者可伴有关闭不全。

钙化的主动脉瓣引起狭窄主动脉瓣钙化是一个人逐渐变老一样，是一自然的演变过程，就如同胆固醇对血管对作用一样，不需要瓣膜先有炎症或损伤而后对钙沉积。当然一些条件如男性、吸烟、血清低密度脂蛋白高等促使钙化更易形成。很多学者认为动脉硬化等发展会促使主动脉瓣的成骨细胞分化，引起瓣膜钙化。早期时主动脉瓣变厚，随后钙化，瓣口被堵。

当然，一些少见的原因如肾功能衰竭、系统性红斑狼疮等也可使主动脉瓣膜狭窄。

临床表现

（1）心绞痛：60%有症状患者，常由运动诱发，休息后缓解。发生于劳累后，也可发生在静息时，表明与劳累和体力活动不一定有关。其产生的机制可能是由心肌肥厚，心肌需氧量增加以及继发于冠状动脉过度受压所致的供氧减少，左心室收缩期室壁张力过高有关。

（2）眩晕或晕厥：约30%的病人有眩晕或晕厥发生，其持续时间可短至1min，长达半小时以上。部分病人伴有阿–斯综合征或心律失常。眩晕或晕厥常发生于劳动后或身体向前弯曲时，有时在静息状态，突然体位改变或舌下含服硝酸甘油治疗心绞痛时诱发。其产生机制尚不清楚，可能与下列因素有关：①劳动使周围血管扩张，而狭窄的主动脉口限制了心输出能力相应增加，导致脑供血不足。②发生短暂严重心律失常，导致血流动力学的障碍。③颈动脉窦过敏。

（3）呼吸困难：劳力性呼吸困难往往是心功能能不全的表现，常伴有疲乏无力。随着心力衰竭的加重，可出现夜间阵发性呼吸困难、端坐呼吸、咳粉红色泡沫痰。

（4）猝死：占10%~20%，多数病例猝死前常有反复心绞痛或晕厥发作，但亦可为首发症状。其发生的原因可能与严重的、致命的心律失常，如心室颤动等有关。

（5）多汗和心悸：此类患者出汗特别多，由于心肌收缩增强和心律失常，患者常感到心悸，多汗常在心悸后出现，可能与自主神经功能紊乱，交感神经张力增高有关。

检查

（1）X线检查：心影正常或左心室轻度增大，左心房可能轻度增大，升主动脉根部常见狭窄后扩张。在侧位透视下可见主动脉瓣钙化。晚期可有肺淤血征象。

（2）心电图检查：重度狭窄者有左心室肥厚伴ST–T继发性改变和左心房大。可有房室阻滞、室内阻滞（左束支阻滞或左前分支阻滞）、心房颤动或室性心律失常。

（3）超声心动图检查：是明确诊断和判定狭窄程度的重要方法。M型诊断本病不敏感和缺乏特异性。二维超声心动敏感，可提供心腔大小、左室肥厚及功能。

（4）左心导管检查：当超声心动图不能确定狭窄程度并考虑人工瓣膜置换时，应行心导管检查。最常用的方法是通过左心双腔导管同步测定左心室和主动脉压，或用单腔导管从左心室缓慢外撤至主动脉连续记录压力曲线；如左心导管难以通过狭窄的主动脉瓣口则可取右心导管经右心穿刺室间隔进入左室与主动脉内导管同步测压。计算左心室 – 主动脉收缩期峰值压差，根据所得压差可计算出瓣口面积。>1.0cm^2 为轻度狭窄，0.75~1.0cm^2 为中度狭窄，<0.75cm^2 为重度狭窄。如以压差判断，平均压差 >6.67kPa（50mmHg）或峰压差达 9.33kPa（70mmHg）为重度狭窄。

诊断

根据临床症状、查体心底部主动脉瓣区喷射性收缩期杂音、超声心动图检查证实主动脉瓣狭窄，可明确诊断。

治疗

（1）轻度狭窄无症状，无须治疗，但需要定期复查。如一但出现晕厥、心绞痛、左心功能不全等症状考虑重度狭窄，内科治疗效果不明显，需要介入或手术治疗。

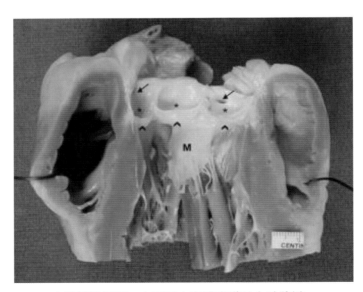

心脏等纵切面，左面示左室流出道及主动脉瓣。

瓣膜软（箭头所指），Valsalva 窦及冠脉口可见到，M指二尖瓣前瓣

图 7-27

（2）主动脉瓣膜成形术：主要适应证：①儿童和青年的先天性主动脉狭窄；②严重主动脉狭窄的心源性休克不能耐受手术者；③重度狭窄危及生命，而因心力衰竭手术风险大的过渡治疗措施；④严重主动脉瓣狭窄的妊娠妇女；⑤严重主动脉瓣狭窄拒绝手术者。

（3）瓣膜置换治疗：主动脉瓣病变技术已十分成熟，手术的成功率在98%以上，而且效果良好。主要适应证为①有晕厥或心绞痛病史者；②心电图示左心室肥厚；③心功能Ⅲ～Ⅳ级；④左心室–主动脉间压力阶差 >6.67kPa（50mmHg）。

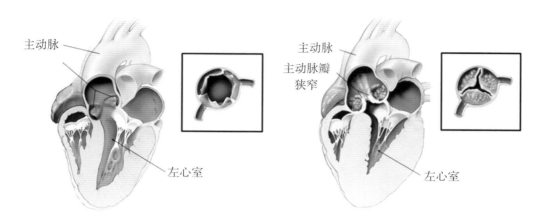

图 7-28　左图正常心脏，主动脉瓣正常；右图示主动脉瓣硬化

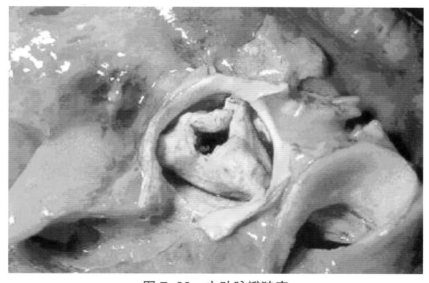

图 7-29　主动脉瓣狭窄

病理生理学

主动脉瓣狭窄后的主要病理生理改变是收缩期左心室阻力增加，使得左心室收缩力增强以提高跨瓣压力阶差，维持静息时正常的心排血量。如此逐渐引起左心室肥厚，导致左心室舒张期顺应性下降，舒张末期压力升高；虽然静息心排血量尚正常，但运动时心排血量增加不足。此后瓣口严重狭窄时，跨瓣压力阶差降低，左心房压、肺动脉压、肺毛细血管术嵌压及右心室压均可上升，心排血量减少。心排血量减少可引起心肌供氧不足、低血压和心律失常，脑供血不足可引起头昏、晕厥等脑缺氧的表现。左心室肥大，收缩力加强，明显增加心肌氧耗，进一步加重心肌缺血。

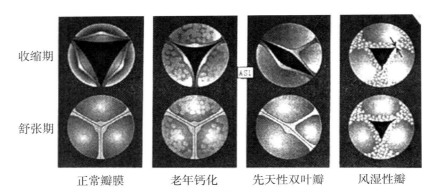

收缩期			
舒张期			
正常瓣膜	老年钙化	先天性双叶瓣	风湿性瓣

图 7-30　不同病因引起的主动脉瓣病变

临床表现

症状

由于左心室代偿能力较大，即使存在较明显的主动脉瓣狭窄，相当长的时间内患者可无明显症状，直至瓣口面积小于 $1cm^2$ 才出现临床症状。

（1）体力活动引起呼吸困难：此乃因左心室顺应性降低和左心室扩大，左心室舒张期末压力和左心房压力上升，引起肺毛细血管术嵌压增高和肺动脉高压所致。随着病程发展，日常活动即可出现呼吸困难以及端坐呼吸，当有劳累、情绪激动、呼吸道感染等诱因时，可诱发急性肺水肿。

左室壁增厚虽然可以保持较强的心脏收缩力，但心室必须提高充盈能力以保持有足够的舒张末容量，这样才能维持正常的射血分数。当二尖瓣开放时，左房是与左室相通的，左室的增高的舒张末压便提高了左房的压力，进而引起肺静脉压，遂导致肺充血而后呼吸困难。更有甚者，随着主动脉瓣口小，左室射血时间势必延长，其舒张期充盈时间乃缩短，心室达到其前负的到极限，排出量势必减少，出现呼吸困难。

（2）心绞痛：1/3 的患者可有劳力性心绞痛。其机理可能为：肥厚心肌收缩时，左心室内压和收缩期末室壁张力增加，射血时间延长，导致心肌氧耗量增加；心肌收缩使增加的室内压力挤压室壁内的冠状动脉小分支，使冠脉流量下降；左心室舒张期顺应性下降，舒张期末压力升高，增加冠脉灌注阻力，导致冠脉灌注减少，心内膜下心肌缺血尤著；瓣口严重狭窄，心排血量下降，平均动脉压降低，可到冠脉血流量减少。心绞痛多在夜间睡眠时及劳动后发生。可有咳嗽，多为干咳，并发支气管炎或肺部感染时，咳黏液样或脓痰。左心房明显扩大压迫支气管亦可引起咳嗽。

（3）劳力性晕厥：轻者为黑矇，可为首发症状。多在体力活动中或其后立即发作。机理可能为：运动时外周血管阻力下降而心排血量不能相应增加；运动停止后回心血量减少，左心室充盈量及心排血量下降；运动使心肌缺血加重，导致心肌收缩力突然减弱，引起心排血量下降；运动时可出现各种心律失常，导致心排血量的突然减少。以上心排血量的突然降低，造成脑供血明显不足，即可发生晕厥。

（4）胃肠道出血：见于严重主动脉瓣狭窄者，原因不明，部分可能是由于血管发育不良、血管畸形所致，较常见于老年主动脉瓣钙化。

（5）血栓栓塞：多见于老年钙化性主动脉瓣狭窄患者。栓塞可发生在脑血管、视网膜动脉、冠状动脉和肾动脉。

（6）其他症状：主动脉瓣狭窄晚期可出现心排血量降低的各种表现：明显的疲乏、虚弱、周围性发绀。亦可出现左心衰竭的表现：端坐呼吸、阵发性夜间呼吸困难和肺水肿。严重肺动脉高压后右心衰竭：体静脉高压、肝脏肿大、心房颤动、三尖瓣反流等。

体征

（1）心脏听诊：胸骨右缘第二肋间可听到粗糙、响亮的喷射性收缩期杂音，呈先递增后递减的菱形，第一心音后出现，收缩中期达到最响，以后渐减弱，主动脉瓣关闭（第二音）前终止；常伴有收缩期震颤。吸入亚硝酸异戊酯后杂音可增强。杂音向颈动脉及锁骨下动脉传导，有时向胸骨下端或心尖区传导。通常杂音越长越响，收缩高峰出现越近，主动脉瓣狭窄越严重。但合并心力衰竭时，通过瓣口的血流速度减慢，杂音变轻而短促。可闻及收缩早期喷射音，尤其在先天性非钙化性主动脉瓣狭窄多见，瓣膜钙化僵硬后此音消失。瓣膜活动受限或钙化明显时，主动脉瓣第二心音减弱或消失，亦可出现第二心音逆分裂。常可在心尖区闻及第四心音，提示左心室肥厚和舒张期末压力升高。左心室扩大和衰竭时可听到第三心音（舒张期奔马律）。

（2）其他体征：脉搏平而弱，严重狭窄时由于心排血量减低，收缩压降低，脉压减小。老年病人常伴主动脉粥样硬化，故收缩压降低不明显。心脏浊音界可正常，心力衰竭时向左扩大。心尖区可触及收缩期抬举样搏动，左侧卧位时可呈双重搏动，第一次为心房收缩以增加左室充盈，第二次为心室收缩，持续而有力。心底部、锁骨上凹和颈动脉可触到收缩期震颤。

并发症

（1）充血性心力衰竭：50%~70%的患者死于充血性心力衰竭。
（2）栓塞：多见于钙化性主动脉瓣狭窄。以脑栓塞最常见，亦可发生于视网膜、四肢、肠、肾和脾等脏器。
（3）亚急性感染性心内膜炎：可见于二叶式主动脉瓣狭窄。

辅助检查

（1）X线检查：左心缘圆隆，心影不大。常见主动脉狭窄后扩张和主动脉钙化。在成年人主动脉瓣无钙化时，一般无严重主动脉瓣狭窄。心力衰竭时左心室明显扩大，还可见左心房增大，肺动脉主干突出，肺静脉增宽以及肺瘀血的征象。

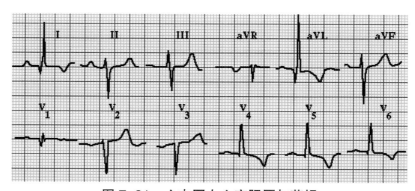

图 7-31　心电图左心室肥厚与劳损

（2）心电图检查：轻度主动脉瓣狭窄者心电图可正常。重者可出现很多变化。心电图左心室肥厚与劳损。R波高大，ST段压低和T波倒置的加重提示心室肥厚在进展。左心房增大的表现多见。主动脉瓣钙化严重时，可见左前分支阻滞和其他各种程度的房室或束支传导阻滞。

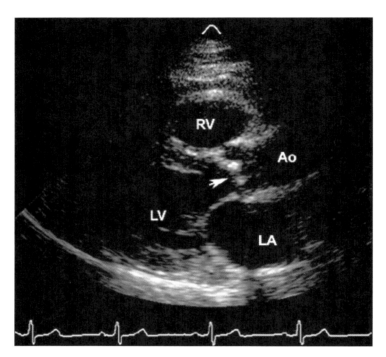

图7-32　增厚的主动脉瓣使流出道狭窄

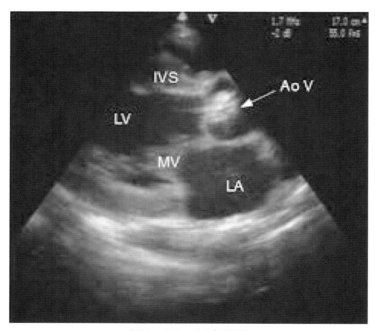

图7-33　主动脉瓣

（3）超声心动图检查：M型超声可见主动脉瓣变厚，活动幅度减小，开放幅度小于18mm，瓣叶反射光点增强提示瓣膜钙化。主动脉根部扩张，左心室后壁和室间隔对称性肥厚。二维超声心动图上可见主动脉瓣收缩期呈向心性弯形运动，并能明确先天性瓣膜畸形。多普勒超声显示缓慢而渐减的血流通过主动脉瓣，并可计算最大跨瓣压力阶差。用面积仪测算主动脉瓣口面积。

（4）左心导管检查：必要时可直接测定左心房、左心室和主动脉的压力。左心室收缩压增高，主动脉收缩压降低，随着主动脉瓣狭窄病情加重，此压力阶差增大。左心房收缩时压力曲线呈高大的a波。在下列情况时应考虑施行：年轻的先天性主动脉瓣狭窄患者，虽无症状但需了解左心室流出道梗阻程度；疑有左心室流出道梗阻而非瓣膜原因者；欲区别主动脉瓣狭窄是否合并存在冠状动脉病变者，应同时行冠脉造影；多瓣膜病变手术治疗前。

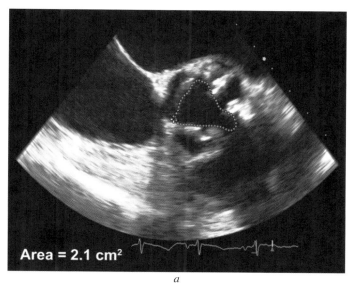

a

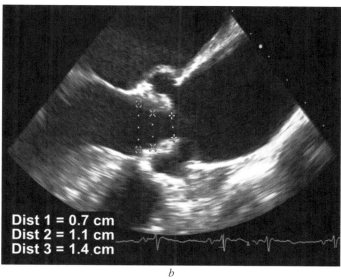

b

a. 主动脉瓣短轴并计算瓣膜的解剖面积；

b. 主动脉瓣长轴不同影响计算面积也有差异

图 7-34　主动脉瓣面积法

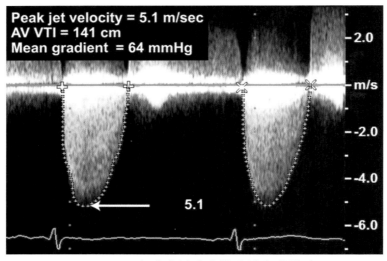

图 7-35   主动脉瓣狭窄的连续多普勒波

正常成人瓣口面积约 3.0~4.0cm^2，按照狭窄的程度可将主动脉瓣狭窄分为轻度狭窄（瓣口面积 ≥ 1.5cm^2），中度狭窄（瓣口面积 1.0~1.5cm^2）和重度狭窄（瓣口面积 ≤ 1.0cm^2）。也有的根据瓣膜的跨瓣压差进行分级，平均跨瓣压差小于 4kPa（30mmHg）为轻度，4~6.67kPa（30~50mmHg）为中度，大于 6.67kPa（50mmHg）为重度。

鉴别诊断

发现心底部主动脉瓣区喷射性收缩期杂音，即可诊断主动脉瓣狭窄，超声心动图检查可明确诊断。临床上主动脉瓣狭窄应与下列情况的主动脉瓣区收缩期杂音鉴别。

（1）肥厚梗阻型心肌病：亦称为特发性肥厚性主动脉瓣下狭窄（IHSS），胸骨左缘第四肋间可闻及收缩期杂音，收缩期喀喇音罕见，主动脉区第二心音正常。超声心动图显示左心室壁不对称性肥厚，室间隔明显增厚，与左心室后壁之比 ≥ 1.3，收缩期室间隔前移，左心室流出道变窄，可伴有二尖瓣前瓣叶向交移位而引起二尖瓣反流。

（2）主动脉扩张：见于各种原因如高血压、梅毒所致的主动脉扩张。可在胸骨右缘第二肋间闻及短促的收缩期杂音，主动脉区第二心音正常或亢进，无第二心音分裂。超声心动图可明确诊断。

（3）肺动脉瓣狭窄：可于胸骨左缘第二肋间隔及粗糙响亮的收缩期杂音，常伴收缩期喀喇音，肺动脉瓣区第二心音减弱并分裂，主动脉瓣区第二心音正常，右心室肥厚增大，肺动脉主干呈狭窄后扩张。

（4）三尖瓣关闭不全：胸骨左缘下端闻及高调的全收缩期杂音，吸气时回心血量增加可使杂音增强，呼气时减弱。颈静脉搏动，肝脏肿大。右心房和右心室明显扩大。超声心动图可证实诊断。

（5）二尖瓣关闭不全：心尖区全收缩期吹风样杂音，向左腋下传导；吸入亚硝酸异戊酯后杂音减弱。第一心音减弱，主动脉瓣第二心音正常，主动脉瓣无钙化。

治疗

（1）内科治疗：适当避免过度的体力劳动及剧烈运动，预防感染性心内膜炎，定期随访和复查超声心动图。洋地黄类药物可用于心力衰竭患者，使用利尿剂时应注意防止容量不足；硝酸酯类可缓解心绞痛症状。

（2）手术治疗：治疗的关键是解除主动脉瓣狭窄，降低跨瓣压力阶差。常采用的手术方法如下。

①经皮穿刺主动脉瓣球囊分离术。能即刻减小跨瓣压差，增加心排血量和改善症状。适应证为：儿童和青年的先天性主动脉瓣狭窄；不能耐受手术者；重度狭窄危及生命；明显狭窄伴严重左心功能不全的手术前过渡。

②直视下主动脉瓣交界分离术。可有效改善血流动力学，手术死亡率低于2%，但10~20年后可继发瓣膜钙化和再狭窄，需再次手术。适用于儿童和青少年先天性主动脉瓣狭窄且无钙化的患者，已出现症状；或虽无症状但左心室流出道狭窄明显；心排血量正常但最大收缩压力阶差超过6.67kPa（50mmHg）；或瓣口面积小于$1.0cm^2$。

③人工瓣膜替换术。指征为：重度主动脉瓣狭窄；钙化性主动脉瓣狭窄；主动脉瓣狭窄合并关闭不全。在出现临床症状前施行手术远期疗效较好，手术死亡率较低。即使出现临床症状如心绞痛、晕厥或左心室功能失代偿，亦应尽早施行人工瓣膜替换术。虽然手术危险相对较高，但症状改善和远期效果均比非手术治疗好。明显主动脉瓣狭窄合并冠状动脉病变时，宜同时施行主动脉瓣人工瓣膜替换术和冠状动脉旁路移植术。

④经导管主动脉瓣置换术TAVR（Transcatheter Aortic Valve Replacement）提供了手术主动脉瓣置换以外的新选择。在手术评价为高风险的病人，TAVR为合理的替代选项。主动脉瓣狭窄的病程演进中有很长的无症状潜伏期，一旦症状发生，无论是胸痛、晕厥或心力衰竭，平均余命便只有1~4.5年不等。因此及早发现此病症并规律追踪，在适当时机进行介入处理是治疗主动脉瓣狭窄病人的关键所在。在当前心脏超声波普及的年代，有多达50%的病人是在很早期被诊断出来。但是何时才是适当的介入时机？在临床上有时难以决断。2014新版治疗指南对许多原先较为模糊的灰色地带给了更为明确的建议，并大幅提高了在无症状期病人进行早期介入治疗的重要性。对于临床医师及执行介入治疗的心脏科医师来说，至为重要。

主动脉瓣关闭不全

主动脉瓣关闭不全（或称闭锁不全，主动脉瓣反流）主要由风湿性主动脉瓣膜炎造成，也可由感染性主动脉瓣膜炎以及主动脉粥样硬化和梅毒性主动脉炎等累及主动脉瓣膜引起。此外，梅毒性主动脉炎、类风湿性主动脉炎及Marfan综合征均可引起瓣膜环扩大而造成相对性主动脉瓣关闭不全。本症常为慢性，较少见的是急性主动脉瓣关闭不全。

由于瓣膜口关闭不全，在心舒张期，主动脉部分血液反流至左心室，使左心室因血容量比正常增加而逐渐发生代偿性肥大。久之，发生失代偿性肌原性扩张，依次引起肺淤血、肺动脉高压、右心肥大、右心衰竭、大循环淤血。主动脉关闭不全，听诊时在主动脉瓣区可闻舒张期杂音。由于舒张期主动脉部分血液反流，舒张压下降，故脉压差增大。患者可出现水冲脉、血管枪击音及毛细血管搏动现象。由于舒张压降低，冠状动脉供血不足，有时可出现心绞痛。一般要采用手术治疗。

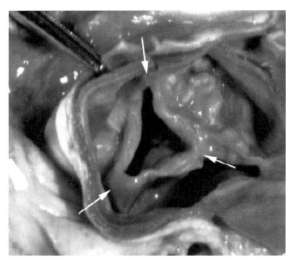

风湿性主动脉瓣造成既有狭窄也有闭锁不全，箭头指瓣膜粘连，瓣口呈三角形状，瓣叶有钙化点

图 7-36

病因

正常时，在舒张期主动脉瓣口能保持完整的关闭正是由于主动脉根部无损伤及三个瓣叶的游离边能紧密到位所致。当一些原因影响瓣叶或主动脉根部时，就会导致主动脉瓣关闭不全。事实上，多类原因会引起主动脉瓣关闭不全的。目前，风湿热虽然较前略少，但仍要重视。其他如先天性主动脉瓣畸形，感染性心内膜炎等并不少见。Marfan 综合征、主动脉夹层甚至高血压症等也偶可见到。

症状

（1）左心室代偿期：对慢性主动脉瓣反流所致容量负荷过量，由于代偿期的有效心输出量正常，左室舒张末压不高或轻度升高，因此可维持正常的循环功能，而无明显症状。即使左室舒张末压已明显增加，由于舒张期二尖瓣可提前关闭，使左房压和肺静脉压在相当长时间内无明显升高，代偿期可长达 20~30 年。由于左室射血量增加和心脏收缩力增强，患者可有心悸、心尖冲动感及心前区不适感。

左心室失代偿期：一旦左心功能失代偿，则发生充血性心力衰竭，病情常迅速恶化，若不及时治疗常在 2~3 年内死于左心衰、心绞痛或猝死。

（2）心绞痛：50% 以上严重的主动脉关闭不全可发生心绞痛。多在平卧位时发作，见于重度主动脉瓣反流的年轻患者，在卧床休息时发作或在夜间熟睡中痛醒，伴血压明显升高、心率加快和轻度呼吸困难。对硝酸甘油效果不好。其发生原因可能有以下几种。

①睡眠时回心血量增加，心脏舒张期容量负荷过度，使心腔扩大，氧耗量增加，引起心肌缺血。

②严重主动脉瓣反流可使主动脉舒张压降低，引起冠状动脉血流减少。

③部分高龄患者可合并冠心病。心绞痛发作频繁者提示预后不良。

（3）左心功能不全：由于左心室收缩功能受损，在长期失代偿后，一旦出现肺静脉高压时可出现劳力性呼吸困难，也可发生夜间阵发性呼吸困难、端坐呼吸，甚至肺水肿。晚期可引起右心衰征象。

（4）猝死：主动脉关闭不全约10%可发生猝死，其发生率较主动脉瓣狭窄为少。可能与突发致命性室性心动过速（持续性室速、室颤）有关。

（5）其他：不少病人有大量出汗，主要在上半身，有些病人以出汗为主诉。多汗的原因未明，可能与自主神经功能紊乱有关。偶尔病人诉周期性颈动脉痛和压痛，经5~7天自行缓解，原因未明。

体征

慢性主动脉瓣关闭不全。

左室代偿期

心尖冲动增强并向左下移位。
心尖呈抬举性搏动。
心浊音界向左下扩大。

听诊特点

（1）主动脉瓣区舒张期杂音：通常在胸骨左缘三、四肋间（即主动脉瓣区第二听诊区）可听到音调高、响度递减的吹风样舒张早期杂音。杂音性质通常为泼水样或哈气样；常传至心尖区。由升主动脉病变，引起升主动脉明显扩张所致主动脉瓣环扩大，造成相对性主动脉瓣关闭不全或主动脉瓣叶脱垂、翻转造成主动脉瓣关闭不全，可在胸骨右缘第二肋间最响，并沿胸骨右缘下传，呈乐音样或海鸥样舒张早期杂音。杂音与第2心音（S2）的主动脉瓣成分同时出现，故杂音常掩盖S2。杂音轻时，让病人取坐位并稍向前倾，同时作深呼气后暂停呼吸及用隔膜型听诊器胸间容易听到。杂音强度与反流口面积大小、压力阶差、反流束方向以及心功能情况有关。其强度并不能完全代表反流的程度。判断反流严重程度与杂音持续时间（反流时间）更为重要。轻度反流仅出现于舒张早期，严重反流可听到全舒张期杂音；极严重反流伴心功能不全时，由于舒张早期左室残留血增多，压力较高；大量主动脉瓣反流可迅速使左室舒张压增加，并与主动脉舒张压达到平衡，致反流时间缩短和（或）反流量减少，杂音反而缩短和变轻；而当左心功能改善时则杂音变响亮。

（2）Austin-Flint杂音：严重主动脉瓣关闭不全时可在心尖区听到较为低调、短促的舒张中期隆隆样杂音，常有收缩期前加强，称Austin-Flint杂音。为主动脉瓣反流束冲击二尖瓣前叶使其抬起并引起振动所致；也可能左室舒张压迅速升高，迫使二尖瓣叶不能充分开放，产生血液涡流所致。

（3）主动脉瓣区收缩期杂音：重度主动脉瓣关闭不全时，可在主动脉瓣区听到2~3/Ⅵ级音调较高、持续时间较短的吹风样喷射性收缩期杂音，杂音呈菱形，在S1后出现，延续至收缩早、中期，收缩晚期消失。通常无收缩期震颤，偶可闻收缩早期喷射音。产生机制系重度主动脉瓣反流时，左室心排血量明显增加和血流速度加快，产生相对性主动脉瓣狭窄所致。与器质性主动脉瓣狭窄的收缩期杂音比较，后者通常是响度大、粗糙、音调高、时限长的吹风样喷射性全收缩期杂音，常伴收缩期细震颤。

（4）二尖瓣区收缩期杂音：中、重度主动脉瓣反流，因左心室明显扩大，致乳头肌位置下移和二尖瓣环扩张，可产生相对性二尖瓣关闭不全，可在心尖区听到吹风样反流性收缩期杂音，此杂音在心功能减退时增强，而心功能改善时则减轻，而器质性二尖瓣关闭不全则相反。

（5）心尖区 S1 常减弱：当主动脉瓣反流引起左室舒张期容量和压力迅速增高，尤其并有左心功能不全时，可使二尖瓣提前关闭，故 S1 常减弱。当并发相对性二尖瓣关闭不全时，心尖区反流性收缩期杂音可掩盖 S1。重度主动脉瓣反流在心尖区常可听到 S3，由于扩大的左心室在舒张早期快速充盈期，心室充盈量增加引起室壁振动所致。

外周血管体征

（1）水冲脉（waterhammerpulse）：为心脏收缩期外周动脉急速充盈，而在舒张期部分血液反流至左心室，使血管内压力又急速下降，按压桡动脉时呈骤起骤落。当举直患者手臂抬高过头时由于重力作用此征更为明显。

（2）枪击音（pistolshotsound）：用听诊器胸件放置于患者肱动脉或股动脉处，可听到动脉搏动时响亮的"嘟－嘟"音，如枪击声音，系收缩期血流快速通过外周动脉所致。

（3）Duroziez 征：用听诊器胸件轻压腹主动脉时可听到收缩期和舒张期来回杂音，反映有严重主动脉瓣反流存在。

（4）毛细血管搏动（Qumcke 征）：略加压于指甲，观察指甲床，或用玻片轻压口唇黏膜，均可见潮红和苍白交替的毛细血管搏动。重度主动脉瓣反流时收缩期周围毛细血管充盈，而舒张期血液倒流，使毛细血管缺血。

（5）点头征（DeMusset 征）：重度主动脉瓣关闭不全时可见与心跳一致的规律性点头运动。

（6）脉压差增大：主动脉瓣关闭不全时收缩压升高、舒张压下降，致脉压差增大。当重度主动脉瓣关闭不全伴左心衰时，由于收缩压下降，LVEDP 显著增高可使动脉舒张压升高，脉压差可以接近正常，故必须结合临床进行分析。严重主动脉瓣反流时用水银柱血压计测量血压，发现舒张压为零时仍可听到枪击音；同样情况如用动脉内测压法发现其舒张压仍＞ 3.9kPa（30mmHg）以上。

左室失代偿期

左心衰时除上述体征外，于心尖区可产生 S3 奔马律。

病理生理

主动脉瓣关闭不全病人的左室舒张期，在接受左心房血液同时又额外地接受从主动脉反流的血液，导致左心室舒张末期容量逐渐增大，左心室随着肌原纤维节代偿机制，产生离心性左心室肥厚，左心室顺应性增加，以逐步适应左心室慢性容量负荷过重，保证左心室舒张末期容量增加而左心室舒张末期压力在正常范围，这种心肌代偿机制可以维持很长时间，致使病人无症状。但随着病程进展，引起心室壁肥厚的加重，左心主要在心内膜下区域，随着左室收缩及舒张功能减退，症状出现，并很快左室功能减退为不可逆性；因此，这类病人往往因心肌代偿机制，在很长的一段时间内因无任何症状而未能及时就诊。一旦症状出现，很快引起不可逆性左室功能改变，即便手术预后也相对较差。风湿性心脏病主动脉瓣关闭不全是由于风湿炎反复发作，引起主动脉瓣瓣膜边缘炎症、纤维化、挛缩和变形，引起主动脉瓣残缺、增厚、纤维化、钙化、赘生物等导致瓣叶闭合不良。

慢性主动脉瓣关闭不全产生血流动力学可分为两期。

（1）左心室代偿期：主动脉瓣关闭不全使左心室在舒张期一方面接受左心房回流血液；另一方面还需接受从主动脉反流血液，引起左心室容量负荷过量。早期的舒张末期容量可正常或稍有增高，但随后进行性反流可通过心肌纤维的滑动、肌节增多和心肌肥大而引起舒张末期压增高和心腔扩张。上述代偿机制促使心搏出量增多和左心室射血分数超过50%。收缩期大量心搏出量射入体循环，可引起收缩压增高。肥大心肌可保持收缩期室壁的顺应性和维持后负荷在正常范围，但心肌需氧量增加。主动脉瓣反流血液进入左心室可使主动脉舒张压进行性降低，引起冠状动脉血流减少，因而严重的慢性主动脉瓣反流可产生心内膜下缺血。

（2）失代偿期：慢性主动脉瓣反流的进行性容量负荷过重可持续数年后，才发生心肌收缩功能（变力）损害，使最终射血分数和变力下降，随着心腔扩张、心肌肥大机制的限度，使左室充盈压明显增高，进一步使左房压和肺静脉压增高，导致肺淤血。

在急性主动脉瓣关闭不全，左室没有时间去适应突然的变化。左室容积急性负荷加重，使舒张末容积略增加，但压力增高，并提高左房及肺静脉压，导致急性肺水肿。由于心室舒张末容积还正常，心总排出量未增多，有效每搏量下降。为了代偿这低排出量，交感神经便兴奋，引起心率增快，周围血管收缩，其结果使主动脉关闭不全更恶化。

诊断

根据病史、主动脉瓣区及主动脉瓣第二听诊区舒张期杂音和外周血管体征，即可做出主动脉瓣关闭不全的诊断，进一步根据超声心动图和心导管检查，可对主动脉瓣反流程度做出半定量诊断及对常见病因做出判断。

其他辅助检查

（1）X线检查典型慢性主动脉瓣关闭不全有以下表现。
①左心室扩大：心尖向左下移位，伴心尖冲动增强，心胸比 > 0.50。
②升主动脉明显增宽：主动脉弓突出，有显著搏动，与扩大的左室构成"靴形心"。
③可有主动脉瓣或瓣环的钙化。
④左心衰竭常伴左房扩大、肺淤血。
（2）心电图典型表现左心室肥厚、劳损。急性主动脉瓣关闭不全无左心室肥厚，可有心肌缺血的 ST-T 改变。

（3）超声心动图

①M型和二维UCG：主动脉瓣叶增厚，回声增强，活动僵硬，舒张期瓣叶关闭时对合不良，可见关闭裂隙，多在2~3mm以上；主动脉短轴切面可清楚显示三个瓣的结构及运动情况，关闭时可显示关闭不全的具体位置及裂隙的形状和大小；有赘生物或瓣叶脱垂时二维UCG更易显示。M型可观察到二尖瓣前叶在舒张期的快速震颤。经食管UCG(TEE)可更清楚地显示裂隙的位置和形状，更敏感地显示彩色反流束。间接征象：左心室扩大，室间隔、左室后壁振幅增加，主动脉根部增宽。（见图7-37）

②多普勒UCG：于主动脉瓣下取样，可测及舒张期湍流频谱。彩色多普勒在二维平面上显示多彩镶嵌的反流束，可观察反流束的起源和起始部宽度，并可根据反流束的面积进行半定量。关闭不全裂隙小于2mm时，M型及二维UCG均不易检出，采用频谱多普勒和彩色多普勒则可非常敏感地检测出极小的反流束。

③主动脉瓣反流的定量诊断：多根据多普勒信号在左心室腔内分布范围的大小或反流分数（RF）来估测主动脉瓣反流的严重程度。根据反流分数可分为：轻度RF < 20%；中度RF=20%~40%；中重度RF=40%~60%；重度RF > 60%。

④心导管检查左心室造影可测定左室舒张末容积、左室收缩末容积、左室射血分数（EF）、左室舒张末压及左室壁（室间隔、后壁）厚度。

⑤升主动脉造影可显示反流口形状及大小，对估计主动脉瓣关闭不全程度和了解主动脉根部各种病理过程有价值。

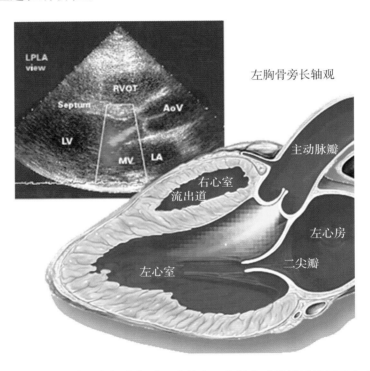

主动脉瓣关闭不全，在舒张期时血液从左心室经主动脉瓣反流回到左心室

图7-37　超声心动图左胸骨旁长轴图

现在可以用多普勒超声结合二维超声图取估计反流的程度，并分其轻重程度，以考虑治疗方法。

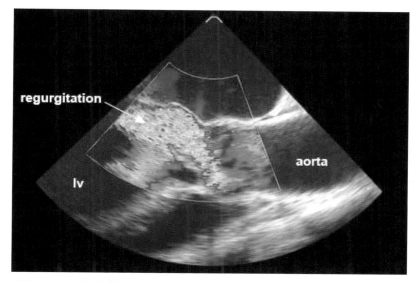

图 7-38　经食管彩色超声心动图示血液从主动脉反流回左心室

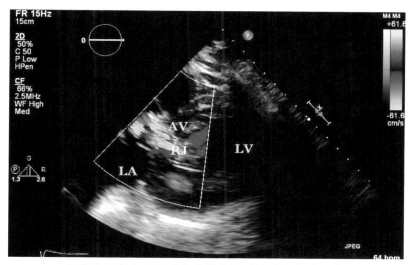

超声胸骨旁电极图示主动脉血流反流到左室（LV）

AV 主动脉瓣，LA 左房，RJ 反流

图 7-39

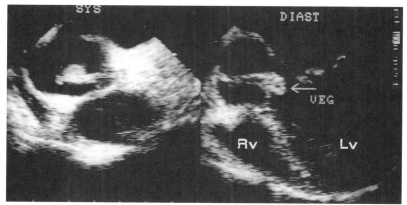

在收缩期及舒张期显示早主动脉瓣附着一较大的赘生物（VEG）

图 7-40　经食管超声心动图

治疗

慢性主动脉瓣关闭不全患者，其左心功能代偿期可长达 20~30 年，但一旦发生左心功能衰竭，则病情常迅速恶化，如不积极治疗常在 2~3 年内死亡。急性主动脉瓣关闭不全患者，由于大量血液突然反流至左心室，常在短期内发生急性左心衰竭，即使积极药物治疗，病死率相当高。因此急、慢性主动脉瓣关闭不全患者应在左心衰竭出现前进行人工瓣膜置换术。

慢性主动脉瓣关闭不全代偿期治疗

（1）对无症状轻度主动脉瓣关闭不全患者：在发生意外创伤，或在牙科、各种外科手术和器械检查时，应给予青霉素做预防性治疗，防止感染性心内膜炎发生。

（2）对中、重度主动脉瓣关闭不全伴左心室明显扩大者：虽无左心功能不全表现，目前推荐应用血管紧张素转换酶抑制药（ACEI），降低后负荷，从而减少反流量。

（3）积极防治风湿热。

（4）积极治疗心律失常及感染。

慢性主动脉瓣关闭不全失代偿期治疗

（1）发生左心功能不全及心绞痛时：应给予洋地黄和利尿药治疗，并辅以 ACE 抑制药、哌唑嗪或硝酸酯等扩血管药治疗。

（2）发生难治性肺水肿时：可应用硝普钠 50mg 加入 10% 葡萄糖 500mL 或 Mg-GIK 液 500mL 内静滴，从起始 10μg/min 滴速，以后每 5~10min 递增 10μg/min，直至达到满意血流动力学效应或 75~150μg/min 的速度为止，如血压偏低，可加用多巴胺 40~80mg 于硝普钠内静滴。待病情稳定后，尽早做好手术准备。

（3）慢性主动脉瓣关闭不全的手术时机：应在不可逆性左心室扩张发生前行主动脉瓣置换术。超声心动图测量的左心室大小和左室射血分数（EF）降低是左心衰竭出现前进行瓣膜置换术的主要无创依据。

①左室收缩末内径 ≤ 55mm。

② EF > 45%，是手术能逆转左心室扩张的限度，因此主动脉瓣置换术应在左心室扩张及左心功能达到这一限度之前进行。

并发症

（1）心力衰竭主动脉瓣关闭不全病程晚期可出现左心衰竭，少数病人终末还可出现右心衰竭，而大多数慢性主动脉瓣关闭不全病人可能在出现右心衰竭之前已经死亡。左心衰的发生可能与左室负荷过重、心肌缺血及心肌纤维化等因素有关。

（2）感染性心内膜炎是慢性主动脉瓣关闭不全的最重要并发症。感染性心内膜炎是导致主动脉瓣关闭不全病人病情恶化的重要因素。那些原本仅为轻度的主动脉瓣关闭不全病人，一旦并发感染性心内膜炎，造成瓣膜毁损而引起极其严重的血流动力学紊乱，威胁患者的生命。而对已有重度主动脉瓣关闭不全者，后果更为严重。

（3）心律失常主动脉瓣关闭不全病人可能发生多种心律失常，如室早、室速等，常预示左心室功能受损。重度主动脉瓣关闭不全伴明显左心室肥厚和扩张时，可出现左束支传导阻滞及不同程度的房室传导阻滞。

急性主动脉瓣关闭不全的治疗外科换瓣膜手术治疗是必要的。但病人必须得到内科治疗的支持。用 dobutamine 提高心排出量并缩短舒张期时间，用硝普钠对于高血压患者可减少后负荷。手术前要接受抗生素预防感染。也要用阿司匹林或其他抗凝血剂。

预后

轻中度主动脉瓣关闭不全患者可保持 10~30 年无症状，未手术患者中 10 年病死率仅 5%~15%。重度患者 10 年病死率可达 30%，20 年病死率可达 50%。重度主动脉瓣关闭不全，当舒张压正常，无左室肥厚和（或）扩大、左心功能相对正常者，预后较好。重度关闭不全伴左室收缩功能减低者预后较差，一旦出现症状则预后极差。重度关闭不全伴有心绞痛者的 5 年病死率可达 50%。药物治疗无症状重度关闭不全患者可提高生存率，推迟主动脉瓣置换术。McGoon 报告因主动脉瓣反流而行主动脉瓣置换术远期生存率、术后 5、10、15 年的无栓塞生存率分别为 74%、62% 和 56%，与二尖瓣置换术后的远期生存率接近。

三尖瓣疾病

既往医生对于三尖瓣疾病是漠视的，认为是很少见的病。但近些年来不断有人报告三尖瓣狭窄及关闭不全到病例。这可能有几个原因。首先高清晰度的检查仪器使医生对三尖瓣的解剖生理有更清楚地理解，更易于发现瓣膜的异常；另外近代医疗用注射药物增多（致瘾的嗜物），静脉导管诊疗以及起搏器，外科手术等增多，总之，右心负担渐重，这些可能都是三尖瓣病增多的原因。下面先复习三尖瓣解剖。

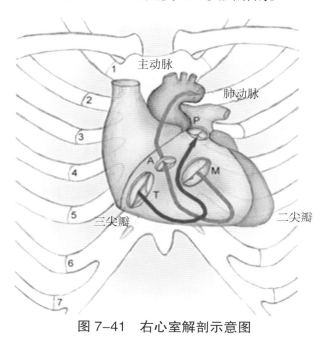

图 7-41　右心室解剖示意图

三尖瓣是由三个瓣叶、瓣环、腱索及乳头肌组成，与心房及心室肌、传导系统及纤维弹性的框架等结合工作。

　　三尖瓣，曾被称为"被遗忘的瓣膜"，它位于右房与右室之间，其瓣膜面积在 $4\sim6cm^2$，瓣膜约呈垂直状，与矢状面呈 45°，三个瓣膜是前上、下及隔断瓣。见图 7-42。

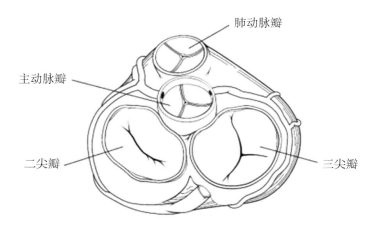

图 7-42　从上面看心底部示心瓣膜

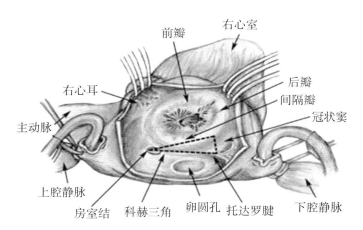

从右房位置看三尖瓣前瓣、后瓣及间隔瓣，虚线的三角形是 Koch 三角，三角形的尖是房室结

图 7-43

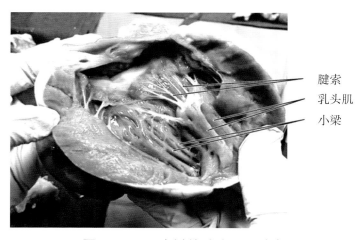

图 7-44　三尖瓣的乳头肌及腱索

144

三尖瓣有瓣环，具有三个瓣叶。前上瓣叶是最大的，其次是后叶，第三个瓣叶是最小的，是间隔瓣叶连接到房室间隔，活动很小。在舒张期时，前、后叶活动与间隔瓣叶结合使三尖瓣关闭。所以，从生理功能看，名为三尖瓣，实际好像是二尖瓣。

三尖瓣下都有乳头肌及腱索相连。前乳头肌是最大的，来自心尖。间隔瓣也有腱索相连，但其腱索是来自室间隔。

三尖瓣反流（关闭不全）

三尖瓣反流常发生在结构正常的三尖瓣，也就是说这只是功能性反流，是由于右心室扩大，三尖瓣环扩大及乳头肌功能失调所致。

功能性三尖瓣关闭不全常见于有左心疾病（左室功能失调、二尖瓣疾病），肺血管及肺疾患病，右室心肌梗死，致心律失常右室心肌发育不良症，以及一些先天性心脏病时。与之相对应的是当三尖瓣本身发生病变，则引起器质性三尖瓣关闭不全。

风湿性三尖瓣关闭不全几乎都是与二尖瓣病同时出现，这是由于肺动脉高压关系。差不多 2/3 的风湿性二尖瓣病青年患者，其三尖瓣都有病变。但这些病变都比较轻，常只是单纯都瓣膜关闭不全。如果瓣叶及腱索发生纤维变。则引起瓣膜狭窄。

三尖瓣内膜炎可见于经常注射嗜用药物的人，以及免疫力低下的人。金黄色葡萄球菌嗜最常见的病原体。此外。链球菌及肠球菌也可见到。三尖瓣环可出现脓肿，腱索断裂或瓣膜穿孔导致三尖瓣反流也可见到。类肉瘤是较少见的。

三尖瓣脱垂这是由于瓣膜的黏液瘤性退化所致，几乎只见于有二尖瓣脱垂的患者。前叶脱垂是最常见的。但由于临床表现，超声心动图等病不是很明确，所以本症的真实发病率并不清楚。

此外，在系统性红斑狼疮有 25% 的患者有三尖瓣反流。心脏导管术也可引起三尖瓣反流。

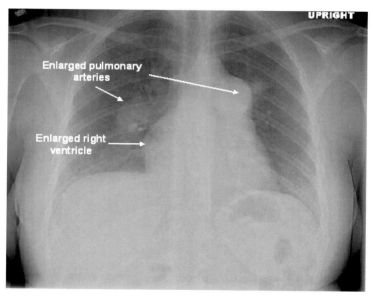

三尖瓣反流，心脏影像从右房到右室皆扩大，还可见到胸腔积液，由于有腹水使膈肌抬高

图 7-45

145

三尖瓣反流的治疗：在没有肺动脉高压的情况，三尖瓣反流并不引起不适的症状。但当肺动脉压升高后，心排出量便下降，就导致右心衰竭，出现相关的症状，如浮肿、疲乏、气短等。限制食盐入量并用利尿药物后，可降低右房压，病情好转。当然彻底的治疗仍须外科手术。

外科手术不外修补、重建、换瓣膜等。这对于三尖瓣狭窄患者可能比较直观决定。但对三尖瓣反流就要多考虑。首先了解者反流使功能性的还是器质性的。如果是功能性的，外科手术就无必要，而要是瓣环扩大，瓣叶损坏等可修补，只有当出现不可控制的瓣膜炎、顽固心力衰竭才考虑更换瓣膜。

三尖瓣狭窄

三尖瓣狭窄不是常见的病。它也是由风湿病引起的，几乎都是与二尖瓣狭窄同时出现，但它但瓣下病变不严重。较多见的是三尖瓣反流，常与肺动脉瓣狭窄并在。

临床识别出右室三尖瓣病是很困难的，因为它的一些特征都被与它有关的疾病所掩盖，如系统性红斑狼疮、感染性心内膜炎、创伤或肿瘤。即使出现一些症状如腹部不适、腹水、黄疸、身体虚弱等常被用其他病症解释，而忽略三尖瓣疾病。即使在与二尖瓣狭窄通在的情况，一些病症如气短、肺水肿、咯血等都会用二尖瓣狭窄来解释，而忽略三尖瓣病的存在。

身体检查

颈静脉搏动：由于颈内静脉无有效的瓣膜，所以必须仔细观察颈静脉搏动去估计右房压。图 7-46 显示正常颈静脉搏动，有三个波 a、c、v 及两个凹陷 x 及 y（分别与 a 及 v 相关）。a 及其最早的凹陷是分别相当于心房收缩及松弛。下降的 x 波被一个 c 波所断，这是由于右室等容收缩而使三尖瓣弯向右心房所致。x 继续是由于右室继续排血使房室环向心尖方向下降所致。随后，三尖瓣关闭，右房在充盈，右房压升高，乃出现 v 波。然后瓣膜开开，压力及容积下降，产生凹陷的 y 波。

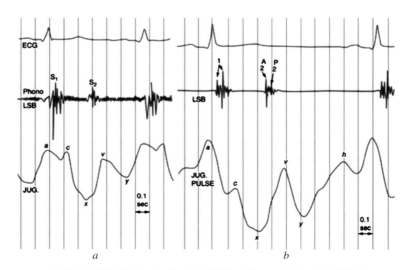

a. 图为心率快速图，*b.* 为心率慢图，有一 h 波为右室充盈末

图 7-46　正常颈静脉搏动图

146

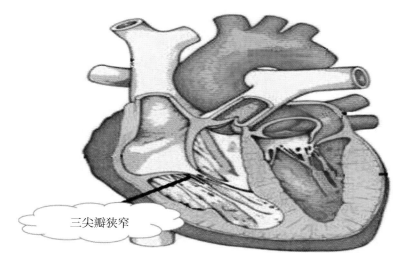

图 7-47　三尖瓣狭窄解剖示意图

三尖瓣疾病的诊断

心电图

　　心电图检查右房扩大引起 P 波较宽，无右室肥厚图形。心律一般是正常，有时出现心房纤颤。在肺动脉高压时，可出现心房纤颤及右室肥厚图形，电轴右倾，V1、V2 的 R 波高。右房增大。不完全性有束支传导阻滞及心房纤颤，或 V1 有时可出现 Q 波可见到。

　　胸部 X 线检查在三尖瓣狭窄，由于右房扩大，胸片显示右边心影扩大，上腔静脉及其静脉扩张。

　　在三尖瓣反流，心脏影像从右房到右室皆扩大，还可见到胸腔积液，由于有腹水使膈肌抬高。

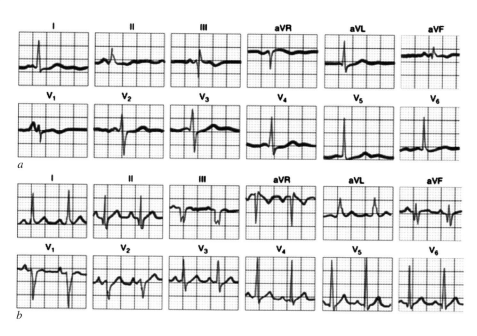

图 7-48　b 图示 Ebstein 畸形及预激综合征，II 导及 V2 的 P 波高大显示右房扩大

147

超声心动图检查

可以看到三尖瓣病变的痕迹，如图 7-49 所示。

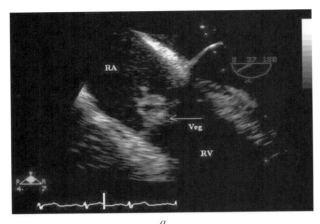

a

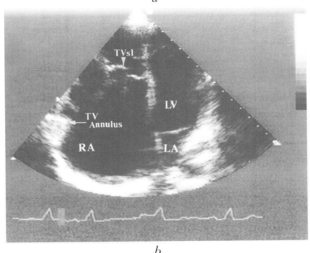

b

a. 图：感染性心内膜炎，RA 右房，RV 右室，箭头指增厚的上半顶状的三尖瓣 Veg；

b. 图：三尖瓣环增厚

图 7-49　二维超声心动图显示三尖瓣病变

肺动脉瓣反流（Pulmonic Regurgitation）

正常的肺动脉瓣是一个薄的三叶瓣，它的作用就是保护血液在右室排出到肺循环时不会反流回心室。肺动脉瓣反流是指在舒张期时。肺动脉的血反流回到右心室。生理性极少量的反流在很多人都会有，尤其老年人，对心脏生理功能毫无影响。但在病理情况，反流量大，就会使右室负荷增大，并导致心力衰竭。不过原发的肺动脉瓣反流是很少见到的，工作中遇到的大都是继发于肺动脉高压症或扩张性心肌病。

病生理学肺动脉瓣反流的最常见的病理变化有三个，即肺动脉环扩大、肺动脉瓣叶变形及先天性瓣膜畸形。（见图 7-50）

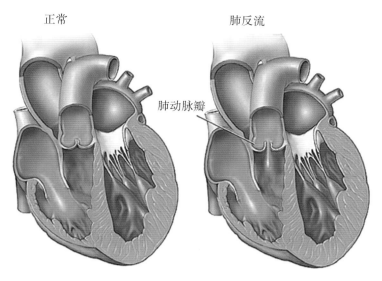

正常　　　　　　　　　　　　　　肺反流

肺动脉瓣

图 7-50　右图示肺动脉瓣关闭不良

临床表现

肺动脉瓣反流的临床表现很不明显，只有当出现右室衰竭时才引起注意。常见的是活动时气短、易于疲劳、头晕、肢体浮肿、胸痛、心悸，有时甚至出现晕厥。更严重的时发生右心衰竭，出现腹胀、腹水、肝大而痛。其他与肺动脉瓣反流有关的症状如感染性心内膜炎、风湿性心脏病等。在病情严重时可出现咯血。

查体：颈静脉压常常是升高的，A 波升高，但当出现三尖瓣反流时，V 波是较高大的。当右室扩大时，手放在胸骨左下边时会感到心脏冲动。当肺动脉瓣反流是由于肺动脉高压所致时，P2 是强的；但如右室舒张末压升高，P2 强，S2 分裂。在肺动脉高压时，Graham Steell 杂音是高调的。反流的杂音可以整个舒张期都听到。典型都情况是当肺动脉的收缩期压大于 8kPa（60mmHg）时，杂音才出现。但类似主动脉瓣反流时的高调杂音在肺动脉高压时是不会出现的，同样类似的周围血管症状也不会出现。

病因

肺动脉瓣可以出现很多情况的并发症，如原发性肺动脉高压症、法洛四联症、感染性心内膜炎、风湿性心内膜炎等。有些情况可以损坏肺动脉瓣，列举如下：

①风湿性心脏病：可能其他瓣膜（二尖瓣、主动脉瓣等）也遭侵犯。

② Swan-Ganz 导管引起创伤。

③为扩张狭窄的肺动脉瓣引起其反流。

④外科手术修补肺动脉瓣狭窄或四联症而导致肺动脉瓣反流。

⑤梅毒感染。

⑥类肉瘤。

先天性疾病造成肺动脉关闭不全也可见到，这包括肺动脉瓣缺如、瓣膜异常等。其他如马凡氏病、风湿性心脏病、主动脉关闭不全等。

检查

心脏听诊：低调杂音在胸骨左第 3、4 肋间清楚，吸气时增强；当肺动脉收缩期压力超过 9.33kPa（70mmHg）时肺动脉环扩大，出现 Graham-Steell 舒张期杂音。此外，第二音分裂，右侧第三心音在吸气时较清楚。

心电图示右室肥厚，右束支传导阻滞 X 线平片示肺动脉增宽，右室增大。

超声心动图（见图 7-51）：

心电图显示右室扩大，不完全性右束支传导阻滞，也可出现右室肥厚图形。

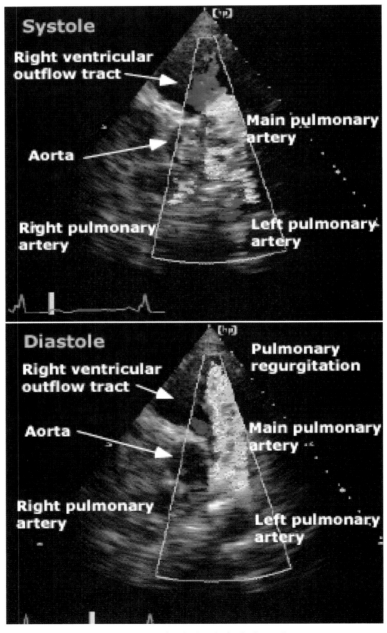

图 7-51　舒张期时肺动脉反流

治疗

肺动脉瓣反流很少严重到紧急处理阶段，因为右室已适应了低压的容积负荷，但当出现右心衰竭时，则要考虑外科重建瓣膜手术。

肺动脉瓣狭窄（Pulmonic Stenosis）

肺动脉狭窄可以是单独由于瓣膜狭窄（90%），其次瓣下狭窄或瓣上狭窄，也可能是更复杂的先天畸形中的一个部分。

单纯的肺动脉瓣狭窄约占全先天性心脏病的10%~15%。这类情况可以是瓣叶彼此有部分融合在一起，而且每个瓣叶皆薄而易弯，其结果则是整个瓣膜呈圆顶状，只留下一狭窄的中心孔。而在狭窄的后面肺动脉却扩张，大约10%~15%的患者还有肺动脉瓣膜成长不良，可形状不规则，瓣叶间融合，瓣叶活动不良等。瓣环经常是较小的，但瓣口狭窄后并不扩张。大约2/3病人有Noonan综合征。Noonan综合征是一种先天性病。病人有颈蹼，耳郭发育不全，后发际低，其他症状未报道。病人均表现有身材矮小，并有多种类似Tutner综合征的先天性躯体发育异常，生殖器表现为小阴茎、隐睾，生殖腺发育不良。本病易出现智力障碍、严重的漏斗胸，先天性心脏病是普遍现象。

此外，在严重的肺动脉瓣狭窄患者常见到两个瓣膜，瓣膜下右室肥厚，使右室流出道狭窄。

肺动脉瓣下狭窄及外围肺动脉狭窄也不少见。

临床表现

很多患者，无论大人小孩，大多数都无症状，少数人感到气短乏力。有右室衰竭时可出现浮肿。很少的病例报告有猝死。用手触诊时可在胸骨左缘上部感到右室有力的搏动。听诊S1正常，随后有收缩期卡达音，S2分裂，P2柔而略迟。重要的是在左第二肋间听到收缩期杂音，向背部放射。第二心音常分裂，这是由于肺动脉瓣关闭略迟所致。

检查

胸部X线平面像：特点是由于肺动脉瓣狭窄而使主肺动脉及其左右分支皆扩张。肺内血管则正常。心右边饱满，心内血管影正常。

心电图：右室肥厚，其程度与肺动脉狭窄的程度是很相关的。在轻型肺动脉瓣狭窄的病人，约半数患者的心电图可以是正常的，可有轻度电轴右倾。随着狭窄加重，电轴右倾而且V1的R增高。严重的患者可有明显电轴右倾，aVR的R波明显，V1的R波高大，可达>20mm。

超声心动图：在二维超声图可见到瓣膜增厚、鼓起，右室肥厚明显。多普勒图可帮助了解反流的速度及其起点。健康成人的肺动脉瓣的面积是体表面积的2.0cm²/m²，轻度肺动脉瓣面积则大于1cm²，穿瓣膜的压差在6.67kPa（50mmHg）；中度狭窄时，瓣膜面积0.5~1.0cm²，穿瓣膜压力差是在6.67~10kPa（50~75mmHg），面积0.5~1.0cm²，严重狭窄者的面积小于0.5cm²，压力差大于10kPa（75mmHg）。

心脏导管术检查及肺血管造影：一般来说，为了证实用无创技术检查的结果为目的而做导管是没有必要的。但当临床所见与超声心动图结果之间有矛盾时，则应进行导管检查以明诊断，因为这样如果能发现肺动脉与右室压力差明显时可诊断肺动脉瓣狭窄。

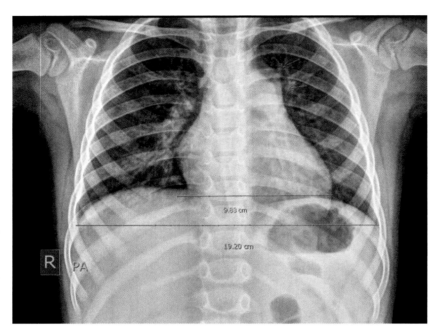

X线胸片显示心影右边扩大突出，右房扩大

图 7-52

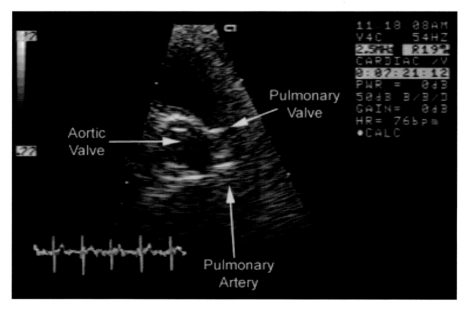

肺动脉瓣狭窄患者的胸骨旁短轴超声心动图，可看到肺动脉瓣增厚

图 7-53

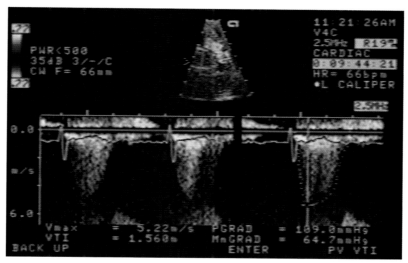

其最高速度 5.2m/s，穿瓣膜压差最高为 14.53kPa（109mmHg），平均为 8.67kPa（65mmHg）

图 7-54　肺动脉瓣狭窄的多普勒超声心动图

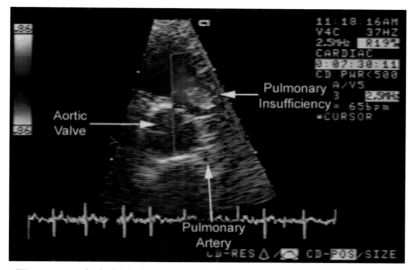

图 7-55　肺动脉瓣狭窄合并关闭不全，右上箭头指肺动脉反流

治疗

肺动脉瓣狭窄可用外科治疗。但自 1982 年后，经皮球囊瓣膜扩张术已成为当前首选治疗方法。任何儿童或成人有先天性肺动脉狭，其穿瓣膜压力差超过 6.67kPa（50mmHg）者都可做球囊扩张。如果手术未成功，则患者可能有瓣膜发育问题，即所谓 Noonan 氏综合征或瓣环发育不良，则可考虑外科手术治疗。对于孕妇发现有非瓣膜狭窄者，需要时也可考虑球囊扩张术。当然要注意用抗生素保护。50% 的患者其心影的右边显得饱满者可能与右房扩大有关。

八、感染性心内膜炎

感染性心内膜炎是一种从内膜感染作为起始点引起的疾病。健康的内膜是有防御感染及止血的作用的。血管内膜感染只发生在血管的局部发生病变或外科手术导致破坏时。例如主动脉有严重粥样硬化，在血管缝合手术后等才有可能出现炎症。心瓣膜的内膜炎症也同样可由于微生物感染而致心内膜炎，甚至有时在未有明显病变也可出现炎症。

病因及病生理学

心内膜炎—赘生物心瓣膜的炎症多起始于一个很小的创伤，此前瓣膜会有或不一定有病变，但这个小小的创伤却破坏了瓣膜内膜的止血功能。这时如果有菌血症，就会引起瓣叶的游离边炎症，这说明瓣膜开关引起的伤害也对炎症的产生有些作用。这个假设的依据是发生心内膜炎（实际是瓣膜炎）的多少与瓣膜关闭的力度大小不同而发生率不同，依次为二尖瓣 > 主动脉瓣 > 三尖瓣 > 肺动脉瓣。一个小创伤可在瓣叶上形成很小的，可以说显微镜下的还未有细菌感染的血栓，常称之为"非细菌性血栓性心内膜炎"，英语为 Nonbacterial thrombotic endocarditis 简称 NBTE。

下一步就是一个小小的机会，如刷牙就会引起细菌短暂在血液流动，就可以使这个细菌附着在这个小血栓上，慢慢繁殖，形成一些小的赘生物，最后成为细菌性心内膜炎。这个理论得到很多人支持。病人常会回忆曾经有过的感染的机会。

赘生物的成长：赘生物最早形成是在沿着瓣叶关闭时与另一瓣叶相接触的边上。典型的二尖瓣的赘生物是附着在瓣叶的心房一侧距瓣页尖部 1~2cm 处，当收缩期时它垂入左心房。主动脉瓣的赘生物则多生长在瓣叶的左心室的一侧，在舒张期时，它垂入到左室流出道一侧。三尖瓣与肺动脉瓣的情况与二尖瓣及主动脉瓣相似。

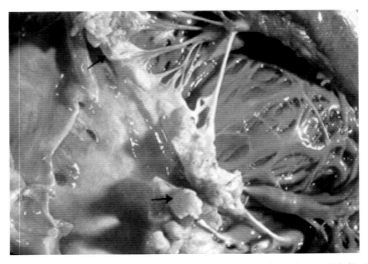

图 8-1　风湿性心脏病箭头所指为长在二尖瓣的心房一侧的赘生物

随着赘生物的形成、发展而导致的心内膜炎在未来的发展可以很不相同，常见的是赘生物的炎症慢慢向瓣膜的底部发展，瓣膜结疤、变形，便出现瓣膜关闭不全。瓣膜的破坏会出现穿孔，关闭不全是很常见的。当病变延及到腱索就会出现二尖瓣或三尖瓣的急性反流，引起瓣环乃至心肌发生脓肿。此外赘生物的碎片也可以随血流到心脏以外的身体各部出现病变。

伴随心内膜炎的菌血症可以存在很长时期，这是一个抗原与免疫系统的较量，其结果可造成一些病变，常见的是肾小球肾炎及一些皮肤炎症。此外带菌带小栓子可以致肾、肝、脑等器官栓塞疾病。

临床表现

感染性心内膜炎没有一个特异的症状引起病人及医生的注意而想到这个诊断，但是有很多普通的症状要医生考虑心内膜炎的可能，否则会被忽略。

（1）全身的症状如：低热、夜汗、食欲不佳、体重下降、关节疼痛等。

（2）心脏症状：新发现心脏杂音，或原来的杂音改变音调，或原有的杂音改变音调甚至消失。

（3）皮肤观察出现下列情况：

①手指前面 Osler 小结（见图 8-2）。

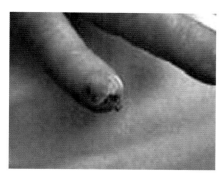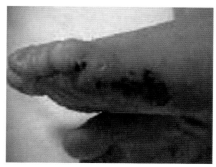

图 8-2　手指、脚趾 Osler 小结

②Janeway 氏征：脚底、手面暂时出现的小红斑。

③指甲下线状出血。

④散在的出血。

⑤皮肤出血点。

⑥杵状指。

⑦眼睛视网膜 Roth 斑点，即视网膜船状出血点，其中心是苍白的。

⑧脾肿大，由于血栓造成脾梗死，触摸脾脏引起疼痛。

⑨神经系统症状：感染性心内膜炎可发生脑梗死，栓子进入中脑动脉致半瘫及感觉失常。

⑩腰痛、血尿，由于肾动脉栓塞所致。也可见到肾小球性肾炎。

155

检查

超声心动图检查：如果患者有上述症状中的任何一项同时伴有发烧者，应当考虑感染性心内膜炎的可能，应做血液培养及超声心动图检查。待诊断确定后再进行治疗，不要盲目用抗生素。下面介绍美国 Duke 的诊断标准，值得参考。

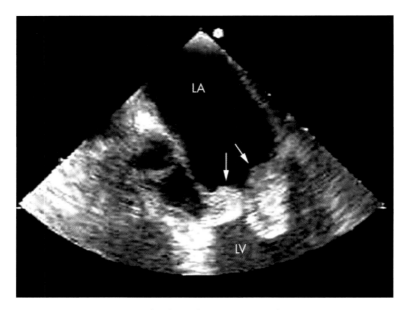

图 8-3　超声心动图示二尖瓣赘生物

诊断

Duke 感染性心内膜炎的诊断标准。

主要标准（IE 为感染性心内膜炎的简称）

（1）血培养阳性：分别相隔 12h 以上，两次血培养都符合典型的 IE 者：绿色链球菌、金色葡萄球菌、肠球菌。

（2）有心内膜病征者。

（3）超声心动图显示心内膜炎：瓣膜上有摆动的小块或瓣膜反流。

次要标准

（1）心脏病倾向及常用静脉注射药物者。

（2）体温在 38 度左右。

（3）血管疾病如动脉栓塞等。

（4）免疫性疾病如肾小球肾炎等。

（5）超声心动图符合 IE。

两个主要标准或一项主要及三项次要者，或 5 项次要者都可诊断 IE。

致病细菌问题

常见的是绿色链球菌，占 50%~80% 病人，葡萄球菌占 20%~30%，其余是肠球菌、Candida、Aspergillus、Haemophilusdeng 等。

处理

（1）取血做细菌培养：病人的临床情况很符合感染性心内膜炎，则首先要在用抗生素之前做血培养，这不但要证实诊断，而且要了解致病菌对哪种抗生素最敏感。最好在一个小时内做三次在不同的静脉取血，每次取出的血分别放在两个不同瓶内，为的是分别做需氧的及厌氧的细菌培养。如果要立即用抗生素治疗，则可在取完血后用药，否则可等血培养报告后再用药。

（2）超声心动图检查这是很重要的检查，前面已有叙述。

（3）血沉常增高，白细胞计数升高等。

抗生素治疗

从血培养结果可了解致病的细菌及其对何类抗生素敏感。常见的亚急性开始的心内膜炎常是绿色链球菌或肠球菌类细菌所致，用青霉素静脉注射，每 4h 一次，每次 2.4g，连续 4 周。如为葡萄球菌则可静脉用 cloxacillin，每 6 小时 3g。对于人工瓣膜炎则用药针对包括链球菌、肠球菌及葡萄球菌。

当治疗无效时，可考虑外科手术干预。

预后

抗生素治疗感染性心内膜炎的疗效可达 70%，如有人工瓣膜及有耐菌者及霉菌感染，则死亡率会增加。总的死亡率为 20%，所以对本病不可轻视。预防时很重要的。口腔卫生要注意，任何小手术前都要有抗生素预防注射。

九、冠状动脉硬化性心脏病

心绞痛　　不稳定性心绞痛 – 无 ST 抬高的心肌梗死　　急性心肌梗死（ST 抬高的心肌梗死）

　　冠状动脉硬化性心脏病是当前我国较常见的而且死亡率较高的病，随着生活水平提高，人民趋向高能量的含动物脂肪多的饮食，其发病率会更高。因此值得关注。

　　动脉粥样硬化的斑块结构是由一些死亡的泡沫细胞（含脂肪的巨噬细胞样细胞）形成，但斑块被一层纤维膜盖着，称为纤维帽。最右边的图示纤维帽破裂，斑块内的红白细胞、血小板、纤维素等都被释出。

　　据历史记载，在 1700 年西方人就描写血管变硬是可怕的疾病。直到 1900 年才有心肌梗死的描写。冠状动脉心脏病（我国常简称为冠心病）实际上是起自冠状动脉发生到包括动脉粥样化的一系不同程度病变，从稳定的斑块（plaque）（脂肪尚少，有较厚的纤维帽 cap），慢慢演变到最后变成为不稳定板块，即含脂肪更丰富，纤维帽变薄。最终这个不稳定的板块破裂，随即释放出凝血酶原及血管收缩因子，结合血管收缩，在血管破裂的地方，有着集体的凝血酶原与溶血机制的平衡以决定血管的未来。短暂的血管闭塞可引起心绞疼，永久的闭塞则导致穿壁性梗死。（见图 9–1、表 9–1）

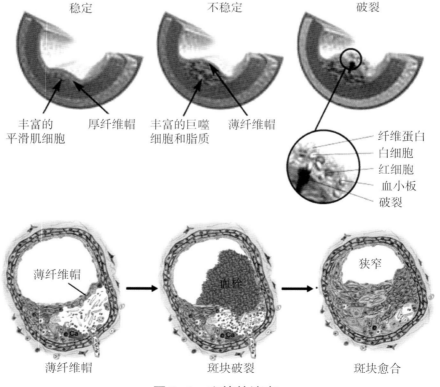

图 9–1　斑块的演变

表 9-1　冠状动脉性心脏病的不同阶段

临床表现	血管状态
稳定性心绞痛	斑块未破裂，临床心绞痛
急性冠脉综合征	斑块破碎有短暂或不完全动脉闭塞（不稳定心绞痛 / 无 Q 波心肌梗死）
心肌梗死	斑块破碎并完全性阻塞及组织坏死

下面分别介绍这三类顺序相继的冠脉心脏临床表现及其治疗。

稳定性心绞痛

诊断

胸痛是冠状动脉硬化症最具有特征性的症状，也是内科门诊及急诊最常遇到的问题，在讨论心绞痛前有必要先讨论胸痛诊断问题，所以本文特单独提出讨论。读者切勿以为烦琐。

胸痛病因复杂多样，其危险性存在差别大。医生首先要尽快识别高危患者，这包括急性冠脉征（心绞痛、急性心肌梗死）、夹层主动脉、肺栓塞、张力性气胸等，并迅速采取有效的治疗措施，降低患者病死率；其次是排除低危患者，如骨骼、肌肉源性胸痛、胃食管疾病、心理精神性疾病等。因此，对胸痛患者给予快速诊断，及时做出正确的处理，是一很大挑战。不过，经过详细的询问病史、细致的查体，再结合必要的辅助检查，绝大多数患者都能得到正确的诊断和处理。

病因很多，这里仅介绍其常见的病因。胸部疾病，主要是冠状动脉病，包括：

（1）心源性胸痛：最常见的是缺血性心脏病包括心绞痛、不稳定性心绞痛、急性心肌梗死，该类疾病占急性胸痛的大部分，其次是急性纤维素性心包炎。

（2）非心源性胸痛：包括：①主动脉病变：最严重的是主动脉夹层，可以表现为剧烈的胸痛，近年来随着高血压病的发病率增加而逐渐增多；②肺部疾病：肺组织、气管、支气管以及肺部血管的病变都可以引起胸痛，如急性肺栓塞、张力性气胸、肺癌、大叶性肺炎和严重的肺动脉高压等；胸膜疾病：包括急性胸膜炎、胸膜间皮瘤、肺癌累及胸膜均可引起胸痛；④食管疾病：据报道反流性食管炎相当常见，是非心源性胸痛的常见原因，约占非心源性胸痛的 44%；其次食管贲门失弛缓症、食管下段黏膜撕裂可引起类似心绞痛的胸痛；⑤纵隔病变：纵隔气肿、纵隔内占位病变都可出现胸痛。

（3）胸壁组织病变：构成胸壁的皮肤、肌肉、肋骨、肋软骨，以及分布在胸壁的肋间神经出现炎症、损伤或感染，乃至带状疱疹，都可以引起胸痛。由胸壁组织病变引起的胸痛有一个共同的特点，病变局部常有明显的压痛，因此对于胸壁局部有压痛的胸痛患者应该首先考虑胸壁组织的疾病。

（4）膈下脏器的病变：胃、十二指肠、肝脏、胆囊、胰腺等脏器的病变可以表现为胸腹痛，罕见情况下只表现为胸痛，容易造成误诊。

（5）功能性胸痛：在年轻人和更年期女性患者出现的胸痛中，功能性胸痛占有相当的比例，常见的有心脏神经官能症、过度通气综合征等。

临床观察要点

（1）发病年龄：青壮年胸痛多考虑结核性胸膜炎、自发性气胸、心肌炎、心肌病、风湿性心瓣膜病，40岁以上则须注意心绞痛、心肌梗死和支气管肺癌。

（2）胸痛的部位：胸壁疾病所致的胸痛常固定在病变部位，且局部有压痛，若为胸壁皮肤的炎症性病变，局部有红、肿、热、痛表现；带状疱疹所致的胸痛，可见成簇的水疱沿一侧肋间神经分布伴剧烈疼痛，且疱疹不超过体表中线。肋软骨炎常在第一、二肋软骨处见单个或多个隆起，局部压痛。心绞痛或心肌梗死的疼痛多在胸骨后方和心前区或剑突下，向左肩和左臂内侧放射，也可向左颈或面颊部放射，误认为牙痛。主动脉夹层引起的疼痛多位于胸背部，向下放射至下腹、腰部与双侧腹股沟、下肢；胸膜炎引起的胸痛多在胸侧部。食管及纵隔病变所致胸痛多在胸骨后。肝胆疾病及膈下脓肿引起的胸痛多在右下胸，向右肩部放射。肺尖部肺癌疼痛多以肩部、腋下为主，向上肢内侧放射。

（3）性质：胸痛的性质可多种多样，程度可呈剧烈、轻微或隐痛。如带状疱疹呈刀割样或烧灼样剧痛；食管炎为烧灼痛；肋间神经痛为阵发性灼痛或刺痛；心绞痛呈绞榨样痛并有重压窒息感，心肌梗死时疼痛更为剧烈并有恐惧、濒死感；气胸在发病初期有撕裂样疼痛；胸膜炎常呈隐痛、钝痛和刺痛；主动脉夹层为突然发生的胸背部撕裂样剧痛或锥痛；肺梗死亦可突然发生胸部剧痛或绞痛，常伴呼吸困难、咯血与发绀。

（4）疼痛持续时间：心绞痛发作时间短暂，持续1~15min不等，而心肌梗死疼痛持续数小时；平滑肌痉挛或血管狭窄缺血所致的疼痛为阵发性，而炎症、肿瘤或梗死所致的疼痛多呈持续性。

（5）影响疼痛的因素：主要为胸痛发生的诱因，加重与缓解的因素，心绞痛可在劳累或精神紧张时诱发，休息或含服硝酸酯类药物于几分钟内很快缓解，而心肌梗死所致的胸痛则用上述方法无效。食管疾病多在进食时发作或加重，服用抗酸剂和促动力药物可减轻或消失。胸膜炎或心包炎的胸痛因咳嗽和用力呼吸而加剧。

（6）伴随症状：胸痛伴有咳嗽、咳痰和（或）发热，常见于气管、支气管和肺部疾病；伴有咯血见于肺梗死、支气管肺癌；伴有面色苍白、大汗、血压下降或休克时，多见于心肌梗死、主动脉夹层、主动脉窦瘤破裂和大块肺梗死；伴吞咽困难多提示食管疾病，如反流性食管炎等；伴有呼吸困难提示病变累及范围大，如自发性气胸、大叶性肺炎、肺栓塞等；当胸痛的患者出现明显的焦虑，抑郁、唉声叹气症状时，应想到心脏神经官能症等功能性胸痛的可能。

体格检查和辅助检查

首先要注意生命体征，包括体温、呼吸、脉搏、血压，怀疑主动脉夹层时应测四肢血压。注意颈部有无血管异常搏动，主动脉弓部的夹层可以在胸骨上窝出现异常搏动；颈静脉充盈或怒张可见于心包压塞、肺栓塞等引起的急性右心衰；气管有无偏移是项简单有用的体征。注意胸廓有无单侧隆起，有无局部皮肤异常，有无触压痛；注意肺部呼吸音的改变，有无胸膜摩擦音。心界大小、心音强弱、杂音及心包摩擦音是心脏检查的内容。腹部应注意有无压痛，尤其是剑突下、胆囊区。对怀疑肺栓塞的患者要检查下肢有无肿胀，是否有下肢深静脉血栓形成的依据。

稳定性心绞痛

心绞痛以发作性胸痛为主要临床表现，疼痛的部位主要在心前区，有手掌大小范围，界限不很清楚。常放射至左肩、左臂，内侧达无名指和小指，有时也可发生颈、咽或下颌部不适；胸痛常为压迫、发闷或紧缩性，也可有烧灼感，但不尖锐，不像针刺或刀扎样痛，发作时，患者往往不自觉地停止原来的活动，直至症状缓解；发作常由体力劳动或情绪激动（如愤怒、焦急、过度兴奋等）所激发，饱食、寒冷、吸烟、心动过速等亦可诱发。典型的心绞痛常在相似的条件下，早晨多发；疼痛一般持续 3~5min 后会逐渐缓解，很少超过 10min。舌下含服硝酸甘油也能在几分钟内使之缓解。可数天或数星期发作一次，亦可一日内发作多次。稳定型心绞痛：体检常无特殊发现，发作时常见心率增快、血压升高，表情焦虑、皮肤凉或出汗，有时出现第四或第三心音奔马律。

胸痛是否为稳定型心绞痛，总结起来可概括如下。

典型稳定型心绞痛有以下三项特点：

（1）胸骨下发作性痛，压迫感，历时几分钟。

（2）常由劳累或情绪激动引起。

（3）休息或硝酸甘油可缓解。

不典型心绞痛：有上述三项指标中的两项。

非心脏性胸痛：无上述三项中的任何一项或只有一项。

非心脏性胸痛常指左半胸皆疼，扣诊可以引起胸痛，而且常持续几小时，硝酸甘油不能止痛，这类情况常由于食管痉挛所致。食管反流引起的胸痛常发生在饭后 1~2h 也并不少见。

典型心绞痛患者最常见到症状：

（1）感到胸骨附近有紧缩感、负重感或压重感，可放射到左臂手到左颈部、上腹部。

（2）体力活动到一定程度时发生。

（3）休息或服硝酸甘油可停止。

在检查患者时，医生总是在思索患者是否有斑块破裂而造成不稳定心绞痛。所以要注意三个特点：①患者是否有休息时出现胸痛，胸痛是否超过 20min？②是否近几个星期以来，胸痛逐渐加重？③最近几个星期以来才发生的胸痛？

事实上，不典型的心前区痛可能还是常见的。不少患者的病史是不典型的。胸痛继发于一次饱餐后很难断定是心脏还是胃肠不适所引起。更困难的是区分心绞痛与食管痉挛，二者都可由硝酸甘油缓解。也有的患者发作时不是心前区痛，而是呼吸加快。当然少数患者有心电图改变但自己不感到任何不适。

另外，由于冠状动脉痉挛引起的变异型心绞痛（Prinzmetal's angina）其心电图也由 ST 段一时性抬高，以及 X 综合征（心前区痛，心电图运动后 ST 段降低但冠脉造影正常）。

当然对于所有这一切，最好的解决诊断的办法是心电图运动试验。

对于诊断为稳定型心绞痛的患者检查时要注意有无高血压、甲状腺功能亢进等疾病。

实验室化验注意血色素、血糖，为估计肾功能要做血肌酐，当然更要注意有关心肌损伤的生化指标如肌钙蛋白（troponin）。常规化验应包括空腹血糖、血总胆固醇（TC）、低密度脂蛋白胆固醇（LDL-C）、高密度脂蛋白胆固醇（HDL）以及三酸甘油（triglycerides）等。

X 线胸片是不可少的

心电图检查在休息状态是很重要的。可以发现除 ST-T 异常外，也可了解有无如左室肥厚、束支传导阻滞等异常。必要时可做心电图运动试验以证实诊断。要注意用 Bayesian 法去评断其结果（见本书"心电图运动试验"）。

当然，冠状动脉造影在必要时是唯一可解决诊断的方法。

稳定性心绞痛的治疗

首先要告知患者及其家属诊断实情，要注意配合治疗，需注意的事项。告知当发生胸痛时立即坐下休息，口含一片硝酸甘油，5min 后如痛未止，可再含一片。如仍未止，可再含一片。如仍未止，则应叫救护车去医院急诊。

未来治疗：

（1）生活习惯改善：有吸烟习惯者应停止吸烟，增加体力活动，适当运动。少饮酒，进食注意不吃肥肉，尽量不用动物油，少进甜食。多食用青菜水果。减少房事。

（2）有高血压病、糖尿病者要注意调整药物，使血压、血糖恢复到正常，可用血管紧张素转换酶抑制剂。

（3）预防心血管病意外，每日服用小量阿司匹林（100mg）及小量血管紧张素转化酶（ACEI）。

（4）他汀类药物（Statin）对所有患者皆可用。

（5）药物治疗心绞痛：药物治疗的目的就是减轻症状并预防演进成为冠状动脉病。用短期作用的硝酸盐类药以缓解并防止急性的症状，另外选择一些药物去减少心肌对氧的需求或增加冠脉的血液供应，同时要注意到患者的耐受力及可能出现的副作用。

当然第一线的药物是：β-阻断剂及钙通道阻断剂，第二线药物是：血管扩张剂如长效硝酸盐制剂及 nicorandil（血管扩张剂）、ivabradine 及 ranolazine（对抗心肌缺血）。

硝酸盐制剂（短效及长效）：短效制剂有扩张冠脉作用，可很快制止胸痛，但可引起头痛，不要同时用同类作用的药物。长效硝酸盐用久使静脉回流心室减少，降低心室前负荷，所以最好不要长期使用。

β-受体阻断剂：治疗心绞痛的第一线药物，有降低血压、心率及心肌收缩力作用，可引起疲乏、心率慢、低血压、支气管痉挛等副作用；避免与 verapamil（维拉帕米）合用以免出现心率过慢，甚至房室传导阻滞。一些情况如高血压、心力衰竭、左室功能不良、糖尿病等，患稳定性心绞痛者也适于用血管紧张素转换酶抑制剂或钙通道阻断药物。

钙通道阻断剂 Dihydropyridine：可扩张冠状动脉以及全身动脉，但可引起下肢浮肿、低血压、头痛、心悸等副作用；不要用短效的 nifedipine 以免出现心动过速。

钙通道阻断剂 Non-dihydropyridine：如维拉帕米 Verapamil，地尔硫卓 Diltiazem 等有扩张血管作用，可引起心动过缓、低血压、便秘等，避免与 β-受体阻断剂合用。

尼可地尔 Nicorandil：有扩张血管作用，但可引起头痛、耳鸣、低血压、胃十二指肠溃疡。

此外，Ivabradine、Perhexiline 等也是一些新的有效的药物，不再赘述。

虽然钙通道阻断药物研究很深入，但由于其副作用较多，有些医生不主张对于无并发症稳定性心绞痛的患者首先使用钙通道阻断剂的药物。

如果内科治疗无效，患者是一严重的稳定性心绞痛患者，可使用一种从非激素类药演化出的一种 COX-2 抑制剂，具有较强的血管扩张作用。另一种药是硫酸氢氯吡格雷 Clopidogrel。我们知道，前列环素会抑制血小板介导的凝集过程并有强烈的血管舒张作用，因此在凝血作用中，受损血管内皮的前列环素生成量会减少，这有利于血小板的聚集，Clopidogrel 可使前列环素生产减少，所以此药有对血小板抑制作用及血管扩张作用。

如果仍无效，则应考虑冠状动脉造影并准备经皮冠脉介入（Percutaneous coronary intervention，PCI）。这是最后的，也是很有效的方法，将在不稳定心绞痛中介绍。

不稳定性心绞痛与非 ST 段抬高心肌梗死
（Unstable angina and non–ST elevation myocardial infarction）

不稳定性心绞痛与非 ST 段抬高心肌梗死（NSTEMI）是冠状动脉硬化病中的一个重要而宽广的部分，其发病率只略少于 ST 段抬高的心肌梗死（STEMI）。目前都认为冠脉硬化病的按严重程度分类应当是：

①无症状的或临床下的冠状动脉病。
②稳定性冠脉综合征。
③急性冠脉综合征。
④不稳定性心绞痛与非 ST 段抬高心肌梗死（NSTEMI）。
⑤急性心肌梗死（ST 抬高心肌梗死 STEMI）。
⑥急性肺水肿。
⑦猝死。

前面我们曾说明过冠状动脉粥样硬化的斑块形成，简要地说就是承载着脂肪的巨噬细胞及平滑细胞形成的所谓泡沫细胞是动脉粥样硬化斑块的主要成分。当斑块逐渐增大，巨噬细胞产生的蛋白酶可使斑块的纤维帽逐渐变薄。斑块就变为不稳定，出现裂缝，乃至破开。这个演变是慢的，从临床角度看，只能把这较长的过程分为三个阶段，就是从稳定性心绞痛，逐渐变为不稳定，乃至完全破开，出现心肌梗死。我们切记这不是三种疾病，而只是一种疾病的三个阶段，它们是连贯的。治疗的目的就是制止这个过程的进展。不稳定性心绞痛是属于急性冠脉综合征之一的，与 ST 抬高心肌梗死和非 ST 段抬高心肌梗死属于急性冠脉综合征（ACS）。因此将不稳定心绞痛与非 ST 段抬高心肌梗死合并介绍。

病生理学

心绞痛是一过性心肌缺血的临床表现，而心肌缺血是由于一过性的心肌的氧供需不平衡所致。多数心肌缺血是由于局部心肌血流量确实低于正常水平，心内膜下缺血程度远比心外膜更严重，这不论是由于冠脉本身血流减少，还是由于心肌需要增多，都是这样。

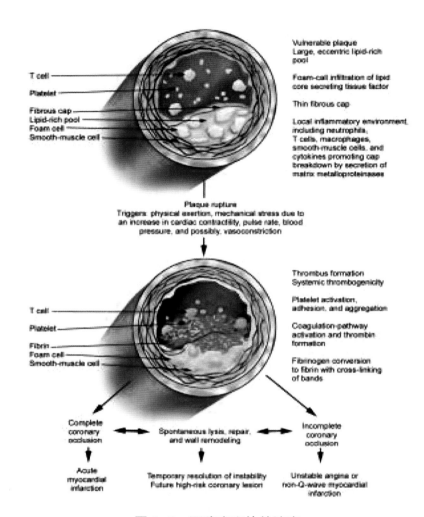

图 9-2　不稳定斑块的演变

　　近年来有些学者提出一概念，他们认为心肌梗死与不稳定性心绞痛都是一类疾病，心肌梗死的病理变化特点是因缺血而导致心肌坏死是穿壁性的，故 ST 段抬高，而不稳定性心绞痛的病变只限于心内膜下，不是穿心室壁的，其 ST 段不抬高，故将二者都归为一类即现在所称的急性冠脉综合征（Acute coronary syndrome，ACS）。见图 9-3。

　　NSTEMI 与 STEMI 的病生理很近似，同属于急性冠脉综合征（Acute coronary syndrome）。NSTEMI 就是不稳定性心绞痛，而 STEMI 就是穿壁性心肌梗死。

　　STEMI 是由于动脉粥样硬化的斑块不稳定或破裂（组织因素 Tissue factor），因而血栓形成，这样就减少血流量。临床表现的区别取决于冠脉闭塞的程度、经时、局部心肌系统血流的影响以及冠脉分支的状态。

　　前面已提到急性冠脉综合征（ACS）的发生是由于冠状动脉粥样硬化的斑块变为不稳定导致一系列变化造成冠状动脉发生局部或完全的血栓阻塞。ACS 包括不稳定心绞痛、非 ST 段抬高心肌梗死及 ST 段抬高心肌梗死。过去所用的"穿壁性"及"不穿壁性"心肌梗死，以及"Q 波心肌梗死""无 Q 波心肌梗死"等名词已经被这些新名词代替。

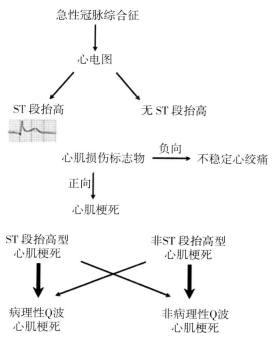

图 9-3　急性冠状动脉综合征的分类

小结

急性冠脉综合征可分为以下三类：

（1）不稳定性心绞痛（Unstable angina pectoris，UA）有三种临床表现方式。

①新开始发生的活动后心绞痛，虽然首次发生也应考虑为不稳定性。

②原来活动后心绞痛已稳定，现在又有轻微活动就发生心绞痛。

③在没有体力活动时，休息情况下发生心绞痛。

（2）非 ST 段抬高心肌梗死（Non-ST segment elevation myocardial infarction，NSTEMI）：休息状态下发生胸痛，证实心脏生物标志物（biomarker）升高，但心电图 ST 段未抬高。

（3）ST 段抬高心肌梗死（STEMI）：休息状态胸痛，生物标志物升高，心电图示 ST 段抬高心肌梗死。

急性冠脉综合征（Acute coronary syndrome，ACS）

急性冠脉综合征（ACS）包括三类冠脉病变。

（1）不稳定心绞痛（Unstable angina）其标准是：

①休息时心绞痛，且延长 20min 以上。

②新出现的心绞痛，且严重达加拿大分类 III 级以上。

③原有心绞痛，但最近犯病次数较频，经时长，更严重。

心电图：ST 段压低或抬高，或 T 波倒置，但这些改变都是暂时的。CPK 不一定升高，但 troponin I 或 T 可暂时升高。

就临床而言，不稳定心绞痛常是暂时的，常是心肌梗死的前奏，或发生心律失常，但猝死很少发生。

（2）非 ST 段抬高的心肌梗死（NSTEMI，Non-ST-segment elevation MI，心内膜下心肌坏死）肌钙蛋白 troponin I 或 T 及 CPK 升高，但 ST 不抬高，无 Q 波，不过 ST 段压低及 T 倒置是常见的。

（3）ST 段抬高的心肌梗死（STEMI，穿壁性心肌梗死）即心肌坏死且 ST 段抬高而硝酸甘油不能使之很快恢复，或新出现左束支传导阻滞。Q 波常出现。CPK 及肌钙蛋白 Troponin 升高。

急性冠脉综合征是一严重的、具有潜在危险性的疾病，对其处理的第一步首先应是快速检查，并评估危险性，并立即开始抗缺血治疗。对中危和高危的病人应立即住院进一步评估、监测、综合治疗，对于低危患者可以在急诊观察一段时间后，行无创性检查评价心肌缺血，结果阴性可以门诊随访观察治疗。

急性冠脉综合征（ACS）常常发生在有动脉粥样硬化的冠状动脉内，在血栓快速形成之后。这个血栓板块并不稳定，很容易破碎，便释放出凝血酶原（throbogenic）物质，就激活了血小板，使血液凝固，于是产生了急性血栓。这个血栓可以破碎，阻断了部分心肌的血流。但大约 2/3 患者可有自发的血栓溶解，只有 1/3 病人发生动脉阻塞。但当血管阻塞的时间长时，缺血的心肌会坏死。

ACS 很少发生在有动脉栓子的疾病如二尖瓣狭窄、感染性心内膜炎等。

急性心肌梗死（AMI）/ST 抬高心肌梗死（STEMI）

当前在我国急性心肌梗死的发病率是较以前增高的，死亡率也不低，越来越引起人们注意。当冠状动脉发生粥样硬化，引起一部分心肌供血不足，缺氧缺营养，最终超过一定限度，心肌细胞受损而死亡。这时如果在一不稳定的或有溃破的动脉粥样硬化的斑块上有一小血栓，就会导致冠状动脉栓塞。

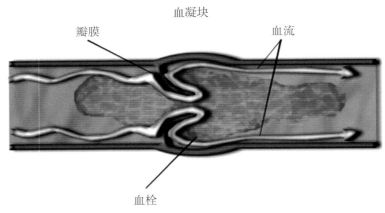

图 9-4　血液在血管内凝固的情况

由动脉粥样硬化或由冠脉血管痉挛也可阻碍对心肌供氧及营养而引起心肌梗死。另一方面，一些情况如强的体力活动，严重的高血压以及严重的主动脉瓣狭窄等都可增加心肌对氧及代谢需要而引起冠脉供血不足。其他如心瓣膜病以及低心排出量状态等导致的主动脉平均压降低，这恰恰使冠状动脉的灌注压力降低，从而引起心肌梗死。

心肌梗死可以在发生的部位、形态等基础上进行分类。首先分为两型，即穿壁型及不穿壁型。穿壁型心梗的特点是受损的心肌段整个厚度，从心内膜经心肌到心外膜（epicardium）都发生缺血性坏死。对没有整个心肌厚度皆坏死者就称为非穿壁型心梗。

另外有一个较老一些的分类是依临床心电图为准的，即依心电图有无 Q 波，但从病理学角度看，有无 Q 波并不能作为梗死是否穿壁的依据。现已不用。

此后又有人将心肌梗死分为 5 个类型，但未能得到很多人支持。

目前较广泛认可的是依据心电图 ST 段是否抬高将心肌梗死 MI 分为两大类，即 ST 抬高心肌梗死（STEMI）及不抬高心肌梗死（NSTEMI），治疗也按此分类制定方针。这个分类并不意味穿壁型与非穿壁型心肌梗死。有 Q 波或 ST 段抬高者的早期死亡率较高，但实际无 Q 波或 ST 抬高者，远期死亡率也不很好。

危险因素：年龄可能不是一个因素，65 岁以下者占病人总数的一半。已知的危险因素有 6 项：高血脂、糖尿病、高血压、嗜烟者、男性及家族史。

病生理学及自然史

很多的心肌梗死是由于血管内皮的干扰与不稳定的动脉粥样硬化斑块的激发而造成血管内血栓形成，从而引起冠脉血流闭塞。如果冠脉血流闭塞超过 20min，心肌细胞必然受到损伤而死亡。

我们再看看动脉粥样硬化的斑块（plaque），它的出现与发展是很慢的，要几年乃至数十年。它的构成有一特点，就是它有一脂肪为主的核心，而其外被一纤维肌肉的帽覆盖着。这个斑块可以因斑块内的金属蛋白酶（metalloprotease）及胶原酶（protease）等的作用，使纤维肌肉帽变薄。随后胶原酶的作用加上血流动力对血管的作用的导致纤维肌肉帽破裂。发生纤维帽破裂的位置常常是在纤维帽与血管壁相接近的位置，称为肩并肩（shoulder region）位置。纤维帽的破裂就引起血栓形成，如果这个血栓够大足以阻滞血流，心肌梗死就形成了。

心肌细胞死亡最先出现在离动脉供血最远处的心肌：那就是心内膜。随着动脉闭塞时间继续延长，心肌细胞死亡越来越多，从心内膜到心外膜到心肌细胞陆续皆死亡。一般在冠脉闭塞后 6~8h 大多数位于远端到心肌细胞都死亡了。如果在适当时刻恢复血液供给，则心肌细胞可以得到恢复，免于死亡。

看来心肌梗死的严重性取决于三个因素。

（1）冠脉发生闭塞的位置在哪个水平。

（2）动脉闭塞的时间。

（3）有无侧支循环。

一般来说，如果离冠状动脉越近端发生闭塞，其心肌损坏范围越大，越易于坏死。由于病变范围大，就易于出现心力衰竭。血管闭塞时间越长，心力恢复的机会越少。STEMI 就是由于斑块破裂后引起冠状动脉完全闭塞所致，这常常是最初，在破裂前斑块已经大到占动脉管径的 50%。NSTEMI 则虽然有斑块的负担，但没有完全堵塞血管。故 NSTEMI 的早期死亡多，但比较病后一年的死亡率，则 STEMI 与 NSTEMI 二者几乎是一样的。

下面两张图显示心肌梗死后死亡者的心脏图片，请看图解。

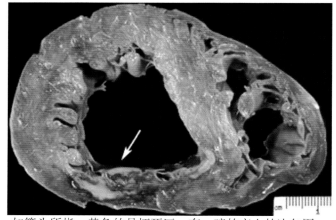

如箭头所指，黄色的是坏死区，有一暗的充血的边包围。

箭头指穿过左室后壁的梗死，图是依心脏的段轴穿过左右室摄

图9-5 急性心肌梗死发生后第三天

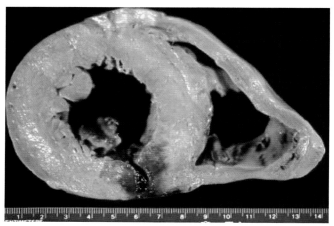

另一例左室后壁穿壁性心肌梗死，看到梗死区广泛出血而且断开。

该患者病死于心包腔大量出血

图9-6

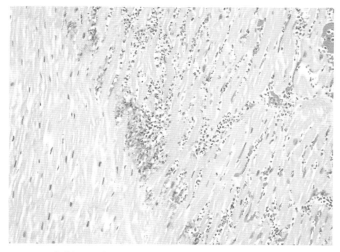

急性心肌梗死的患者病死于发病腹痛35h后。

尸检见心肌梗死的边部有凋亡中性粒细胞侵入，而图片的左部却是仍存活的心肌细胞

图9-7

症状与体征

急性心肌梗死（以下用 AMI）是急性发作的疾病，其临床表现因人而不完全一样，症状轻的人不一定不严重。但都有胸痛，下面是几个较常见的，有特点的突发的症状。

——胸痛被描写胸部如压痛、压榨感、饱满、压榨等。

——胸痛并放射到颌部、牙齿、左肩、左臂，甚至背部。

——胸痛伴气短。

——胸痛伴恶心、呕吐。

——胸痛，出汗。

——胸痛而晕厥。

AMI 可在任何时间开始，但很多病人是在清晨发生。

诊断

患者多因病情严重、起病异常而来急诊就医。当了解病情怀疑有 AMI 可能时，在一般护理后要首先做一心电图。

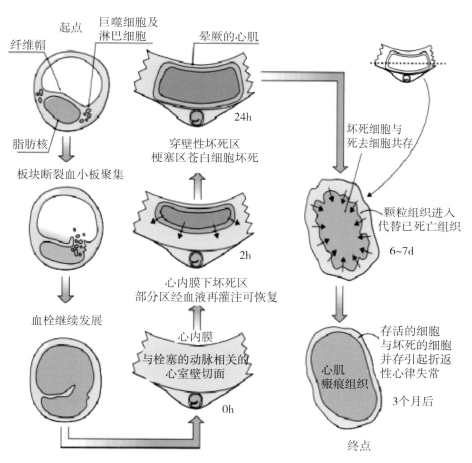

从图的左上角开始，顺箭头依次看到右下角可以了解心肌梗死的全过程

图 9-8　心肌梗死发病至一个月后的病理过程

（1）心电图：可以见到 ST 段抬高，深 Q 波图。

（2）X线胸片必须做，注意有夹层主动脉瘤者处理就不一样。

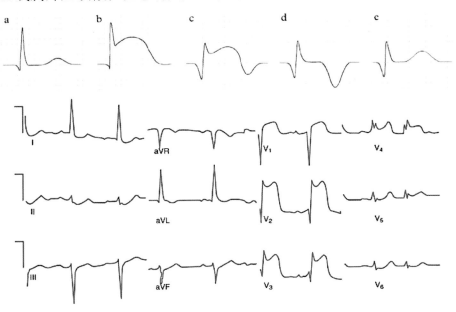

图 9-9　心电图显示 ST 段在 V1 到 V4 皆抬高，诊断为心前壁梗死

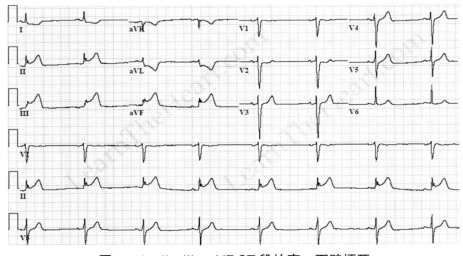

图 9-10　II，III，aVF ST 段抬高，下壁梗死

（3）超声心电图可以比较出受损段心肌部位，但不依为诊断工具。

（4）实验室检查连续每数小时测血液中的肌钙蛋白（troponin）、肌酸激酶（Creatine Kinase，CK）可以了解心肌损失程度。（见图 9-11）

对于疑为不稳定心绞痛的患者当然首先要做心电图，以后用心电图监护观察。如果有 ST 段抬高或心脏出现左束支传导阻滞，或高而尖的 T 波，则要考虑心肌梗死的可能。如果 ST 段下降超过 1mm 时，多数病人会有心内膜下心肌坏死，其预后与一般心肌梗死同样危险。

要注意有一种所谓 Wellens 综合征，这是由于冠脉左前降支闭塞引起，其特点是：有特色的 T 波（见图 9-12）分为两型，有心绞痛史，心肌酶不增高，心电图无 Q 波，无 ST 段抬高，但 T 波有变化，分为两型，A 型及 B 型（亦称 A、B 型）。

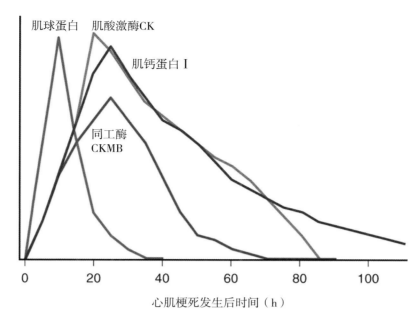

图 9-11　典型的心肌梗死后心生物标志升高继下降图

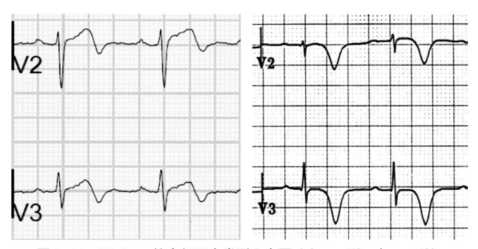

图 9-12　Wellens 综合征两个类型心电图（左：A 型，右：B 型）

治疗

一般治疗

AMI 的治疗目的是以应急的方法恢复冠状动脉的正常血流并最大挽救心肌功能。要达到这个目的，首先遇到的困难是挽救病人的衰竭状态。这对于 STEMI 及 NSTEMI 都是一样，"时间就是心肌"，常用的抢救方案如下。

了解病人情况认为可能是心肌梗死后，如果仍有胸痛，不必等化验结果，予舌下含硝酸甘油。5min 后如胸痛仍未消失，再用硝酸甘油，要监护血压，如此连续两次。注意病人对硝酸甘油有无禁忌证，如收缩压低于 12kPa（90mmHg）、心动过缓、心动过速以及右室梗死。如果胸痛不止可静脉注射哌替啶。注意血压监护，保持在 13.33~18.67kPa（100~140mmHg），如果血压略低，如无肺充血或心源性休克，可抬高下肢或加快静脉点滴速度。

开始治疗用药

①口嚼阿司匹林 162~325mg，立即让患者服用防止血小板聚集，因为血小板在发病后 30min 内能聚集。以后仍要间断服用阿司匹林。有些医生统计过，在不稳定心绞痛病人中，早期服用阿司匹林比未如期服用者其死亡率少 40%~50%。对于做过经皮导管术后一个月也要继续永久服用阿司匹林 75~162mg。

② β- 肾上腺素能阻断剂，口服 β–blockers（如 metoprolol）。

③ P2Y12 抑制剂如 clopidogrel、prasugrel 也有抗血小板作用，可与阿司匹林合用。

④ Glycoprotein IIb/IIIa antagonists 要与肝素和阿司匹林同时用可预防血液凝固。

⑤普拉格雷（prasugrel）用于导管治疗后防止血凝固。

⑥直接抑制血栓药物如 Lepirudin 和 desirudin。

⑦硝酸盐可用于缺血性心绞痛以及高血压，但在右室梗死及肥厚性心肌病则禁用。

PCI 对 STEMI 的治疗

如果临床及心电图证实为 STEMI，首先要决定的是用溶栓还是用经皮导管法 PCI 治疗。二者都需要准备，前者可在 30min 内准备好后就开始，后者则要在 90min 准备时间后开始。时间对病人预后很有关系。据一些统计，用溶栓法的死亡率为 3%，用 PCI 的死亡率为 4.3%。

当 STEMI 诊断明确后，很明显的是 PCI 的疗效远高于溶栓疗法。除心电图显示为 STEMI 外，胸痛并有新发生的左束支完全性阻滞（LBBB），严重的心力衰竭或急性肺水肿，在发病 12h 内，都可以考虑 PCI。总之，PCI 是 STEMI 的首选疗法。据一些大数字的统计，治疗后冠状动脉开通的效果 PCI 为 85%~90%，溶栓疗法为 65%。一个明显的好处是 PCI 使血管开通而很少有出血的后患，反之，溶栓疗法则可有出血的并发症。此外，PCI 做后即可知道血管是否已通开，而溶栓疗法则不能。当然，用 PCI 的患者住院时间短于用溶栓疗法者。有一组统计 2635 患者显示用 PCI 治疗的患者组 30 天至 6 个月内死亡率远低于溶栓组。

但是 PCI 需要在病人来院后有一定的术前准备，准备时间要短于 90min，如果做不到那就不如做溶栓。

从上述讨论看，如果条件允许，而对溶栓药有禁忌，则 PCI 当然使首选。这就称为经皮。

对于 PCI 没有绝对禁忌证，但有相对禁忌证：不明原因的发热，未治好的感染，严重贫血，电解质紊乱，严重出血，未控制的高血压，洋地黄中毒，肾功能衰竭，心力衰竭等。

PCI 就是用导管技术对心脏进行检查及治疗，现在具体到我们要讨论的问题是打通并扩张患病的一支冠状动脉，并要安放一个支架，所以具体说是要做一经皮冠脉成形术 PTCA（Percutaneous transluminal coronary，angioplasty，PTCA）。这是当前常用的治疗冠心病的方法。可用于稳定的及不稳定的冠心病、心肌缺血及急性心肌梗死，尤其发展为心性休克的患者。在发病后 90min 内做是最好时间。

PTCA 多是从桡动脉（radial）或股动脉或肱动脉穿刺后在 X 线荧光屏下插入导丝、导管，先做冠脉造影，确定狭窄的动脉支，带入球囊导管扩张血管，然后放入药物洗脱支架，Biodegradable 支架是目前常用的支架。注意可能有 2、3 支动脉解有狭窄而非一支独有。在术中及术后常用抗凝剂以减少扩张的球囊附近有血栓形成。常用的是 Thienopyridines （clopidogrel、prasugrel、ticagrelor）， 以 及 glycoprotein IIb/IIIa inhibitors，阿 司 匹 林 与 Thienopyridines 合用可术后连续用一年。

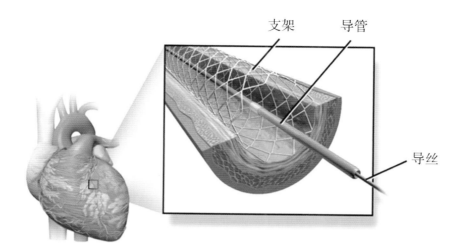

图 9-13　导管支架结构

注意如果左冠脉主干有狭窄而又无侧支通到新开通的血管时不要做这支的 PTCA。另外最好医院有心外科支持，必要时须外科介入。

此外，对有较多分支冠脉狭窄者，血液高凝状态者不宜 PTCA。

PTCA 术的支架并发症有：血管再狭窄，血栓形成等。

溶栓疗法

溶栓疗法曾被视为改善 STEMI 生存率的有效方法。但它不适宜用于 NSTEMI。它准备时间短，可明显降低并死率。最好是在发病后 6~12h 内进行治疗。疗效取决于发病后的治疗。治疗时间早不但溶栓效果好，而且可抑制血液凝固及血小板引起的血栓形成。一般是适用于 75 岁以下，心肌梗死最早症状出现后 6h 内。

溶栓药品发展很快。最早用的是所谓第一代药品如 streptokinase、urokinase 等。后来发明用第二代产品如 t-PA，现在有 Tissue Plasminogen Activator（组织纤维蛋白溶酶原激活剂）。

抗凝疗法

在其所有急性冠脉综合征 ACS，抗凝可与抗血小板治疗同时应用，常用的药物如 enoxaparin 等，可连续用 48h 乃至 1 周。

抗血小板治疗与阿司匹林

阿司匹林应于来医院后立即服用，同时用抗血小板要如 Clopidogrel 300mg。

其他常用药物

——硝酸盐类：有减少前负荷，当收缩压 <12kPa（90mmHg），心率 <60 次 /min 或 >100 次 /min 及右室梗死时禁用。

——常用血管紧张素转化酶抑制剂（ACEI）可减少死亡率，在病后 24h 内开始用，可长期用。也可改用血管紧张素 II 受体拮抗剂（Angiotensin-receptor blockers）。

——β-阻断剂可减少复发但有心力衰竭时不能用。

——钙通道阻断剂在急性期最好不用，但在 β-阻断剂禁用时可取代用。

无再灌注现象（No-Reflow Phenomenon）：如果对于 STEMI、NSTEMI 病人给了各种溶栓药物，做了 PTCA、外科手术或自发溶栓后，冠脉血流开通了，但冠脉血流并不通畅，心肌灌注也不见好，这种现象称为无再灌注现象（no-reflow）。它之所以发生是由于内皮细胞肿胀，血小板与白细胞形成栓子或是微小血管炎症所致。

STEMI 的并发症

并发症很多，可分为 5 类。

① 缺血性：心绞痛，再发生心肌梗死，心肌梗死面积扩大。

② 机能性：心力衰竭，心源性休克，二尖瓣功能失调，心脏破裂。

③ 心律失常：房性及室性心律失常，窦性或结性功能失常。

④ 血栓：中枢神经血栓。

⑤ 心包炎。

（1）缺血性并发症：有时心肌梗死的坏死面积逐渐扩大或心内膜下的梗塞坏死面积扩大成为穿膜性梗死。在用溶纤治疗后，有 5%~10% 的病人在出院时，其原来与梗死相关的血管又发生闭塞，也有一些患者在一年后发生类似情况，这对患者来说时很不幸的。但用过 PCI 治疗过的患者，其发生率较低。不过这类再闭塞的血管不一定又引发梗死，因为已经形成了侧支循环。当 PCI 做后几小时就又发生血管再阻塞者（不到 1%），这类情况的发生与原来的不稳定性斑块是相同的，所以处理也是相同的。这类患者的预后很不好，患者常有不停的心绞痛，血液肌酸激酶（CK）再次升高。治疗仍是阿司匹林、肝素、硝酸甘油及他汀类药物。再次冠脉造影对要做外科手术或导管介入治疗都是必要的。

（2）机能性并发症：包括乳头肌断裂、室间隔缺损、室壁破裂以及右室梗死。

心肌梗死引起室间隔缺损是一严重并发症，多见于老年人、女性、前壁梗死者、心功能不佳者。图 9-14 显示一例心脏室间隔穿通像。

室间隔缺损（VSD）在心肌梗死的发生率，在过去未作溶栓疗法时代为 1%~2%，现在降为 0.2%。多发生在梗死的边部与正常心肌交界处，在心尖附近的间隔。患者突感心绞痛又发作，同时血压下降、肺水肿，然后心源性休克出现。室间隔缺损伴有新的、粗的全收缩期杂音，血流动力学衰竭。心电图示房室传导障碍。超声心动图 Doppler 图可清楚看到室间隔有缺损。治疗：在主动脉内气球泵 IABP（Intra-Aortic Balloon Pump）支持下，早期用外科修补治疗是理想的方法。

二尖瓣反流在 AMI 发生率为 13%~45%，多发生在起病后第 2~7 天，提示预后很差。很多是由于乳头肌断裂所致，但完全断裂是少见的。多见于下壁梗死。病人突发急性肺水肿，听诊在心尖听到全收缩期杂音，超声心动图示严重二尖瓣反流。治疗主要示外科修补术。预后很坏。

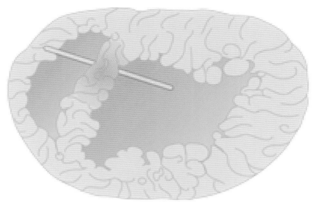

图 9-14　一例心肌梗死后发生室间隔穿通

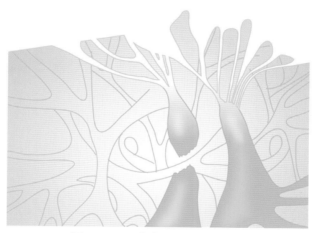

图 9-15　乳头肌断裂示意图

左室游离壁破裂（Left Ventricular Free Wall Rupture）发生率很低，但死亡率很高，救治很困难。

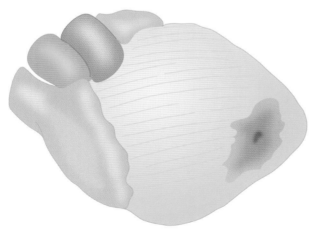

图 9-16　左室游离壁破裂示意图

左室衰竭及心源性休克在急性心肌梗死后，左室功能损害与梗死的范围及部位有很大关系。未梗死的心肌会有一过性的运动不足或不能运动现象，这就是所谓的缺血性晕倒（ischemic stunning）现象。如果梗死范围不大，而大面积健康的心肌收缩良好，足以代偿而使心脏收缩保持良好。但如果患者年老、有糖尿病、女性，且有前壁梗死等因素，则心功能肯定会受损而可走向心源性休克。

1960 年，Killip 等将急性心肌梗死的心力衰竭分为 4 级，便于临床处理。

I 级——无心力衰竭症状。

II 级——肺有啰音，颈静脉怒张，或听到 S3。

III 级——肺水肿。

IV 级——心源性休克。

后来 Forrester 氏等用肺动脉导管测肺动脉楔压 PCWP 去确定缺血性晕倒 stunning）及心脏指数的标准。他们认为肺楔压 PCWP>2.4kPa（18mmHg），心脏指数每平方米 <2.2L/min 者，其死亡率为 50%。

病生理学：急性心肌梗死合并心源性休克是有多种原因的，这包括左室梗死面积大，严重右室梗死，造成室间隔缺损，严重二尖瓣反流或药物引起左室功能减低（如 β－阻断剂）。患心源性休克的心肌梗死者常有多支血管严重硬化，尤其前下降动脉。第一次得心肌梗死而有心源性休克者，至少 40% 的左室肌受损。对已得过心肌梗死的人，二次复得心肌梗死很容易患心源性休克。（见图 9-17）

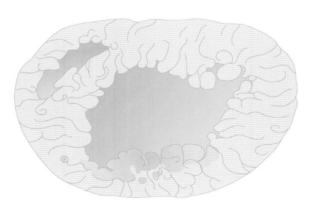

图 9-17　心肌梗死面积扩大

症状及体征：患心肌梗死而有心源性休克者可以说已达到 Killip III 级，有呼吸困难，出冷汗，四肢湿冷，再加上心肌梗死的症状。病人有端坐呼吸、尿少、思维糊涂。心脏有 S3 奔马律，肺可闻及啰音，颈静脉怒张。

诊断检查：心电图显示大面积心肌梗死及缺血，如果没有发现这些变化，应当考虑感染性休克的可能。X 线胸片可见到肺水肿。实验室检查可查到肾功能衰竭、酸中毒及低血氧。

超声心动图可帮助了解损伤心肌的范围，了解休克的原因如是否有乳头肌断裂等。

治疗应安排左室辅助设备，即主动脉内气囊泵 IABP 以改善心排出量。用药注意用扩张血管药如静脉硝酸甘油、血管紧张肽 I 转化酶抑制剂 ACEI、利尿剂。

治疗对于心源性休克的患者最好先用上左室辅助装置主动脉内气囊泵 IABP 以改善心排量。用血管扩张剂如硝酸甘油及 ACE 血管紧张素转换酶抑制剂 ACEI 配合袢利尿剂。必要时导管介入 PCI 也时必要的。

右室梗死、下壁及下后壁梗死常引起右室功能轻度不良，但真正导致衰竭的只不过

10%。这与血管栓塞的位置有关，只有右冠状动脉的边缘支以上的动脉栓塞时才损坏右室功能。这是由于右室壁薄，需血不高。

症状一向称为三大症状，即颈静脉怒张、肺清晰及无气短是右室梗死的特点。但这个说法的敏感性不强，严重的右室梗死可表现为低的心排出量症状，包括出汗多，四肢冷，有时思维混乱，尿少及低血压。查体发现颈静脉怒张，颈静脉压升高可达8106Pa（8cmH$_2$O），右室第三心音，而肺部听诊清晰。一个少见的但重要的症状是卵圆孔被打开。

心电图显示 II、III、aVF 导 ST 段抬高，胸片未显示肺静脉高压。说明右室扩大，左室的下壁功能也受损。（见图9-18）

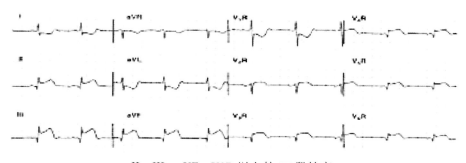

II、III、aVF、V3R 以上的 ST 段抬高

图 9-18　右室梗死

超声心动图显示右室扩大，左室下壁功能不良。

治疗大量输液增加右室的前负荷及心排出量是治疗的关键。有的病人需在 1h 内使中心静脉压达到 2kPa（15mmHg），肺动脉楔压 PCWP 达到 2kPa（15mmHg），最好做肺毛细血管监护。Dobutamine 可改善心排出量，硝酸甘油使血管扩张，由于这种输液灌注治疗提高了左室前负荷，增加了心排出量，提高右室各支血管在灌注，也降低了死亡率。

心室壁瘤心肌梗死病人由于病后未接受充分再灌注液体而出现室壁瘤的机会便可增加。左室尖部闭塞发生室壁瘤的机会最高。如果病发后早静脉灌注液体则可改善心肌而预防出现室壁瘤。即使开始灌注时间较晚，也有限制梗死面积有作用。另外，如果闭塞的血管晚开通，则梗死会膨胀成为室壁瘤，心室也逐渐扩大。室壁瘤是心室壁压缩的部分，它的壁有心室壁的三层组织结构，与心室相连的部分是很宽的颈，不易断裂，这与所谓假室壁瘤不同，后者的壁是薄的，只有心包及血凝两层，而且颈是狭窄的，也是易于断的。

症状及体征室壁瘤常导致心力衰竭，所以先发现的是心肌梗死有急性心力衰竭的表现。但在其急性期后可逐渐成为慢性心力衰竭而可延迟 6 个月。心电图呈 Q 波，ST 段抬高。诊断室壁瘤主要靠超声心动图。（见图9-19）

治疗 ACE 抑制剂可减少梗死面积，避免用激素及非激素类抗炎药。用 ACEI 等治疗心力衰竭药物。必要是用抗凝药如肝素、华法林等。

（3）心律失常并发症：大约 90% 的患急性心肌梗死（AMI）的患者会在急性期或以后发生某种类型的心律失常。其中有 25% 的患者发生在病后 24 小时内。在这后一组病人内，可出现严重的心律失常如心室纤颤。心律失常的发生率在 ST 抬高的心肌梗死比非ST 段抬高的病人发生率要高很多。由于这类心律失常的危险性很高，所以医生在关注急性心肌梗死的冠脉灌注问题时也要注意心律失常问题。

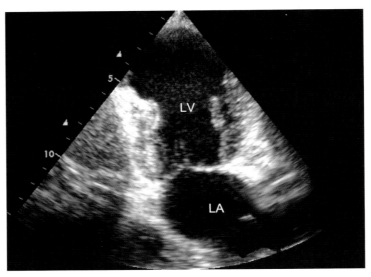

透壁性心梗病人坏死心肌纤维化形成真性室壁瘤，瘤颈较宽，多见于左室心尖

图 9-19　室壁瘤形成（真性室壁瘤）

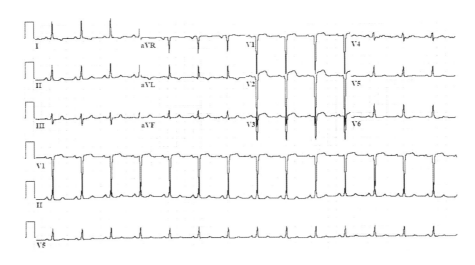

图 9-20　室壁瘤病人的心电图，V1-3 的 ST 段抬高

心律失常并发症的病生理学　AMI 后心肌及其传导系统的自律性很强，再加上电解质的失衡（如低血钾、低血镁）以及低氧促使心律失常的发生。受损的心肌的组织不应性发生改变，成为激动的折返环，有利于形成心律失常。此外，穿壁性梗死的心肌可中断交感神经末梢传出及传进作用，结果失去自主神经的平衡，引发心律失常。

围梗死区引起的心律失常：

①室上性心动过速：包括窦性心动过速、房性期前收缩、阵发性室上性心动过速、心房扑动、心房纤颤。

②加速性交界性心律。

③心动过缓：包括窦性心动过缓、交界性心律过缓。

④房室传导阻滞：I、II、III 度。

⑤室内传导阻滞。

⑥室性心律不齐：室性期前收缩、加速性心室自主节律（accelerated idioventricular

178

rhythm）、室性心动过速、室性纤颤。

⑦再灌注心律失常。

下面简单介绍一些常见的心律。

（1）室上性心律失常

——窦性心动过速是由于交感神经兴奋所致，常伴随血压升高其原因是：疼痛、焦虑、心衰、低血容量、缺氧或心包炎等。对于窦性心动过速要注意处理。止痛药、吸氧，需缓解心肌缺氧者要用 β– 阻断剂或硝酸甘油去缓解。

——房性期前收缩常是阵发性房性心动过速或心房纤颤的预兆，但对之无有效治疗，只需注意其发展动向。

——阵发性室上性心动过速：在 AMI 的发生率不到 10%，如血压不低，可用腺苷（adenosine）。如无左心衰竭可静脉注射地尔硫卓（diltiazem）或 Beta 阻断剂。用药无效而血压不低者也可直流电转复。

——心房扑动：在 AMI 发生率不到 5%，用直流电 50J 转复可很快复律。

——心房纤颤：在 AMI 发生率可达 10%~15%，见于左心衰竭或右室梗死患者，如病情不稳，可立即用 200J 直流电击。如果电击未成功，可用静脉注射胺碘酮（amiodarone）或地高辛。若血压未降低，可多次用静脉注射 5mg 美托洛尔（Metoprolol）每 5~10min 一次。心房纤颤易于引起血栓形成，故用肝素常常是必要的。

心动过缓也是常遇到的心律。

——窦性心律过慢：在下壁、后壁梗死是常见的，是因迷走神经兴奋所致。可每 5min 注射阿托品 0.5~1mg。如无效而血压降低，则要考虑静脉临时起搏。

——房室交界区心动过缓是一房室保护性的心律，常见于下壁梗死，其心率常在 35~60 次 /min，多无血流动力学影响，不需特别处理。

——房室传导阻滞也是不少见的，多见于下壁梗死。I 度房室传导阻滞不需特别处理。钙通道阻滞剂及 β– 阻断剂可引起 I 度传导阻滞，不需特别处理。II 度一型也不需处理。II 度二型阻滞时常有宽 QRS，有可能演变为 III 度阻滞，多见于前壁梗死，预后不好，心电图为宽 QRS，心率不超过 40 次 /min。用阿托品无助于病情，最好注射阿托品，如无效则应临时起搏。

——心室内传导阻滞有时也可见到。正常激动从希氏束是通过三个分支下传的，即左前、左后分支及右束支。一个分支阻滞有时可见到，右支接受血多，故如果出现右束支传导阻滞说明梗死范围较大。完全性房室传导阻滞的机会不多，但一旦出现则是危险的。右束支与左侧一个分支同时发生传导阻滞也是很危险的。完全性房室传导阻滞更少见，但很危险。

（2）室性心律

——室性期前收缩：是较常见的。过去一直认为是恶性室性心律出现的先兆。事实是室性期前收缩很常见但很少演变为心室纤颤，反之，心室纤颤发生前很少现有心室期前收缩。因此现在不再有所谓防期前收缩而预防性地使用利多卡因。而现在更注意调好水及电解质的平衡，治疗心肌缺血，以及代谢平衡等措施。

——加速性心室自主节律（Accelerated idioventricular rhythm）20% 的 AMI 患者可出现这类心律，其特点是宽 QRS 的整齐的心律，每分钟不超过 100 次 /min，有房室分离，P 波与心室的 QRS 是无关系的。多数情况这种心律发作历时很短，而自己停止。在前壁或后下壁梗死皆有发作，这类心律的机制可能与窦房结或房室结受到损害减低了自主性能有关，也可能是心室的一个起搏点一时超过窦房结的起搏速度。总之不需特别治疗，对病人的预后也无影响。

——非持续性室性心动过速这类心律是指有连续 3 个或 3 个以上的室性异位性心搏，其速度超过每分钟 100 次，历时短于 30s 者。可以有多次发作。这种心律发生在心肌梗死发病 48h 后有左室功能不良现象时，常会引起心脏性猝死。多次出现室性过速则应注意调整电解质平衡，血钾要维持在 4.5mEq/L，而不要低。血镁不低于 2.0mEq/L。心射血分数 <0.40 者有猝死的危险。

——持续性室性心动过速是指连续 3 个或 3 个以上连续室性异位搏动，频率在 100 次 /min 以上，历时超过 30s 以上者。心电图室性 QRS 常为单形，右室多形，同时有血流动力学恶化。其死亡率是很高的，常可达 20%。应迅速用直流电击。如果病情不很严重，则要用胺碘酮（amiodarone）或普鲁卡因胺（procainamide）。

——心室纤颤在心肌梗死发病后第一个小时内发生心室纤颤的约为 4.5%，4 个小时内发生的为 60%。48h 以后发生的室颤多与心力衰竭或心源性休克有关。治疗是用非同步电击，越快越好，至少用 200~300J。

——再灌注心律不齐过去当溶栓疗法后突然发生的心律失常被认为是意味为冠脉再灌注成功。但这些心律失常也出现在灌注不成功的病人。所以现在已经不再用这个名词。

（3）心肌梗死的机械性并发症：有三个重要的机械性并发症分别是：心室游离壁破裂（VFWR），室间隔破裂（VSR），及乳头肌断裂并二尖瓣反流（MR）。这三类中，每类都能导致心源性休克。

①心室游离壁破裂（VFWR）：这是心肌梗死的最严重并发症之一，也是死亡原因之一，其发生率约在 0.8%~6.2% 间。FVWR 可引起急性心包积血而死亡。用导管扩张冠脉治疗后，VFWR 的发生率明显减少。患病的危险因素是：年老在 70 岁以上、女性、高血压，常服非激素止痛药，用溶栓治疗是超过 14h 者。

在心前壁或侧壁梗死后第一个星期内病发突然，Becker 将其分为三型。

I 型：在前壁梗死者于发病 24h 内，突发梗死裂缝。

II 型：在梗死病变与正常心肌间。

III 型：原有室壁瘤突然扩大破裂。

不论何型，心室壁破裂后，与其相临近的心包及血肿就封闭这个缺口，预示就形成一个假的室壁瘤。这个假室壁瘤大小变化很大，不稳定，很容易破裂。病人则感到胸痛，检查发现有电机械分离。甚或心脏停搏。1/3 的病人其病程是亚急性的，病人呈晕厥状，血压降低，心律不齐，胸痛不止。

临床诊断十分棘手。这时超声心动图是首选检查方法。检查发现心包大量积液，心包压塞，这可以解释电机械分离的原因。

治疗：要早期补充液体并考虑 PCI。应首先输液，给以正性肌力药物并紧急心包穿刺放出液体。

②室间隔断裂（ventricular septal rupture，VSR）：这是一不常见但很严重的并发症。尽管用内外科各种方法救治，但死亡率是很高的。在心肌梗死溶栓疗法以后，此并发症的死亡率已略有下降。本症多见于女性，梗死面大而室间隔的侧支循环不好的患者。当心肌梗死发病后，缺少静脉输液灌注，在 3~5 天后，缺血的组织发生凝固坏死。中性血

球在坏死区凋亡，而后释放出溶解酶，使坏死的心肌细胞加速分解。有的患者的心肌梗死有室壁内血肿，使室壁的组织分解而造成早期室间隔断裂。

VSR可按其长度，病程及位置分为单纯的与复杂的两类。在单纯VSR型其断裂是在室间隔两侧同一高度发生，而复杂VSR型则断裂面很复杂，出血很多而且坏死组织内有不规则的盘根错节通路很多。VSR多见于广泛前壁梗死，室由于左前降支阻塞所致。临床表现除胸痛、气短、血压低、心肌衰竭甚至休克外，可在胸骨左侧听到强的全收缩期杂音，可触到震颤，有时听到S3奔马率。如病人陷入休克，则杂音很难听到。

VSR的诊断超声心动图有很大作用。它可以显示室间隔断裂的位置，大小、心室功能、左至右分流等。（见图9-21）

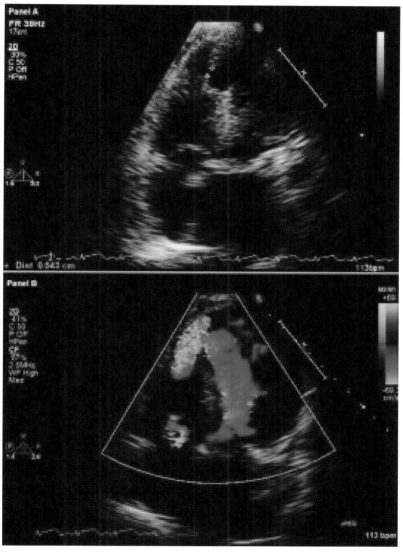

上图为二维超声图，下图为多普勒图。
心尖四腔室图示室间隔有缺口，使血液经室间隔流通，患者为刚发生前壁梗死患者

图9-21

VSR 的治疗

VSR治疗的要点是先明确诊断，稳定血流动力状态，给氧，主动脉内球泵及输入血

管扩张剂、利尿剂及正性肌力药。外科医生介入。

——建立低温体外循环。

——接近断裂的室间隔，切除坏死组织。

——用人造材料建室间隔及附近的室壁。

外科修复成功的存活率约为28%。

③急性二尖瓣反流（MR）：在心肌梗死的早期，一过性的缺血性二尖瓣关闭不全是常见的，它并不引起血流动力学的改变。但如果几条腱索或乳头肌断裂，则引起左房及左室容积超载，血流动力负荷突然增大，出现肺水肿，就会导致心源性休克。随后心脏就再塑造，瓣环增大，瓣叶彼此不能像正常那样彼此严格关闭，这时只有超声心动图可以看到二尖瓣不能适当关闭。

但严重的二尖瓣反流的并发症不是乳头肌简单缺血，而是乳头肌断裂造成急性二尖瓣反流。轻型的病人血流动力指标尚好，只有超声心动图可以明确诊断。但严重的病例，则血流动力骤然变坏，出现所谓心源性休克。老人、女性，梗死面积大，过去有心肌梗死史，多支冠脉硬化病史等不利因素。一般统计，后中乳头肌比前侧乳头肌更易于断裂。

临床表现：轻、中度二尖瓣反流常无症状，这取决于心室的功能。严重的病人有气短、疲乏，查体时发现新出现的心尖全收缩期杂音，严重者出现肺水肿、休克。X线胸片显示肺水肿，多普勒超声心动图可明确诊断。

治疗：先要确定病人的血流动力状态，了解发生急性二尖瓣反流的机制。常用的治疗是减少后负荷，用利尿剂、硝普钠，如血压不低，可用硝酸盐。

如果血流动力状态不好，则要用主动脉内球囊反搏。外科处理乳头肌断裂问题。

④左室壁瘤（Left Ventricular Aneurysm，LVA）：左室壁瘤（LVA）是指局部的心室肌不正常的向外膨出，在收缩期及舒张期其外形在改变。在心肌梗死后，LVA的发生率约为3%~15%。危险因素有：女性、左前降支阻塞、无心绞痛史等。80%的室壁瘤发生在左室前侧壁、后壁及下壁较少。室壁瘤多在1~8cm，显微镜下观察室壁瘤的壁是一纤维疤，很薄，与心肌有明显的分界。

诊断：室壁瘤要靠X线，可看到心影有一凸出的室壁瘤影像。心电图示心肌梗死后ST抬高仍继续存在。更能明确诊断的是超声心动图。心导管检查最后明确诊断。

治疗：如瘤很小可服用血管紧张速抑制剂，定期观察，如有心力衰竭可考虑外科治疗。

⑤左室壁血栓（mural thrombus）：这是较常见的并发症，多见于左室前壁梗死后。发病率为20%~40%，抗凝疗法后可减少发病率。超声心动图可明确诊断。

⑥心包炎：心肌梗死引起的心包炎发病率约为10%，多发生在心肌梗死起病后1~3天，它是因覆盖在梗死心肌的心包发炎而致。临床表现为胸痛，检查发现心包摩擦音。心电图格导结可出现ST段抬高。超声心动图可发现很少的心包液体。治疗主要是阿司匹林及非激素类抗炎药（NSAIDs）。

⑦梗死后综合征（Dressler syndrome）：既往这种综合征较多见，但自从用溶栓疗法及冠脉手术后，这种综合征较前少见。现在明确这种综合征是一自身免疫性疾病。其临床表现是发热、胸痛等，发生在心肌梗死起病后2~3周。治疗是休息，用非激素类抗炎药（NSAIDs）。

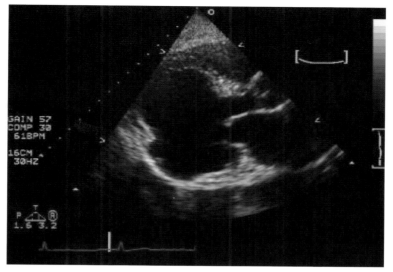

图 9-22　胸骨旁长轴超声心动图见左室下底部有一室壁瘤，其底部很宽

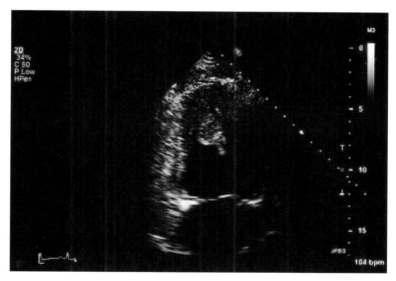

图 9-23　心尖 2 室观，左室尖部有一大的血栓

下面列出一些较典型心电图供参考：

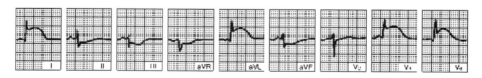

Ⅰ、aVL、V4、V6 的 ST 抬高，而对应的导则下降

图 9-24　急性左室前壁梗死，发病后几小时照

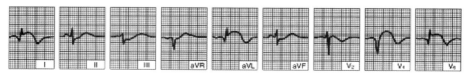

ST 段抬高已不很显著，但 Q 波已出现，Ⅰ、aVL、V4、V6 导有无 R 波

图 9-25　急性左室前壁梗死，发病 24h 后摄

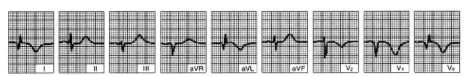

图 9-26　急性左前壁梗死，Q 波出现及 R 波消失，ST 段在等压线

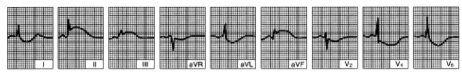

II、III、aVF 的 ST 超急抬高，而对应的导则压低

图 9-27　急性左室下壁（隔面）梗死，发病数小时

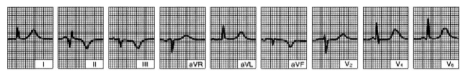

ST 已回等压线，但 II、III、aVF 有异常 Q 波

图 9-28　左室急性下壁梗死发病数日后

不稳定性心绞痛（UA）/ 非 ST 段抬高心肌梗死（UA/NSTEMI）

病生理学

从动脉粥样硬化形成的不稳定斑块活动是造成急性冠脉综合征的根本原因，而冠状动脉栓塞则是其终点。

NSTEMI 常由于一支较大的动脉部分阻塞或一支小的动脉全阻塞而引起，这些血管都有粥样硬化的斑块，当斑块有了损坏或破裂，引起血小板聚集，便形成血栓而堵塞冠状动脉，切断了一部分心肌的血源，心肌细胞坏死。在 NSTEMI 坏死的心肌只占一部分心肌的厚度，这也是它引起的心电图变化 ST 段不抬高的原因。NSTEMI 是稳定心绞痛、不稳定心绞痛等的继续发展，与 STEMI 只是心肌坏死程度的不同，同为急性冠脉综合征的组成部分，在处理上有很多相同的部分。

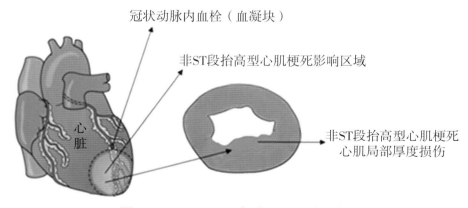

图 9-29　NSTEMI 部分心肌厚度受损

不稳定心绞痛发生冠脉血栓的概率低于非 ST 段抬高心肌梗死（NSTEMI）及 ST 抬高

心肌梗死（STEMI）。

临床检查：在未发作心绞痛时无特殊可述。当发作心绞痛时，心率较快，血压略升高。心脏听诊可听到 S4，这是由于在心绞痛时心肌缺血，影响 ATP 产生，使左室舒张缓慢所致。要知左心室舒张是一主动功能，需要 ATP，而心肌缺血时 ATP 减少，S4 发生在心房收缩后，一个较硬的心室接受血流的时间。

有时由于下壁缺血，后中乳头肌收缩不力，可引起二尖瓣一时关闭不良，可听到收缩期杂音。

诊断：诊断不稳定性心绞痛及 NSTEMI 要靠心电图及心脏酶检查。体格检查不是具有特异的。

心电图常见的是 ST 段下移，可以是水平形下移或斜下移，T 波可倒置。但很多时心电图可完全正常，所以必要对心电图观察很长时间，因为这类变化可以只是短时的，忽而正常、忽而不正常，所以最好观察 3~4 小时。这时要取血测心肌酶：肌钙蛋白和肌酸激酶（troponin，creatine kinase)，如升高则说明有心肌坏死。

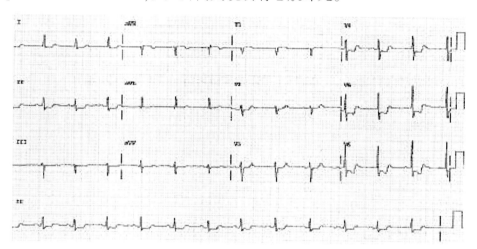

图 9-30　不稳定心绞痛，ST 段下降

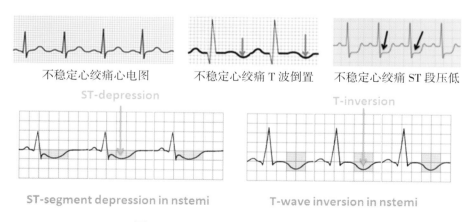

图 9-31　NSTEMI 的心电图特点

其他检查

心脏标记：心肌段肌酸激酶（creatine kinase myocardial band，CK-MB）、肌钙蛋

白 T（troponin T）及肌钙蛋白 I（troponin I）的正常值为 0.07 μg/L，在 NSTEM 皆升高，它们是在心绞痛发作后从心肌细胞释放出来的。CK-MB 是在发病后 4~6h 开始升高，到 48~72h 才恢复正常。及肌钙蛋白 T 和肌钙蛋白 I 是在发病后 4~5h 升高，可保持高水平直到两个星期。

血液计数检查：白细胞计数常升高，血沉及 C 反应蛋白（C-reactive protein）异常升高（>3.0mg/L）。

X 线胸片：可见到肺水肿。

并发症

（1）心律失常：心室纤颤，室性心动过速，多个室性期前收缩，室性自搏心律，心房纤颤，房性心动过速，房室传导阻滞等。

（2）心力衰竭：急性心力衰竭，心源性休克，由于乳头肌受损而至二尖瓣反流，慢性心衰。

（3）Dressler 综合征：对损坏的心肌自身免疫病，有发热、胸膜炎、心包炎等。

治疗

患者应立即住院，吸氧，止痛（甚至用吗啡）。

（1）抗血小板治疗：立即口服 300mg 阿司匹林，以后每日服 75mg；给 clopidogrel 600mg（硫酸氢氯吡格雷）以后每日服 150mg 连用 7 天，此后每天改为 75mg；对于有糖尿病的人或准备经皮冠脉述的病人要给防止血小板聚集的药，如 Abciximab。

（2）为了防止血栓形成也可用抗凝剂，如普通肝素（unfractionated heparin）或分段肝素如 enoxaparin，dalteparin。

（3）β-阻断药：如 atenolol 25~50mg 每日两次，或 metoprolol 25~50mg 每日两次。

（4）硝酸盐：可先从口腔喷射或舌下用硝酸盐，或静脉注射 glyceryl trinitrate 0.6~1.2mg，以后改为舌下。

（5）ACE（angiotensin converting enzyme）inhibitors：常用的是 ramipril，enalapril 或 captopril。

（6）Statins（他汀类药）：如 atorvastatin，simvastatin，或 rosuvastatin。

（7）硝酸盐（Nitrates）：可扩张血管，止痛。先用硝酸甘油舌下，如痛不止可 5min 后再试，或静脉注射 0.6~1.2mg/h。或 isosorbide dinitrate 1~2mg/h。

（8）经皮冠脉介入术（PCI）：以上各种方法未得到良好效果时，应考虑导管介入治疗。

关于早期保守治疗抑或介入疗法

在很早时就有医生主张病人入院后 4~24h 内应经皮冠脉干预（PCI，percutaneous coronary intervention），经过很多大系列、长时间统计出来的结果，可以说在适当时间，适当患者还是有一定好处，但不是对所有患者皆适用外科手术干预就一定会好。现在可以说大部分患者都用药物内科治疗，除非发生下列情况，则考虑现在盛行的 PCI 方案。

考虑外科干预的因素：

（1）心脏生物标记（troponin，CK-MB）升高。

（2）新的 ST 段下降。

（3）有心力衰竭症状出现（肺啰音、肺水肿）。

（4）血流动力不稳。

（5）持续性室性心动过速或室颤。

（6）6 个月内曾有过冠脉手术者。

（7）过去曾有过冠脉塔桥手术者。

（8）左室功能下降 EF<40%。

（9）休息时不断发生心绞痛。

在这些项目中，用超声心动图监护，不时测量 EF 是最简便而准确的方法。

十、心律失常

心律失常总论：正常窦性心律　心律失常概述　治疗（手法，药物治疗，起搏器，消融）。

常见的心律失常：病态窦房结综合征　房性心律失常（房性期前收缩，心房单灶性心动过速，多灶性心动过速，窦房折返性心动过速）　心房扑动　心房纤颤　预激综合征　房室结折返性心动过速　室性心律失常

心律失常总论

高度分化的心脏电脉冲系统的细胞只占心脏总重量的很小一部分。在上腔静脉和右心房上部的交界处，有一团细胞是正常心脏的一级电脉冲生成细胞（起搏细胞）称为窦房结（SA结）。窦房结细胞能有规律地发出电脉冲，受自主神经和血循环中的儿茶酚胺浓度调节。窦房结的电活动在体表ECG上不能看到，但相当于ECG的P波前80~120ms。P波代表心房的心肌细胞除极。窦房结发出的脉冲经心房传到房室结（AV结）看来是通过正常的无特殊分化的心肌细胞传导的。但也检测到心房中有一些肌束是优先传导的途径。

心脏电感应系统

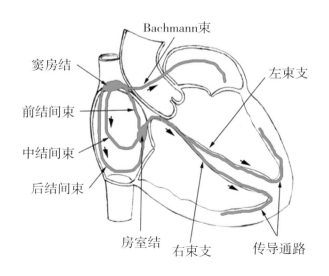

图 10-1　正常传导系统

从电生理学角度看，除了通过房室结、心房和心室之间是绝缘的。在房室结曲折的传导途径使脉冲传导延迟。房室结的不应期通常较其他心脏组织的更长，传导速度与心率有关，且受自主神经张力和儿茶酚胺调节，两者使心室的电活动与心房相关，在任何心率都能达到最大的心输出量。

房室结位于房室间纤维环的心房侧。与房室结相连的高分化传导组织是希氏束（His束），沿三尖瓣环运行到瓣膜三角区，穿过纤维环并经过室间隔膜部，在膜部室间隔转为肌部室间隔处希氏束分义。右束支沿右心室的心内膜面达到右心室的前面和心尖部。将脉冲一直传到终末分支。左束支跨过室间隔肌部的顶端，出现在左心室，位于主动脉的无冠脉瓣下方，左束支分支有多种形式，从功能上分为左后分支（支配室间隔）和左前分支。病变损害这些分支可产生特征性的 ECG 改变。

正常窦性心律

窦房结和房室结以及许多分化程度高的传导组织，具有第四位相舒张期自发除极的性能，窦房结的固有起搏频率最高，能控制较低级的，频率较慢的具有起搏功能的组织。在长时间或短时间的记录中，窦性节律可有显著的变异。

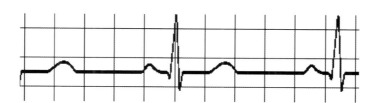

图 10-2　窦性心动过缓：所有 QRS 皆正常，但相距频率 <60 次 /min

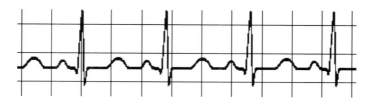

图 10-3　窦性心动过速：所有 QRS 皆正常，但频率 >100 次 /min

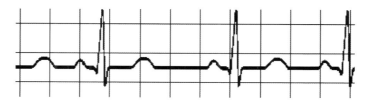

图 10-4　窦性心律不齐：QRS 正常但心律不齐，最长的 R-R 超过最短的 >0.16s

呼吸性窦性心律不齐是由迷走神经介导的心率波动，常见于年轻人。呼吸性心律不齐随年龄增大而变得不明显，但也不完全消失。运动和情绪激动都能通过交感神经和儿茶酚胺加快窦性心律。静息时窦性心率 60~100 次 /min，传统地代表心率的正常范围，但年轻人常有更慢的心律，特别是体力训练有素的运动员。所以静息时心率低于 60 次 /min（窦性心动过缓）通常非病理性的，窦性心动过速指心率＞ 100 次 /min。正常人心率有明显的昼夜变异，清晨睡醒前心率最慢，在醒来时窦性心率加快。窦性心律绝对规则是病理性的，可见于自主神经退行性变者（如晚期糖尿病）。

心律失常概述

心律失常是很常见的。心动过缓性心律失常起自内在的自主性或传导异常，后者主要在房室结内以及希氏－浦肯野网。心动过速性心律失常可起于自主性改变，折返或受触发自主性，三者可由电生理鉴出，但临床上难以区分。许多临床上明显的心动过速性心律失常可能多由于折返引起。

某些心律失常可能很少甚至无症状但预后恶劣。许多事实提示预后不随心律失常的制止而改善。其他一些心律失常，虽然有症状，却是良性的。基础心脏疾患的性质及其严重性常较心律失常本身更有重要的预后意义。

症状和体征

心律失常的症状可有很大的变异取决于病人是否意识到，病人可感到心悸，或因血流动力学异常而产生更为严重的症状。

心悸（对心跳的感知）常是难受的，可能由于心肌收缩力增强和心律失常引起。对心悸病人应进行检查以确定病因，并解除其焦虑。

干扰血流动力学的心律失常通常为持续的心动过缓或心动过速且可能致命。眩晕和昏厥是常见的，使病人不能驾车或从事某些职业，如飞行员、火车驾驶员等。产生血流动力学异常的心律失常需急诊观察，必要时住院。

诊断

病史常能提供足够的信息以建立初步诊断。病人觉察到阵发性心房颤动（AF）引起的快速、完全不规则的心悸是相对可靠的，病人也能觉察到规则的快速心律失常，每分钟增加 10 次也能感知。根据病史区分短暂的心律失常发作，如期前收缩、Ⅱ度房室传导阻滞或是持久的心律失常。医生应询问病人症状开始和终止时的特征。普遍认为病人耐受良好的快速心律失常必定是室上性心动过速而不是室性心动过速，反之亦然，但这一看法有时是错误的。

如在心律失常时做体格检查观察周围动脉搏动（反映心室激动）和颈静脉波（JVP，反映心房和心室的激动）对诊断有重要意义，常能鉴别室速（如存在房室分离）和其他持续而规则的心动过速，诊断 AF、心房扑动、房性和室性期前收缩以及Ⅱ度和Ⅲ度房室传导阻滞。

病史是提供初步诊断，心律失常时的脉搏和 JVP 可提供较正确的诊断，但 ECG 仍为主要的诊断手段。体表 ECG 代表心肌除极电势的净效应，虽然每个心肌细胞产生的电位差波动在 90~100mV，体表心电图的信号振幅通常只有 1mV 左右。细小组织如窦房结、房室结、希氏束的电活动在 ECG 上不能看到。标准 12 导联 ECG 对确定各种持久性心动过速的特征并做出诊断是决定性的。但它提供的心律样本为时短暂，特别是多个导联同时记录时。

心电图检查及监护是捕捉心律失常最有效的方法，如有病人记录所伴症状的日记，价值更大。ECG 记录有多种形式，如 24h 连续监察（Holter24h）或由病人启动时记录，或在心律失常发作时自动记录。有固态记录装置的仪器免除了磁带和机械运转系统。如心律失常不常出现，ECG 动态监察亦难以发挥作用。疑有威胁生命的心律失常病人应予住院监护以免院外致死事件的发生。

电生理学检查的指征为不常见的、自发的心律失常和疑有严重的持续性心律失常。应用程序刺激技术，可诱发和中止折返型心律失常。但自律性的和触发的自律性心律失常对程序刺激无反应。临床上有重要意义的心律失常如室性心动过速、房室连接处折返性心动过速、预激综合征引起的反复性心动过速都是折返性的。

消除疑虑是重要的。大多数心律失常不引起症状，无重要的血流动力学影响，亦无预后意义，但如病人觉察到心律失常可产生忧虑。有些病人患良性心律失常，虽经安慰解释仍认为自己病废。采取心理治疗常有帮助。少数病例可找出诱发因素并加以纠正，如过多饮酒或咖啡。

治疗方法

按摩颈动脉窦手法

此法对于一些室上性心动过速很有效。

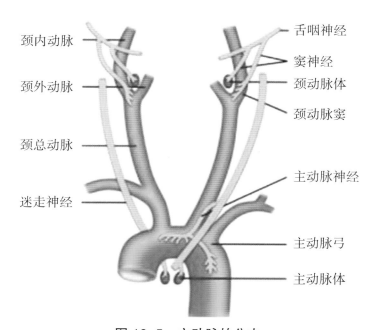

颈内动脉　　　　　　　　　　　　舌咽神经
　　　　　　　　　　　　　　　　窦神经
颈外动脉　　　　　　　　　　　　颈动脉体
　　　　　　　　　　　　　　　　颈动脉窦

颈总动脉

　　　　　　　　　　　　　　　　主动脉神经

迷走神经

　　　　　　　　　　　　　　　　主动脉弓

　　　　　　　　　　　　　　　　主动脉体

图 10-5　主动脉的分支

颈动脉窦位于颈内动脉的分叉部，该部形成扩张即称为颈动脉窦，内有压力感受器，经舌咽神经与延髓的孤束核、迷走神经背核相连。刺激颈动脉窦可影响动脉血压、心率、心肌做功、心输出量、动脉阻力及静脉容量。其反射通路是经过窦神经（迷走神经的分支）至孤束核，再传至迷走神经背核，经迷走神经传出纤维，产生心率减慢和血压下降。为避免发生低血压、心脏停搏等意外，应使患者平躺。用手指在颈部大约与甲状软骨上缘同水平可扪得搏动最明显的部位即颈动脉窦位置所在，向颈椎方向压迫，以按摩为主，左右交替进行，每次时间不超过 5~10s，如果没有效果，隔几秒钟后可再按摩，这样可使颈动脉血流停顿时间不至于过长，应同时听心跳或数脉搏，如果心跳一旦减慢，应立即停止按压。在按压时严禁向两侧同时按摩，否则有使心跳突然停止、大脑缺血的危险。按摩前应听颈动脉，如有杂音不宜按摩。有脑血管病变老年人禁用。

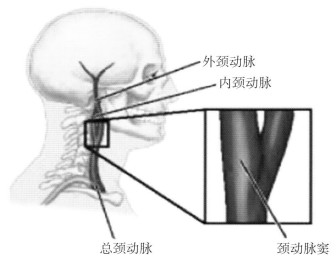

图 10-6　颈动脉窦是位于内颈动脉起始点位置

外颈动脉

内颈动脉

总颈动脉

颈动脉窦

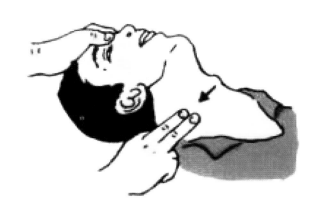

图 10-7　按摩颈动脉窦的方法

颈动脉窦的确定方法：颈动脉窦为颈总动脉末端和颈内动脉起始处的膨大部分，颈部两侧各一，如黄豆大小。其体表位置位于颈部外侧的中部，相当于甲状软骨上缘的水平，在颈动脉搏动最明显的地方。确定方法：让病人取仰卧位，头略向后转，先找到颈动脉，它位于下颌角下方，胸锁乳突肌的内侧与喉部甲状软骨外侧之间。摸到搏动的颈动脉后，然后把手指移到甲状软骨上缘部位，此处为颈内动脉和颈外动脉的分叉处，即为颈动脉窦的位置。

药物治疗

抗心律失常的药物治疗是处理大部分心律失常病人的主要治疗方法。现在尚无通用的有效药物；所有抗心律失常药物安全性均有一定程度，甚至可加重或致心律失常。药物的选择是困难的，常需试验或经历错误。

Vaughan Williams 根据药物的细胞电生理效应将抗心律失常药物做了分类。此分类为国际公认，虽然其在处方时应用的价值有限，但已成为药物归类的普遍法则。

表 10-1　Vaughan Williams 抗心律失常药分类

Class	Known as	Examples	Mechanism	Clinical uses in cardiology
Ia	fast-channel blockers-affect QRS complex	Quinidine Procainamide Disopyramide	(Na^+)channel block (intermediate association/ dissociation) and K^+ channel blocking effect	Ventricular arrhythmias prevention of paroxysmal recurrent atrial fibrillation (triggered by vagal overactivity) procainamide in Wolff-Parkinson-White syndrome Increases QT interval
Ib	Can prolong QRS in overdose	Lidocaine Phenytoin Mexiletine Tocainide	(Na^+) channel block (fast association/ dissociation)	treatment and prevention during and immediately after myocardial infarction, though this practice is now discouraged given the increased risk of asystole ventricular tachycardia
Ic		Encainide Flecainide Propafenone Moricizine	(Na^+) channel block (slow association/ dissociation)	prevents paroxysmal atrial fibrillation treats recurrent tachyarrhythmias of abnormal conduction system contraindicated immediately post-myocardial infarction
II	β-blockers	carvedilol Propranolol Esmolol Timolol Metoprolol Atenolol Bisoprolol	β-blocking Propranolol also shows some class I action	decrease myocardial infarction mortality prevent recurrence of tachyarrhythmias propranolol has sodium channel blocking effects
III		Amiodarone Sotalol Ibutilide Dofetilide Dronedarone E-4031	K^+ channel blocker Sotalol is also a β-blocker Amiodarone has Class I, II, III & IV activity	In Wolff-Parkinson-White syndrome (sotalol) ventricular tachycardias and atrial fibrillation (Ibutilide) atrial flutter and atrial fibrillation
IV	slow-channel blockers	Verapamil Diltiazem	Ca^{2+} channel blocker	prevent recurrence of paroxysmal supraventricular tachycardia reduce ventricular rate in patients with atrial fibrillation
V		Adenosine Digoxin Magnesium Sulfate	Work by other or unknown mechanisms (Direct nodal inhibition)	Used in supraventricular arrhythmias, especially in Heart Failure with Atrial Fibrillation, contraindicated in ventricular arrhythmias Or in the case of Magnesium Sulfate, used in Torsades de Pointes

表 10-2　Vaughan Williams 抗心律失常药物的分类

Type IA	Disopyramide Procainamide Quinidine
Type IB	Lidocaine Mexiletine
Type IC	Flecainide Propafenone
Type II	β–Blockers (Proponolol)
Type III	Amiodarone Dofetilide Sotalol Ibutilide
Type IV	Nondihydropyridine calcium channel Antagonists (Verapamil and Diltiazem)

此外，下面的两种药未包括在 Vaughan Williams 分类中，但亦在应用中。

地高辛（digoxin）　能缩短心房和心室的不应期，延长房室结的传导时间。目标血浆浓度为 0.8~1.6mg / mL。地高辛的洋地黄化剂量为 1mg。在 ECG 监测下可用部分剂量或全量缓慢静脉注射，但需准备好各种抢救设施。根据体重和肾功能情况地高辛的维持量为每天口服 0.125~0.25mg。地高辛的毒性表现为食欲减退、恶心和呕吐，也常表现为严重心律失常（室性和房性期前收缩，偶有阵发性房性心动过速伴传导阻滞）或 II – III 度房室阻滞。在严重的地高辛中毒用地高辛抗体免疫片 Fab 较应用其他抗心律失常药物更安全，更合理。在其他情况下，停药 48h，然后再用较低剂量即可，地高辛禁用于通过旁道前向传导的预激综合征并发快速 VF 的病人，因为 VF 时，地高辛可促使冲动经旁道下传而发生过快的心室反应。但 10 岁以下婴儿和儿童患预激综合征时，可预防性地应用地高辛（见下文）。

腺苷（adenosine）　是一种嘌呤核苷酸，作用于细胞外膜的腺苷受体，能减慢或阻滞房室结的传导，因而能终止房室结参与的心律失常。腺苷的作用时间极短，故用于终止房室结参与的心律失常可能较维拉帕米安全。该药在注射后迅速代谢，剂量为 6mg，随后可最多用到 12mg，快速静注。30%~60% 的病人可有短期的不利反应，如呼吸困难、胸部不适和潮热。腺苷能引起支气管痉挛，故不能用于支气管哮喘病人。

第一类抗心律失常药物是钠通道阻滞剂，包括老的心律失常药物（如奎尼丁），它们都降低动作电位的最大除极速率，因此减慢脉冲传导。第一类抗心律失常药物对抑制 VEB 很有效。但都不同程度地抑制左室做功，也都有致心律失常的作用。根据受体效应动力学，第一类抗心律失常药物又可分为 Ia、Ib、Ic 三个亚类。作用开始和消失时间都短的属 Ib 亚类，作用时间长的属 Ic 亚类；而作用时间中等的属 Ia 亚类。

奎尼丁（quinidine，Ia 类）　延长动作电位和不应期（在 ECG 上表现为 QT 间期延长）。该药为广谱抗心律失常药物，可抑制 VEB、VT，并控制狭的 QRS 心动过速，包括心房扑动和 AF。它是少数能使 AF 转为窦性的药物之一。其清除半衰期（t1）为 6~7h。如病人能耐受奎尼丁的最初试验剂量，每 4~6h 其维持量为 200~400mg，目标的血浆浓度为 2~6μg/mL。剂量应调整到 QRS 间期＜140ms（除非原存在束支阻滞）以及 QT＜550ms。约 30% 病人发生不良反应。胃肠道反应最常见（腹泻、腹部绞痛、腹胀），也有发热、血小板减少以及肝功能异常。奎尼丁昏厥为危险的特异质反应，由尖端扭转型室速引起，不可预料。

普鲁卡因胺（procainamide，Ia 类）　对不应期的作用比奎尼丁弱，普鲁卡因胺的主要代谢物乙酰普鲁卡因胺（NAPA）也具有抗心律失常作用，并参与普鲁卡因胺的治疗效果和毒性反应。在血压和 ECG 监护下，静注普鲁卡因胺每 1~2min 为 100mg，每隔 5min 可重复注射，常用最大剂量为 600mg（很少用到 1g）。口服普鲁卡因胺的清除半衰期很短，不到 4h。需多次给药或用持续释放制剂。常用的口服剂量为每隔 3~4h 服 250~625mg（很少达 1g），目标血浆浓度为 4~8μg/mL，QRS 间期增宽 25% 或 QT 间期延长到 550ms 提示普鲁卡因胺毒性反应。长期服用本药超过 12 个月几乎全部病人都会出现血清抗核抗体阳性，多达 40% 的病人有过敏性症状或体征，如关节痛、发热和胸腔积液。

丙吡胺（disopyramide，Ia 类）　对不应期影响很小。半衰期 5~7h，目标血浆浓度为 3~6μg/mL。常用口服剂量为每 6h 服 100~150mg。静脉注射剂量为 1.5mg/kg，注射时间不能少于 5min，随后以每小时 0.4mg/kg 滴注。丙吡胺具有较强的抗胆碱能作用，该作用在抗心律失常治疗中无重要意义，却能引起尿潴留和青光眼。较轻的副反应如口干、眼调节困难和肠道不适，可影响病人坚持服药。丙吡胺有负性肌力作用，特别是胃肠道给药，故左室功能减退的病人应慎用或不用。

利多卡因（lidocaine，Ib 类）　利多卡因经肝的首次通过代谢较高。该药对心肌抑制作用很微弱，对窦房结、心房或房室结作用很小，但对蒲肯野纤维和心室肌组织有重要影响。它能抑制心肌梗死时并发的室性心律失常（VEB，VT）。在急性心肌梗死早期预防性应用利多卡因，可减少原发性 VF 的发生率。但心脏停搏事件增多，提示对窦房结和房室结有不良的作用。利多卡因的清除半衰期为 30~60min。其目标血浆浓度为 2~5μg/mL，该口服药只能胃肠外给药。常用剂量为静脉推注 100mg，速度宜超过 2min，5min 后如心律失常未纠正，再注射 50mg。然后开始以每分钟 4mg 静脉滴注（＞65 岁老年病人每分钟 2mg）。持续滴注超过 12h 可能达到毒性水平。同时用 β-阻滞剂会增加中毒的危险。因此宜将利多卡因剂量减半。不利反应为神经性的，如震颤和惊厥，而不是心脏方面。过快注射可出现瞌睡、谵妄和感觉异常。

美西律（mexiletine，Ib 类）　为利多卡因的类似物，其电生理作用与利多卡因相似，但无或仅极少经肝首次通过代谢率。美西律用于抑制有症状的室性心律失常包括室性心动过速，而对狭 QRS（室上性）心律失常无治疗作用，该药的清除半衰期为 6~12h，目标血浆浓度为 1~2μg/mL。口服剂量为每 8h 为 200~250mg。美西律的缓慢释放剂型可每 12h 口服 360mg。静脉注射用法比较复杂，因为美西律的体内分布容积很大。先静脉注射 2mg/kg，注射速度每分钟 25mg，随后 1h 滴注 250mg，接着 2h 滴注 250mg，然后以每分钟 0.5mg 维持滴注。与利多卡因相似美西律基本上无心血管系统不利反应，而胃肠道反应（恶心、呕吐）和中枢神经系反应（震颤、惊厥）可限制其应用，病人对缓释制剂耐受较好。

妥卡尼（tocainide，Ib 类）　为利多卡因另一同类物，几乎无肝脏首次通过代谢率，排出的半衰期为 11~15h，目标血浆浓度为 4~10μg/mL。口服剂量为每 8h 为 400mg，静脉注射剂量为 30min 注射 750mg，也可静脉滴注 24h 为 1200mg，但建议早期改口服治疗。妥卡尼的药代动力学参数、应用指征和副反应等都与美西律相似，但易出现一些重要的不良反应，包括粒细胞缺乏症。

苯妥英钠（phenytoin） 分类划分不统一，但可能应属 Ib 类。苯妥英钠广泛应用于心律失常的治疗，特别是抑制洋地黄中毒引起的室性心律失常。随着新的抗心律失常药物的出现和地高辛中毒反应减少（后者可应用地高辛免疫 Fab 治疗），本药的抗心律失常用途也减少。苯妥英钠清除的半衰期较长，约 22h，不利作用有牙龈增生和造血功能减退。

Ic 类药物为最有力的抗心律失常药物。但同时伴有明显的致心律失常作用和对心肌收缩的抑制。这些不利反应在血流动力学正常的病人不常见（如 WPW 综合征），但对有广泛心肌损害的病人是重要的，因可诱发危及生命的室性心律失常。对这些病人，Ic 类药物只在心律失常用其他药物无效时才采用。

业已证明 Ic 类药物为转复 AF 和预防 AF 复发的高效药物。这些是 Ic 类药物应用的主要指征，特别是在此范围内致心律失常的危险性相对低。

氟卡尼（flecainide） 为强有效的 Ic 类抗心律失常药物，对钠通道有较强的抑制作用，能减慢脉冲的传导，但对不应期影响较小。左室做功可被抑制。氟卡尼能有效地控制有症状的室性期前收缩，室性心动过速和预激综合征病人的折返性心动过速。清除半衰期为 12~27h，目标血浆浓度为 0.2~1.0μg/mL。剂量为每 8~12h 口服 100mg。静脉推注的初始剂量为 150mg，需时 10min。用氟卡尼和恩卡尼治疗急性心肌梗死的无症状或症状轻微的室性期前收缩，均增加死亡率，可能是两药的致心律失常所致。该药通常耐受良好，偶有眼花、麻木等个别报道，用药过程中 QRS 间期延长超过 25% 提示毒性作用。

普罗帕酮（propafenone，心律平，Ic 类） 其电生理效应与氟卡尼相似，有致心律失常作用。清除半衰期 6~7h，目标血浆浓度 8μg/mL。虽然生物利用率低和易变，有饱和的首次通过代谢率和多变的蛋白质结合率，用法却比较简单，常用剂量为每日 450~900mg，分次服用。初始剂量宜小些（150mg，每日 3 次），每次增加不超过 50%。在药物转复 AF 时曾有单次口服 450 和 600mg 者未出现安全问题，但这些研究是小量的，只能作为试验性的。

第 II 类抗心律失常药物为 β–受体阻滞剂，可能是毒性最小而作用最强的药物，然而其抗心律失常作用常被忽视。虽然以交感神经兴奋性增高为主要原因的心律失常是相对少见的，但大多数心律失常都受自主神经张力调节的影响。β–阻滞剂治疗常见的心律失常，如抑制室性期前收缩效果较差，但能提高 VF 的阈值，从而有效地预防 VF 的发生。β–阻滞剂可分为 β₁–受体选择性和非选择性制剂，可有内源性拟交感活性（ISA）以及亲脂性和亲水性制剂。这些差别与抗心律失常作用关系不大，但 ISA 可能降低抗心律失常的效果。一般认为，病人对 β–阻滞剂耐受良好，但在抗心律失常剂量时，β–阻滞剂抑制左室收缩功能。该类药物禁用于支气管痉挛性呼吸道疾病，并应慎用于其他肺部疾患者。不利反应有胃肠道不适和失眠、噩梦等。开始治疗时病人常有疲倦乏力，但很少长久持续。

第 III 类抗心律失常药物抑制钾通道。改变动作电位的平段时相，延长不应期。传导速度影响较小，但理论上，自主起搏点的脉冲发放次数减少，该类药物可致心律失常。

胺碘酮（amiodarone） 为作用强的第 III 类抗心律失常药物，对心血管系统的不利作用少，且可能因具有轻度的血管扩张作用，几乎不抑制左室收缩功能。对窦房结功能影响很小，胺碘酮能延长心肌不应期，为使心肌均匀复极创造条件。该药使 ECG QT 间期延长，然而目前尚无QT延长的安全上限。清除半衰期很长，超过50天，用药后作用开始亦延迟。为此有人建议开始治疗时用负荷剂量每日口服600~1200mg共7~10天，但未能证明药物作用能更快出现。口服维持量应用能稳定控制心律失常的最小剂量，最好每日＜200mg。

对危及生命的心律失常，可在1h内静脉给胺碘酮3~7.5mg/kg，胃肠道外给药的胺碘酮剂量尚未做广泛研究，故需谨慎。ECG应持续监护，因为有引起房室阻滞的危险。

心血管的毒性反应很少见。但胺碘酮长期服用毒性太大，除非为严重心律失常（如狭的QRS心律失常对其他治疗无效，引起明显发病率时）。治疗超过5年者5%可发生肺纤维化，且可致死。系列肺功能测定可早期鉴出肺纤维化而停止用药。其他并发症包括光敏感性皮炎、肝功能异常、周围神经炎、角膜微沉淀（几乎所有用药者均存在，不严重到影响视力，停药后可逆转）、甲状腺功能减退（通常不严重，如需继续服用胺碘酮可用甲状腺激素替代疗法）和甲状腺功能亢进（处理更困难，通常需停用胺碘酮）。胺碘酮很少引起尖端扭转性室速，但可致命。除非别无他法，胺碘酮不应用于儿童。

消旋体（D-L）索他洛尔（sotatol）　兼有Ⅱ及Ⅲ类抗心律失常作用，虽Ⅲ类药物的作用（QT延长，不应期变化）在临床应用中可测得，但它们大都被药物的β-阻滞作用所掩盖。多数第Ⅲ类药物的性能主要存在于D-异构体。索他洛尔的剂量每12h为80~160mg。该药能抑制左室功能，且能致心律失常。禁忌证与其他β-阻滞剂相同。在D-sotalol的研究中，死亡率增加，临床应用只限于消旋体索他洛尔。

Ibutilide为新的第Ⅲ类药物（延长复极时间）与胺碘酮和索他洛尔明显不同。其有效作用在激活缓慢Na内流而不是阻滞K外流。Ibutilide可急速终止AF（约40%成功率）和心房扑动（约65%成功率）。≥60kg病人的剂量为静注1mg/10min，对体重较轻的病人0.01mg/kg。如首次用药无效10min后可重复同样剂量1次。2%病人发生尖端扭转型室性心动过速。因而ibutilide的应用需有良好监护环境以及有熟练处理尖端扭转型室性心动过速的医生。

溴卡胺（brelylium）　具有第Ⅱ类药物的抗交感神经作用，也有第Ⅲ类抗心律失常药物的作用。因为溴卡胺能引起显著的低血压，故仅用于有致死危险的顽固性快速心律失常，如顽固性室性心动过速（VT）、反复心室颤动（VF）。注射溴卡胺后通常在30min内见效。目标血浆浓度为1~1.5μg/mL。静脉注射初次剂量为5mg/kg，随后每分钟1~2mg滴注，其对心室的效应可延迟10~20min出现。肌内注射初次剂量为5~10mg/kg，可重复注射到总剂量达30mg/kg；维持量为每6~8h肌注5mg/kg。

第Ⅳ类抗心律失常药物为钙离子拮抗剂（钙通道阻滞剂）。钙离子拮抗剂中硝苯地平和其他双氢吡啶类都没有电生理效应，但维拉帕米（异搏定）和硫氮酮（diltiazem）能影响房室结的电生理，且可改变钙依赖性（Ca-dependent）缺血细胞的电生理。

维拉帕米（verapamil）　主要作用于房室结，减慢房室传导。静脉注射维拉帕米在急诊处理狭QRS性心动过速中有特殊地位，因该类心动过速都有房室结参与。据报道转复率达100%，静注剂量为5~15mg/10min。但如维拉帕米用于VT病人，可有严重不利反应，包括VF、顽固性低血压，甚至可死亡。因而维拉帕米对宽QRS心动过速是反指征。维拉帕米口服40~120mg，每日3次，广泛应用于预防心律失常，但该药首次通过经肝代谢率高，限止其临床应用。

硫氮唑酮（diltiazem）　电生理作用与维拉帕米相似，但清除半衰期长，不很适用于静脉注射以治疗狭QRS性心动过速，但硫氮酮的经肝首次通过代谢率低，比较适用于慢性心律失常的预防。

心脏起搏器

心脏起搏器（cardiac pacemaker）是由电池和电路组成的脉冲发生器，能定时发放一定频率的脉冲电流，通过起搏电极导线传输到心房或心室肌，使局部的心肌细胞受到刺激而兴奋，兴奋通过细胞间的传导扩散传布，导致整个心房和（或）心室的收缩。人工心脏起膊器发出有规律的电脉冲，能使心脏保持跳动。抗心动过缓起搏器用于治疗有症状的缓慢心律失常，如房室传导阻滞、窦房结功能抑制、窦房结传导阻滞或希氏束以下阻滞等引起。这类疾病病情的严重程度取决于逸搏的心率和可靠性。有危险的心动过缓最好用起搏器治疗。简单的 VVI 起搏器对短暂的和发作不频繁的缓慢心律失常已够用。对持续的或发作频繁的心动过缓，需要长时间依赖于心室起搏者可能值得用心率反应性按需起搏器 VVIR 或 DDDR 型，如无心房或窦房结功能异常可用双腔起搏系统 DDD 型。

有一类起搏器能抗心动过速，能通过程序刺激使心律失常终止。这些植入型起搏器的体积不比一般的起搏器大，能在病人发生快速心律失常时按一系列预先设置的程序起搏。但现用的抗心动过速起搏器还不能用于治疗室性心动过速。而近来射频消融术正在取代抗心动过速起搏器治疗。

新式的 ICD 带抗心动过缓起搏和遥控装置。ICD 的应用指征为猝死后成功复苏者（除外急性心肌梗死最初数小时出现 VF 的病人）和顽固的危及生命的 VT 而药物治疗无效，除颤并不能防止有症状的心律失常出现，故仍需结合抑制性抗心律失常药物的治疗。

心脏起搏器的功能类型

起搏器种类很多，常用的有以下几种。

（1）心房按需（AAI）型：电极置于心房。起搏器按规定的周长或频率发放脉冲起搏心房并下传激动心室，以保持心房和心室的顺序收缩。如果有自身的心房搏动，起搏器能感知自身的 P 波，起抑制反应，并重整脉冲发放周期，避免心房节律竞争。

（2）心室按需（VVI）型：电极置于心室。起搏器按规定的周长或频率发放脉冲起搏心室，如果有自身的心搏，起搏器能感知自身心搏的 QRS 波，起抑制反应，并重整脉冲发放周期，避免心律竞争。但这型起搏器只保证心室起搏节律，而不能兼顾保持心房与心室收缩的同步、顺序、协调，因而是非生理性的。

（3）双腔（DDD）起搏器：心房和心室都放置电极。如果自身心率慢于起搏器的低限频率，导致心室传导功能有障碍，则起搏器感知 P 波触发心室起搏（呈 VDD 工作方式）。如果心房（P）的自身频率过缓，但房室传导功能是好的，则起搏器起搏心房，并下传心室（呈 AAI 工作方式）。这种双腔起搏器的逻辑，总能保持心房和心室得到同步、顺序、协调的收缩。如果只需采用 VDD 工作方式，可用单导线 VDD 起搏器，比放置心房和心室两根导线方便得多。

（4）频率自适应（R）起搏器：本型起搏器的起搏频率能根据机体对心排血量（即对需氧量）的要求而自动调节适应，起搏频率加快，则心排血量相应增加，满足机体生理需要。目前使用的频率自适应起搏器多数是体动型的，也有一部分是每分通气量型的。具有频率自适应的 VVI 起搏器，称为 VVIR 型；具有频率自适应的 AAI 起搏器，称为 AAIR 型；具有频率自适应的 DDD 起搏器，称为 DDDR 型。以上心房按需起搏器、双腔起搏器、频率自适应起搏器都属于生理性起搏器。

起搏器的程序控制功能

埋藏在体内的起搏器可以在体外用程序控制器改变其工作方式及工作参数。埋植起搏器后，可以根据机体的具体情况规定一套最适合的工作方式和工作参数，使起搏器发挥最好的效能，资金节省上能而保持最长的使用寿限，有些情况下还可无创性地排除一些故障，程控功能的扩展，可使起搏器具有贮存资料、监测心律、施行电生理检查的功能。

安装心脏起搏器的适应证

（1）高度或完全性房室传导阻滞伴有阿－斯综合征或晕厥发作者。无症状，而心率 <50 次 /min 或 QRS 宽大畸形；而心室停搏 >2s 者为相对适应证。

（2）二度 Ⅱ 型房室传导阻滞伴阿－斯综合征或晕厥发作者。持续二度 Ⅱ 型房室传导阻滞，心室率 <50 次 /min 而无症状者为相对适应证。

（3）完全性或不完全性三束支和双束支阻滞伴有间歇或阵发性完全性房室传导阻滞，或心室率 <40 次 /min 者。双束支阻滞伴有阿－斯综合征或晕厥发作者。交替出现的完全性左右束支阻滞，希氏束图证实 H–V 延长者。

（4）病态窦房结综合征有如下表现：严重窦性心动过缓，心室率 <45 次 /min，严重影响器官供血，出现心衰、心绞痛、头晕、黑矇者；心动过缓、窦性静止或窦房阻滞，R–R 间期 >2s 伴有晕厥或阿－斯综合征发作者；心动过缓－心动过速综合征伴有晕厥或阿－斯综合征发作者。

（5）反复发作的颈动脉窦性昏厥和心室停跳。

（6）异位快速心律失常药物治疗无效者，用抗心动过速起搏器或自动复律除颤器。

起搏器安装过程

可有临时起搏与长久期起搏之分。

安置临时搏器是紧急处理严重心动过缓和某些心动过速的可靠方法，比较简单，但在临时起搏器的安置使用过程中，要特别注意做好护理工作。

（1）术前护理：需安置临时起搏器的心肌梗死患者常起病急、病情重、濒死感明显，家属对突如其来的变化也缺少心理准备，因此护理人员应对其家属简明讲述安置临时起搏器的重要性，说明这是紧急有效的抢救手段，取得家属的理解。对患者则用亲切的语言告知这是一项安全的手术，是为进一步治疗做准备以取得患者的配合。

（2）术后给予持续心电监护，注意生命体征的变化并记录。每班护士应全面了解患者的病情，了解起搏阈值、起搏频率，常规设定起搏频率 60~70 次 /min，注意观察心律与心率的变化，正常心电图每一起搏脉冲之后，有紧接与其相偶联的 QRS 波群，注意心率与起搏频率是否一致，如出现频发室早，应考虑是否与电极位置移动有关，及时报告医生，同时临时起搏电极可因各种原因发生改变而影响起搏带动，如起搏频率、起搏阈值、起搏导线撕裂、电极脱位、电池消耗等，应经常巡视，察看电极连接情况及临时起搏器放置位置是否妥当。注意起搏和感知功能是否正常，如患者心率超过起搏频率则需增加起搏频率（通常大于自身心率10次以上）由此判断起搏功能。

（3）临时起搏器体外脉冲发生器应固定在床上或患者身上，以防滑脱而牵拉导致脱位，每天应检查接头连接处，确保安全起搏。穿刺处每天更换敷料，75％酒精擦洗暴露的导管（也可用抗生素软膏外敷），外露的导管盘绕成环，用敷料保护固定，以减少感染，穿刺入口处的起搏器应尽可能固定不动，因此更换敷料时要二人进行，其中一人应戴无菌手套。注意穿刺部位渗血情况，保持局部清洁干燥，防止感染。

（4）术后取平卧位，右侧髋关节制动，避免髋关节屈伸，以免电极脱出起搏失灵。

（5）饮食护理：给予高蛋白、高维生素饮食，提高机体抵抗力，促进伤口愈合。指导患者多进一些富含维生素及纤维素等食物，预防便秘。

射频消融术（RFCA）

RF消融是对许多类型的心律失常治疗的革命性进展，RF损伤是用大头电极导管轻度加热造成的60℃。一般直径5~7mm的损伤，组织的穿透深度只不过3~5mm，心律失常能否治愈依赖于其离散的起源或传导途径能否被射频损毁。射频消融使人们对各种类型狭的和宽的QRS心动过速的解剖增加了兴趣。对旁道心动过速、房室结旁折返性心动过速、房性心动过速和右心室流出道心动过速预期的成功率达90％以上。为控制AF的心室率做房室结消融在99％以上病人是可能达到的。心房扑动治愈的成功率为85％，方法是采用线性RF消融，以阻止近冠状窦开口处心房扑动折返区心房肌的传导。AF和缺血性VT为射频消融研究的课题，现在已成为该技术的应用指征。

RF消融相当安全。发生死亡主要由于心脏穿孔和心包填塞（死亡1／2000；心包填塞1／2400）。WPW综合征的解剖基础及其并发心律失常的机制已充分认识。使用导管检查或心外膜ECG标测精确定位，经心外膜或心内膜途径手术切断旁道的成功率＞95％；手术死亡率＜0.1％。但RF消融术几乎使WPW的手术治疗被废弃不用。心肌梗死后VT通常起自心内膜下，可用术中标测定位的方法检出，然后用手术切除部分心内膜以消除之。根据术前病人情况，手术死亡率为5％~25％，但存活者90％在1年中无心律失常。

适应证：有三类心律失常可用导管消融技术治疗。

（1）首选的指征是：有症状的室上性心动过速（SVT）：房室结折返性心动过速（AVNRT），预激综合征（WPW），单一病灶房性心动过速及心房扑动（尤其有反复类型）。

（2）心房纤颤AF出现症状，用药治疗无效。

（3）有症状的室性心动过速VT，特发性VT以及其他短时的但用药无效的VT。

禁忌证：有左房血栓禁用对左房消融术，同样左室有血栓者禁用对左室消融。

消融手术术前取好病史、查体及血液常规及生化检查，心动过速发作时及不发作时的最新心电图及超声心动图检查。术前应停用与心律有关的药物，有人主张连日服阿司匹林。签订手术同意书。手术日停用早餐。

一般要从股静脉或颈内静脉插入 2 到 4 或 6 根导管进到右心房心室，甚至左心室，在消融前探测，记录激动走向，决定消融点，然后做定点射频消融。在冠状静脉插入导管有助于测绘左侧附束的预激综合征的位置或其他左侧心动过速的位置。为得到左房的测试及治疗则可穿刺房间隔时导管进入左心房。

导管定位

导管消融技术治疗心律失常，无疑是 20 世纪心脏病学的一大成就，尤其在室上性心动过速，起成功率在 95% 以上。但对于一些复杂的心律，尤其室性心动过速，则因病灶定位失准，常难奏效。其主要原因是只凭 X 线的屏幕去为病灶定位是不够的，因为它只是一个平面定位，而病灶的定位需要一立体准确定位才能准确消融。

电生理检查及射频消融已成为一些心律失常的根治方法。但是也就凸显了其缺点，一个是长时间在 X 线照射下医生护士身体健康需要保护，另外更重要的是随着经验不断丰富，消融已逐渐用于更复杂的心律失常，但是对于较复杂的心律，只用电生理学法很难确定一个心律的起源点，也就无法消融。这就出现了电解剖学（electroanatomic mapping，EAM）。目前已经有多种不同的 EAM 系统可便利于标测及消融。现已证明用这些 EAM 系统可以减少操作时 X 线照射的时间及提高消融的成功率。

EAM 能提供的资料有：不用 X 线透视可以心脏房室的塑建，标记下重要的解剖界标及消融的伤痕，并显示出用于诊断及标测的导管，心活动的标测，以及电压（或瘢痕）的标测。有些 EAM 有特别的功能，如增强对非持续性的、血流动力学不稳定的心律，如显示诊断以及标记导管位置的标记，甚至可以不同类导管通用。每一种导管都有其长处及短处。所以要根据用途去选择适宜的导管（activation 标测、心脏组织的标测、测心脏几何图形等），对于原有的心律失常，诊断用的及为消融用的导管可不同，还有术者的习惯等，用导管可有不同。EAM 可对于 EP 有很大帮助，但需正确了解及使用，否则也会失败。

CARTO 三维系统

电生理检查及射频消融已成为一些心律失常的根治方法。随着经验不断丰富，消融已逐渐用于更复杂的心律失常。与之相应的是技术的革新，主要是电解剖学（EAM），更促进其发展。目前已有多种 EAM 系统可用于测绘及消融。利用这些 EAM 系统能减少放射线照射的时间，也提高消融的成功率。用 EAM 技术可提供心脏房室的重建，精细测得心脏各重要解剖部位的界限及消融点线，不必用 X 线就可明确诊断，并可得到导管测心电活动的轨迹、电压图（心脏瘢痕）等。

心脏测绘（mapping）包括各种技术。心脏的电活动可从身体表面记录下来（ECG），可从心脏表面记录（Epicardial mapping）或从内膜描绘（Endocardial mapping）。心电信号可以同时从不同部位取得，也可顺序的从逐点取得，而且这些资料还可以用不同的方式呈现出来。计算机可以创作出彩色编码图，即电活动的顺序图（activation map），等电位图（isopotentionalmap）或电活动波传出的图（propagation map）。由于科学技术的发展，新的对心律不齐的标测系统可以对心律失常做很详细地心内膜标测，CARTO（Biosense-

Webster）便是新的标测系统，它自 20 世纪 90 年代中期即已应用于临床。本文将描述这个系统及其在临床的应用。

电解剖描绘

在传统的电生理学描绘心内膜信号的局部活动信号是用一参考信号对比而获得，这参考信号是指体表心电图的 δ 波或 P 波起始点，或心内信号如冠状窦信号。这种方法有缺点及限度，即必须用 X 线透视去寻找到导管的位置，用 X 线透视方法，在三度空间内部容易准确了解导管头三度空间的位置及其方向。但在反复移动导管去寻找满意的位置以便消融，这是很需要的。而 CARTO 系统利用电磁场可准确为导管定位。

相反，CARTO 定位法是用电磁场区定位导管位置。手术时，患者平卧的身体下，预置有三个磁性线圈，于是就产生了较弱的电磁场，也就围绕患者的胸部周围有一不很均匀电磁场。标测的导管在其距远端 4mm 处的电极有一磁性感受器（Navistar，cordis）可以在标测的腔内导管所在位置准确定位。导管的定位图可准确在 1mm 之内，而导管尖部的走向可小于 1°。这个导管与常用的标测导管是没有区别的，它可以记录单极的及双极电图，它也有热装置为消融时用。

在标测时，导管尖端要触及不同部位的心内膜来进行。在每一个标测点都要记录下它的位置及局部的电图，经用很多点（经常 30~50 个点）就可形成一个实时三维的心脏电解剖图。每一点都具有其特异的局部活动时间 [局部电图与参考信号（reference-signal）之间的间隔]。

心内膜标记图的类型

这样一个实时的几何结构图就做成了，而且还可以根据数据编辑成系统。因为在解剖图上有根据除极先后而出现的彩色编码（color-coded），将局部电活动的时间结合到解剖再建，就创造成心脏活动图（见图 10-8）。

与此相似的是等时线图（isochronal map），它可以显示出所有的点其活动在同一个特定的时间内者（10ms），都有同样颜色。

在做完标测图后，心电的活动就可以在其传播的图上展示出来。在这双色图上，心电活动是以动画波表现出来的。

电解剖描记系统还可以显示出局部电图的波幅，并建立电压图。用这个图可以区分正常心肌（高电压信号）与瘢痕组织（低电压或无电压信号）。

已得到的图可以提供重建心脏腔室的几何形，也就可以计算出其容积。电生理学家就有了心脏腔室的形状、容积以及心脏各部分如三尖瓣环、冠状窦孔等的形状、大小，也就了解一些解剖结构的位置，如三尖瓣环、冠状窦孔等。这对于有器质性心脏病者很重要，因为在这类病人，心脏变形已非正常。更重要的是可以用已知的各解剖点去测量其距离，这对于设计消融线很总重要。此外，电解剖标记系统可以帮助去反复找到原标记过的点，很少有误差，不需反复用 X 线观察。此外，在用射频消融时，可以在图上标记下消融线。

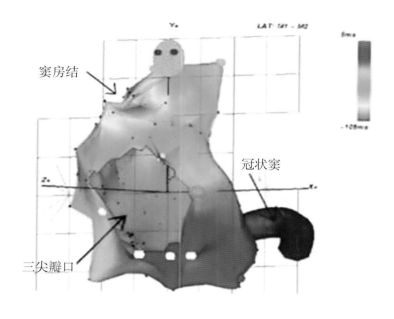

图 10-8

　　电解剖标记有其自身的缺点，由于它是顺序标测的技术，也就是说是逐点标测的，这就要费时间去做，此外，各点标测要在相同的节律（即相同的心动周期）下做才好，所以对心律不稳定者就要重复去做。

临床应用

　　Carto 系统的主要优点是它能把有用的电生理学的空间定位的能力用于测绘的腔上，而且能实时示出测绘及消融导管的位置和方向。这样医生能开始去绘制，然后能确定其机制，最后才能确定消融的策略及操纵导管到希望的位置。从心律失常的定义看，Carto 系统的优点是集心内膜电生理学及空间几何学数据于一起的技术，它能明确区分开由于灶性来源引起的心律失常与折返性心律失常。在局灶性心律不齐，其最早的激动－所谓"热点"的周围是被激活较晚的心内膜所包围，而在折返性快速心动过速则是其全部心动周期都被宽大电活动所覆盖，故这整个心动周期（从起始到最后）被记录下来。在确定了这心律失常的机制后，其绘制的图就可用来确定导管消融的策略。在折返性心律失常，必须联系两个解剖障碍才能阻断折返环。而在灶性心律失常者，要打击的目标是电活动最早的位置。为了挪动消融导管到理想的位置，可能需要看到导管尖端在三维的图像，消融的目标点带有颜色的。

　　心电解剖测图技术在经过初期使用后，现在已成为各国常规应用的技术。本文介绍一些常见的心律失常的应用情况。

灶性房性心动过速

　　过去用 X 线透视做导管消融治疗灶性房性心动过速的成功率很低。电解剖学标测法可准确定位心律失常的病灶，而且也容易将消融导管摆到准确位置。只 1~2 次消融即成功。（见图 10-9）

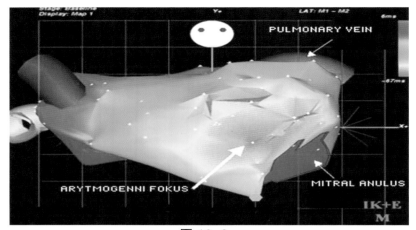

图 10-9 a

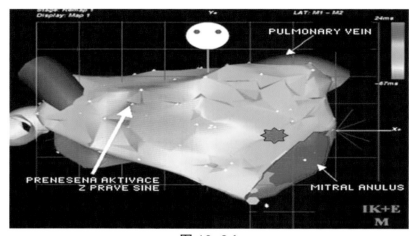

图 10-9 b

典型房性扑动 Typical atrial flutter

很多研究证明典型的心房扑动是由于源于右房大的折返环所致。激动围绕三尖瓣环做逆钟向环转，其主要的峡部是位于三尖瓣环及下腔静脉口 –cavotricuspide isthmus（见图 10-10）。穿过在这个 isthmus 做一条阻滞线就能中止心律失常，而且能防止复发。由于这个方法的成功率远高于传统的方法，也减少放射线照射，应用很广。

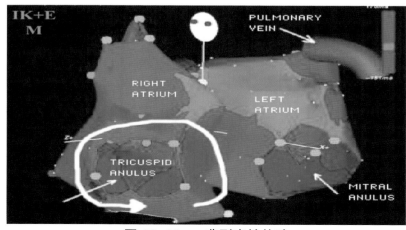

图 10-10 a　典型房性扑动

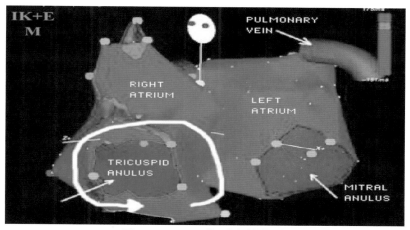

图 10-10 *b*　典型房性扑动

非典型房性扑动

一般来说，"非典型"心房扑动是对不同于典型心房扑动的一些房性折返性心动过速而言。要知道每个患者的心房内激动折返的线路十分不同，而这正由电解剖学可以得出其机制以及其源头。常见的是折返环是围绕二尖瓣环或左房后壁的伤疤运行的。（见图 10-11）

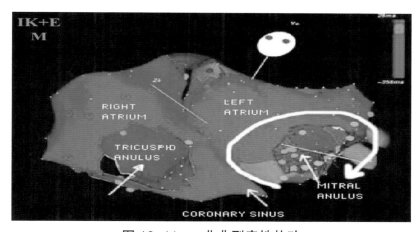

图 10-11 *a*　非典型房性扑动

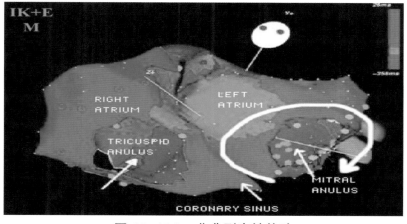

图 10-11 *b*　非典型房性扑动

心房纤维性颤动

心房纤颤是导管消融术经常遇见的心律失常。最早是采用左房线形消融方法去改变心房的致心律失常源的组织状态，复制外科的"Maz"手术。另一选择是选择性地去消融造成心房纤颤的起源病灶，主要是肺静脉，因为已证明一些房颤的起源病灶是在肺静脉内，而消除它就可止住阵发性房颤发作。但是肺静脉内的消融可导致静脉狭窄。Pappone 等人利用电解剖标测围绕肺静脉口做环形消融，可制止房颤。（见图 10-12）

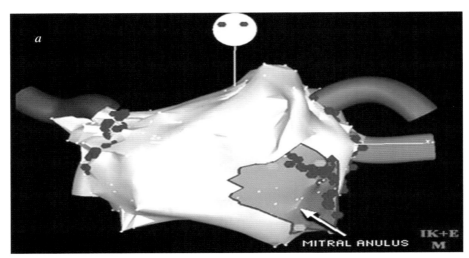

图 10-12 *a*　心房纤颤消融后

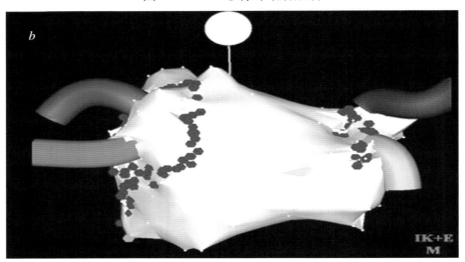

图 10-12 *b*　心房纤颤消融后，红点是围非静脉消融点

心房手术后引起的折返性心动过速

患者因先天性心脏病而经过外科手术后很有可能由于心脏瘢痕出现心房大折返心动过速。如在两个解剖分界障碍或瘢痕之间的峡部做一消融线则可以成功治疗好这类心律失常。电解剖标测可以准确解除这类复杂的心律。Shah 氏曾描述过用数字 8 形消融线。在这类心律，电活动是逆钟向围绕三尖瓣环分享共同的前通道，然后第二个通道是顺钟向绕过心房手术的瘢痕。（见图 10-13）

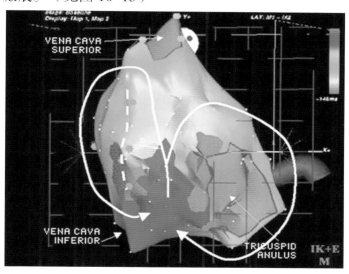

图 10-13

室性心动过速

在缺血性心脏病，除去对可忍受的室性心律失常可用电解剖法去定位并消融外，还可以对不稳定的室速用电解剖法定位消融。其基础是认为这类室速的发生点是起源于健康心肌与病变结疤之间的组织。电解剖学测绘法可以在绘制的电位图中定位（见图 10-14），同时也用调搏图（pacemapping）法确定导管消融的位置。对于约半数患室性心动过速的病人对这个部位用短线消融可收到疗效。

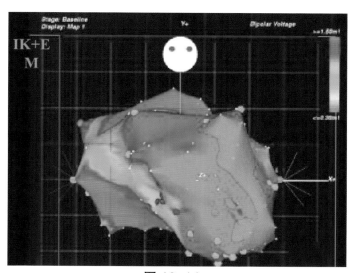

图 10-14 *a*

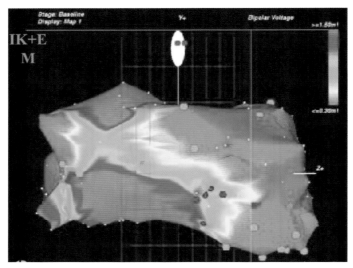

图 10-14 b

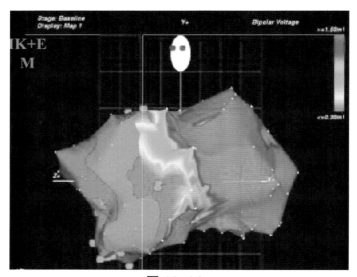

图 10-14 c

总结

电解剖学标测系统 Carto 是最新的电生理学标测系统，它可把电生理学的资料与心脏解剖学结合起来。其结果是将标测的心脏三维结构图与彩色的电活动的顺序及电压结合起来就可以较准确地确定 VT 的机制。分析这个三维图可以便于准确了解与在标记的心室腔内的方向，以确定在两个解剖屏障之间的消融线。与传统的标测方法相比较，传统法要使患者及医生接受更多放射线。最后应提到电解剖学法可更准确查到心肌梗死后的瘢痕范围及在窦性心律下 RF 消融致心律失常的起源组织。

CARTO 的优点是能准确地重建心房心室，建立消融线，用颜色画出激动先后活动图及找到准确对一个点消融的可能。但缺点是不能与其他导管通用，对不持久的心律失常不适用，难以用在阵发性心房纤颤。

电解剖学绘图（Electroanatomic mapping）

EnSite 三维电解剖标测系统其实包括两套系统—Ensite NavX 接触式电解剖标测、Array 非接触式电解剖标测系统。其中 NavX 电解剖标测系统在基本原理上与 Carto、Rhythmia 及 3Ding 标测系统近似，均采用传统标测的基础即接触式标测。在两个最常用的三维标测系统 EnSite 与 Carto 之间，最根本的区别是 NavX 感受的是电场强度而 Carto 感受的是磁场强度。Ensite NavX 是通过标测电极在心腔内膜表面接触式的。

现在国际、国内临床心脏电生理领域已广泛应用于各种复杂心律失常的标测及导管射频消融。目前临床上最常应用的有 EnSite 三维电解剖标测系统，EnSite 三维电解剖标测系统其实包括两套系统—Ensite NavX 接触式电解剖标测、Array 非接触式电解剖标测系统，即一个平台，两套系统。

Ensite 系统的临床应用

（1）不适当窦性心动过速：不适当窦性心动过速（简称窦速）因心律失常起源点变化无常，用常规方法标测定位比较困难，而 Ensite 系统非接触式标测对此类心律失常简单有效。Array 标测指导不适当窦速的消融，连续的药物无效的不适当窦速患者，静脉点滴异丙肾上腺素，对最大心率时的最早激动点进行消融，P 波变化时重新标测，最终获得成功。

（2）阵发性、室上性心动过速：狭义的阵发性、室上性心动过速包括阵发性、房室结折返性心动过速（AVNRT）和阵发性、房室折返性心动过速（AVRT）。AVNRT 以房室结区 HIS 与冠状静脉窦口 CSO 连线下 1 / 3 左右位点为靶点，解剖消融慢径路。在 Ensite 系统下，先标记出房室结区 HIS 位点，结合消融导管与电解剖构建模型的空间关系判断位置（建模法），或依据消融导管三维空间指向及腔内电图判断位置（空间定位法），并对消融导管在位点附近记录的腔内电图进行标测，对消融位点、有效位点、风险位点进行特殊标记。

（3）房性心动过速：局灶性、房性心动过速：对于局灶性、房性心动过速（简称房速），NavX 系统可采用高密度标测实现静态等时图及静态等势图信息，指导导管精确消融病灶。Array 系统则通过一跳标测简捷明了，对于不持续、不稳定或多源的心动过速更显其优势。

大折返房性心动过速：对于大折返房性心动过速（房扑），NavX 系统及 Array 系统可分别通过静态等时图、动态等势图信息快速明确折返路径及缓慢传导区域，指导设计消融线路设计，终止持续心动过速。

总之，Ensite 三维标测系统作为目前非常专业的心脏电生理标测系统，提供了完整、精确的选择功能，可以直观显示心内解剖结构、异常激动起源、电激动传导方向、低电压区等，对疑难快速性心律失常进行准确快捷地标测并分析其机制，以指导消融策略的制定。无论是对初步接触心脏电生理射频消融的医生还是对成熟的临床术者，均能显著缩短学习曲线，提高临床诊疗技术，保障手术成功率，降低术中、术后并发症。在临床应用中应充分熟悉其系统原理，最大限度地发其临床支持作用。笔者相信，不远的将来绿色电生理介入手术将会迈上新的台阶。

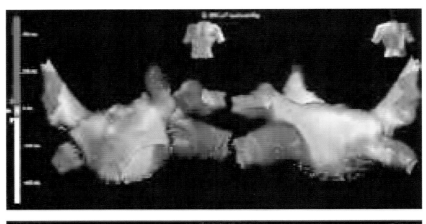

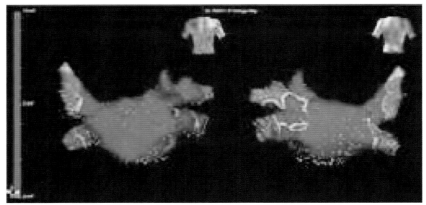

上图是用 VavX 拍照左房在窦性心律时左房的活动，前后照；
下图是左房同时拍照图

图 10-15

心律失常各论

病窦综合征　房性心动过速　心房扑动　心房纤维性颤动　房室结折返性心动过速　预激综合征　房室折返性心动过速　室性心动过速

病态窦房结综合征（病窦）Sick sinus syndrome（SSS）

病态窦房结综合征是一临床综合征，其特点是由慢性窦房结功能失常而引起的一些症状如眩晕、晕厥。此症虽然可见于任何年龄，但实际是老年人居多，这与窦房结衰老有关，同时心脏传导系统也都在衰退。如果病窦发生在青幼年，它常常是心脏其他疾病的一部分。无症状的病窦多不需特别治疗，慢性有症状严重者常需要起搏器。

生理学

窦房结是心外膜下的一个结构，正常时它居于右房壁上腔静脉入口附近，在界沟的上端，它是由一组能自己除极的细胞组成。正常时这些起搏细胞除极比其他心内潜在的起搏细胞要快，所以一个正常的窦房结领导着心脏跳动的速度。窦房结发出的电脉冲传到窦房结以外的心脏部分引起整个心脏除级。

窦房结的活动是受到神经系统的控制。例如，副交感神经兴奋可引起窦性心率缓慢、窦性停搏或窦房阻滞。反之，交感神经兴奋会增强窦房结的自主性使心率变快。在多数情况，窦房结是由右冠状动脉供血的。病态窦房结表现为对身体活动的时间适应上不恰当反应，有时还伴有房室结传导障碍以及心房收缩频率增快，出现所谓快慢综合征。

临床表现

病窦患者的临床症状可从其心电图了解到。多数患者都可有以下一个或几个症状，如疲乏、头晕、心悸、晕厥、活动后气短等。这些症状可间断出现，而越来越频繁且加重，有的却持续存在。无任何症状者是很少见的，也有极少数病人，其心电图显示为病窦综合征，但本人却从无症状。

症状

常常是老年人因头晕、晕倒，甚至晕厥来就医，也有因发生心悸、心跳快来就医。如已有明确心脏病诊断者则感到气短加重或心跳快。在做心电图检查前，除身体检查外，要注意平日用药，特别注意有无 β 阻断剂、钙拮抗剂、洋地黄、抗心律药，以及有无冠心病、高血压、甲状腺功能降低等。

病窦综合征的诊断必须有临床症状并结合心电图的异常，如心动过慢、窦性停搏。如只有心电图异常，尤其只有心动过慢，则不能确定为病窦综合征。例如一位运动员可因有迷走神经亢进而常有窦性心动过缓，但无任何症状，则不能诊断为病窦综合征。

心电图

临床症状倾向病窦综合征的患者，心电图可有以下集中表现：

——断续出现不恰当的心动过慢，心率少于 50 次 /min。

——窦性停搏，窦房传导阻滞。以及无房性或连接区性心律缺少。

——半数患者有心动过缓与房性心动过速交替出现。心房纤颤是常见的。心房扑动与阵发性室上性心动过速也可出现。

——房性心律失常慢慢也可出现。这可能是病变慢慢延及到心房所致。

下面是几个心电图例。

例 1：

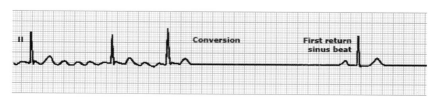

图的开始部分为心房纤颤，但 QRS 正常只是心律不齐，随后停搏约 4s 然后正常 PQRS 出现

图 10–16　病窦综合征及心房纤颤

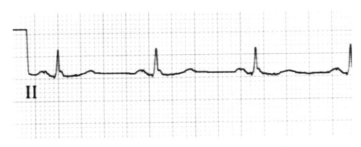

II 导，PR0.15s，QRS0.08s，P 及 T 正向

图 10-17　恢复正常的图形

例 2：为一例病窦综合征，有窦房结停搏，然后为交接性逸搏，随后为一房性期前收缩。然后恢复窦性心律。

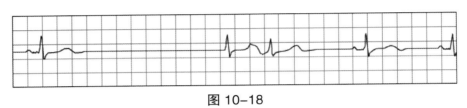

图 10-18

例 3：心电图示病窦综合征，房性期外搏动及一连接区性逸搏。

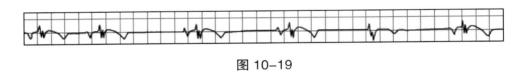

图 10-19

例 4：快慢综合征，心动过速与过慢交替出现。

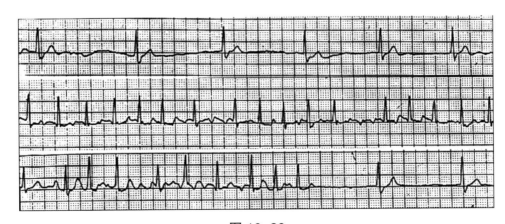

图 10-20

诊断

目前对于病窦综合征还没有一个诊断标准。单独从病史去诊断或从心电图形去诊断都是不准确的，所以必须将患者发生症状时做出的心电图对照起来讨论才可以得到正确

212

诊断。为了达到这个目的，可用随身携带的心电图描记。所以在取得病史后，除做一心电图外，可做运动实验，应当指出病人常用的不适宜的药品，然后佩戴Holter纪录器2~3周，长时间记录下当病人发生病窦症状时的心电图。

一般来说，电生理学检查不是必需的。

有人曾建议用药品试验去帮助诊断。阿托品（1或2mg）或异丙肾上腺素（2~3mg/min，可增快心率，但这无助于诊断，故现在不用）。

治疗

病窦综合征治疗目的是改善一些症状，如眩晕、晕厥、气短等。至于有的病人有心动过慢但无症状则不需特殊治疗。另外要注意病人的症状是否与常服的药物有关。

如果症状与心电图形符合病窦综合征的诊断，最适合的治疗就是安装一个起搏器。再次强调，病人的症状必须与心电图表现符合病窦综合征诊断才是起搏器的指征。一个有心跳慢的人，但他的症状与心跳慢毫无关系，则起搏器对他是无作用的。换言之，起搏器只是对心动过慢而引起症状的人才有疗效，才是最好的适用证。

埋藏什么样的起搏器？目前都倾向用DDD最合适。如果房室传导确实正常，也可选用AAI起搏器。

房性心律失常

房性期前收缩
心房单病灶心动过速（房速）
多灶性房性心动过速（MAT）
窦房折返性心动过速

房性期前收缩

期前收缩起自心房内异常电兴奋灶或心房内折返。

房性期前收缩（见图10-21）即使在正常人亦常见，但很少有症状。它们可伴发于呼吸道疾患，特别是在有肺高压时。如未能找到诱发因素，如咖啡、茶、酒和拟交感神经作用的药物，但病人需要治疗时，用β-阻滞剂通常有效、安全，且耐受良好。十分频繁的房性期前收缩可能是心房颤动的前奏，但并非是特异或敏感的预报因子，故无指征做预防性治疗。

房性期前收缩是一种很常见的心律，它是由心房过早而不正常除极引起，造成一个过早出现的QRS波。一般是过早出现的QRS波与正常QRS波的形状是相同的。诊断要靠心电图，但是诊断遇到的困难是心电图经常显示不出P波，甚至有时看到过早出现正常形态的QRS或形态不正常的QRS波，形似室性期前收缩。不过期前收缩后一定有一间歇，这样可考虑为一期前收缩。

房性期前收缩常单独出现，也可引发室上性心动过速，历时长短不一。但当了解发病原因时却常得不到结论。Holter 记录系统可了解发生的次数及时间规律。有时是药物引起，有某种病引起的电解质紊乱，运动员迷走神经亢进等原因引起。如果找不到发生期前收缩的原因，最好不要用药，抗心律失常的药更不要用，静心观察寻找病因，治疗病因去解决期前收缩。

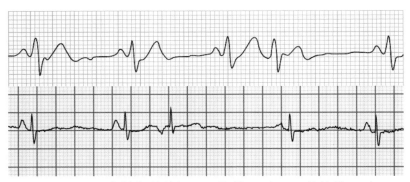

图 10-21　房性期前收缩，早期的 P 波混入其前的 P 波

房性心动过速（Atrial tachycardia）

房性心动过速（房速 / AT）是室上性心动过速（SVT）中的一种。它的启动及维持不需房室结、房室副束或心室的组织参与。它可发生在心脏正常的人，也可出现在解剖不正常的心脏病者，尤其是先天性心脏病而接受过外科手术的患者。（见图 10-22）。心脏正常的人患房速者死亡率很低，有先天性心脏病或肺疾患者，如患房速，其预后也是很好的。

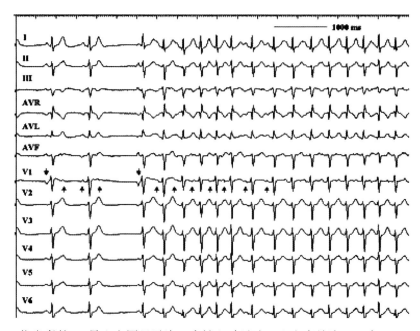

一位患者的 12 导心电图显示为一房性心动过速，心室率约为 150 次 /min。
注意 P 波在 III 导及 aVF 导是直立的，这与在窦性心律时不同。
在心动过速时，RP 超过 PR，注意虽然有房室传导阻滞，但心动过速仍在进行

图 10-22

214

由于心房引起的心律异常不少，依不同的角度而有不同的分类法，这使人难以适从。本文不拟讨论这些从心内膜的起病机制，直接介绍三个最常见的房性心律失常，即：

——心房单病灶心动过速（Focal atrialtachycardia）从心房的某一个点引发，如界嵴（Crista terminalis）、肺静脉、冠状窦口或房间隔等。

——多病灶房性心动过速（MAT）。

——窦房性折返性心动过速常常是大折返圈，多见于有器质性心脏病人，尤其是有过心脏手术的病人。

心房单病灶心动过速（Focal atrial tachycardia）

心房单病灶心动过速的定义是室上性心动过速（SVT），但其发动及保持都不需要房室结、房室副束或心室组织的参与。房速可见于心脏正常而无器质性心脏病的人，也见于任何器质性心脏病，以及先天性心脏病而经过外科手术者。

房速可缘自右房或左房，有些房速可能是起自心房以外，如来自上腔静脉、肺静脉、Marshal 静脉等，那里都有心房壁的纤维延伸过去。此外也有报告主动脉的无瓣冠脉也有心房肌纤维的延伸。

从解剖学角度看心房，它具有复杂结构足可引起心律失常。上腔静脉开口、肺静脉、冠状静脉窦、房间隔以及二尖瓣、三尖瓣环等都是能成为心律折返环的解剖结构。心房的这些复杂方向的纤维，会引起激动的不同导向的传导，建立了一些慢传导区，有利于激动折返。一些心房组织如界嵴、肺静脉都是自发性的及触发性活动的地方。此外，心房本身的病变或因年老退化也会成为制成心律失常的基础。

已经报告过的造成心房性心动过速的病变有：广泛性心肌纤维化、心肌细胞肥大、心内膜纤维化、单核细胞浸润、间质细胞浸润、脂肪组织岛。

病生理学

有几个病生理学机制与房性心动过速的启动及终止有关。

（1）自动性增强：自动性房性心动过速（Automatic atrial tachycardia）是由于心房组织的自律性增强所致。多见于心脏正常的人，也见于有器质性心脏病人。心动过速的启动有一暖身现象，心房率是慢慢变快，而当终止前也是慢慢变慢而后终止。这种病很少是由一次心房刺激或快速刺激而发作或终止。它常需要异丙肾上腺素（isoproterenol）在输液点滴注射才有效发动，而要终止需要普萘洛尔（propranolol）。但按摩颈动脉窦、电转复及注射腺苷（adenosine）都无效。

（2）触发效能（Triggered activity）：这是由延迟后除极（delayed after-depolarizations）所致。多见于洋地黄中毒引起，腺苷、β-阻断剂、维拉帕米可终止房性心动过速心动过速发作。

（3）微小折返机制（Microreentry）：这是指折返环 <2cm 者，对比其他大的折返环而言，虽然小，但传导慢，所以心房肌也有足够时间恢复其可激动性使折返继续下去。

（4）房性心动过速的起源点：灶性房性心动过速不是在心房的任何一点都能发动的，而是只有某些点才能启动。根据很多学者的研究统计，右房起源点的分布大致是：（见图 10-23）

——界嵴　35%。

——三尖瓣环　35%。

——冠状窦口　17%。

——窦房结外围　9%。

——右房耳　4%。

至于左房心动过速的起源点则主要在肺静脉周围（67%），较少见的是二尖瓣环（17%）、冠脉窦（6%）等。

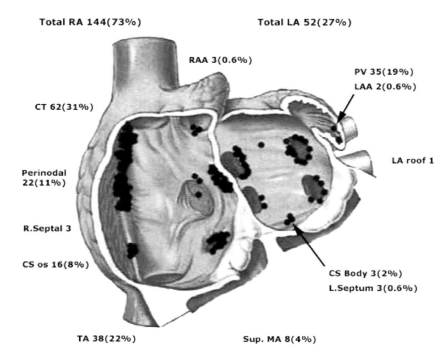

CS 冠状静脉窦；CT 界嵴；LA 左房；LAA 左房耳；MA 二尖瓣环；
PV 肺静脉；RA 右房；RAA 右耳；TA 三尖瓣环

图 10-23　房速起源点的模式图，房室瓣环已去除

临床表现及诊断

在成人诊断标准是发作时心率在 100 次 /min 以上，但儿童则随年龄而不同。

表 10-3　儿童诊断标准

年　龄	心率（次 /min）	年　龄	心率（次 /min）
1~2 天	123~159	1~2 岁	89~151
3~6 天	129~166	3~4 岁	73~137
1~3 周	107~182	5~7 岁	65~133
1~2 月	121~179	8~11 岁	62~130
3~5 月	106~186	12~15 岁	60~119
6~11 月	109~169		

症状及体征

房速的临床表现为：

——脉搏快，常达 150 次 /min，但规整。有时因房室传导不正常，心律可能不很整齐。

——发病是阵发性的或偶然发生的。

——起病突然，患者感到心悸。

——有时心跳是慢慢变快。

——同时气短、头晕、疲乏、胸部被压重感。

——当心动过速出现下降时可出现晕厥（Syncope）。

——多次出现房性心动过速可引起所谓心动过速诱发性心肌病。

身体检查及诊断

查体：脉快，100~250 次 /min，规律，但有时可能因房室传导的变化，脉律可能略有不齐，血压略低。病人现疲乏、头晕。

心电图在大多数患者的心电图都表现为快速窄的 QRS 波群，当然如有束支差异性传导，其 QRS 就会增宽。心率在 100~250 次 /min 之间，心房率多是规则的，心室律也是规则的（见图 10-24）。但有时当心房率很快时，经房室结传导也可出现障碍，出现 2:1、4:1，传导或文氏传导（Wenckebach AV block），心率可以变慢甚至不规则。

从 P 波的形状及电轴也可以判断出其起源，以及房性心动过速的发生机制。在单灶形房性心动过速，P 波的形态及电轴取决于它在心动过速起源的位置。

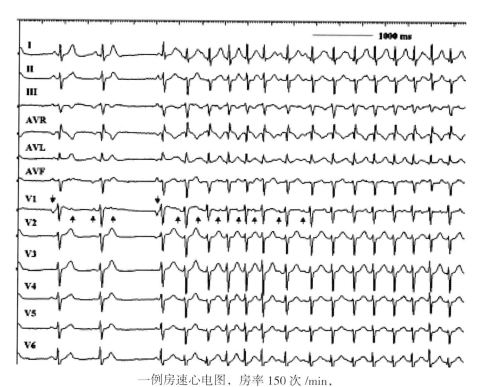

一例房速心电图，房率 150 次 /min，
注意 III 导及 aVF 的 P 波在发作前后不同。发作心动过速后 RP 超过 PR

图 10-24

对于所有疑为房性心动过速的病人都应做以下各种检查。

——血电解质，尤其钾、二氧化碳、钙、镁。

——血糖。

——全血计数（CBC）。

——动脉血气。

——甲状腺功能。

——24h 尿儿茶酚胺。

——心电图及超声心动图。

排除洋地黄中毒、甲状腺功能亢进、贫血、脱水、低血氧、电解质不平衡等症可能引起的心律失常。胸片了解心肺状态。

心电图最理想的图是有清楚的基线可供看清 P 波的形态、PR 间期及 PP 间的变化。典型的图是 PP 之间的基线清楚。（见图 10-25）

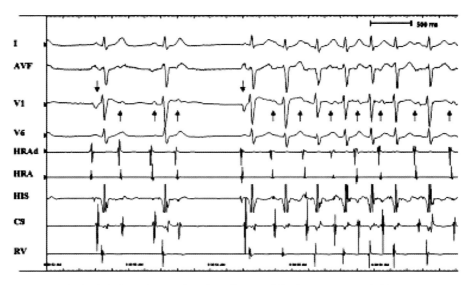

心房激动来自右房，尽管右房室传导阻滞但房性心动过速仍持续，
这点可排除房室结折返性心动过速。
注意心动过速开始后 P 波电轴的改变可排除窦性心动过速

图 10-25

最有助于区分心律异常病灶的位置是 P 波在 aVL 及 V1 的形状，及是在左还是右心房。如在 aVL 的 P 波是正向或双向，则病灶在右房的灵敏度为 88%，其特异性为 79%。如为正向 P 在 V1，则在左房的敏感性为 93% 而特异性为 88%。

在多数病例，PR 间隔是短于 RP 间隔。如果以前有过房室传导延迟，PR 可能可能比 RP 要长，这时 P 波好像是在 QRS 之后或落入 QRS 之中，在 12 导心电图中，很似 AV 结折返性心动过速。

由于房室结不是这个折返环的一部分，房室结传导障碍可造成 2~4 : 1 AV 传导而不终止房性心动过速。但 2 : 1 AV 传导偶有在房室折返性心动过速的报道。房性心动过速并 AV 传导阻滞是洋地黄中毒病人的心电图的特点。

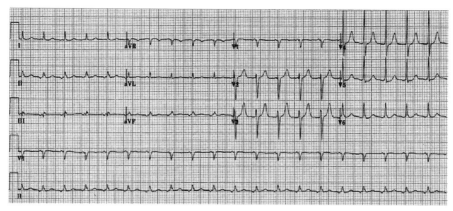

窄 QRS 的异位局灶性房性心动过速，120 次 /min，
每一 QRS 前皆有一异常 P 波，其在 V1 为直立的，在 II、III 及 aVF 是倒置的

图 10-26

诊断

——要用 12 导心电图较长记录去判断心律的起始点，确定为房性心律。

——用 Holter 记录下这房性心动过速的起始及终止，以及房室传导情况。

——实验室检查包括：血清电解质、血色素及红细胞计数以排除贫血。

——动脉血气水平。

——如服用过洋地黄可做血清洋地黄检查以排除中毒可能。

——胸片排除肺栓塞。

——超声心动图了解有无器质性心脏病。

超声心动图在诊断上是很重要的，它可以排除结构性的心脏病，如左房的体积、肺动脉压、左室收缩及舒张功能，以及心包的病理变化。

电生理学检查在建立房性心动过速诊断也很有用，可协助排除房室副束的存在。如果一个室性期前收缩在下一个心房激动前正是希氏束不应期时而有反应，可说明房室副束是存在的。另外，如果连续短阵给以心室刺激能加速心房率，而当停止心室刺激时室房反应仍存在，就说明室房性心动过速。典型的房性心动过速 VA 之间的时间是变化的，并且如 AA 之间的改变也带动 VV 之间的改变。颈动脉窦按摩及注射腺苷（adenosine）可以制止房室结性心动过速，但不能制止房性心动过速。

心电图诊断的总结要点

房性病灶心动过速人的诊断主要依靠心电图，要识别出激动不是发自窦房结，而是发自心房。下面对房速的几个心电图要点再次强调几点：

（1）P 波：心房率多在每分钟 110~250 次，儿童、青年的心率较成人快。

（2）P 波形态可正常或不正常，取决于心动过速发生的地点，也就是病灶。如发生于右房上部的界嵴，其 P 波与窦性 P 波是很近似的。如果只看一张心电图可能难以区别。但如果记录房速开始时心电图则可看到心率缓慢加速即慢热及发作停止时由慢改为正常心率即慢冷，则符合房性心动过速。

（3）房室传导关系的观察也很重要。在灶性房速，AV 关系常为 1:1，PR 在正常范围，RP 则较长，这点可有助于区别其他室上性心动过速。

（4）QRS 的形态与窦性心律无区别。

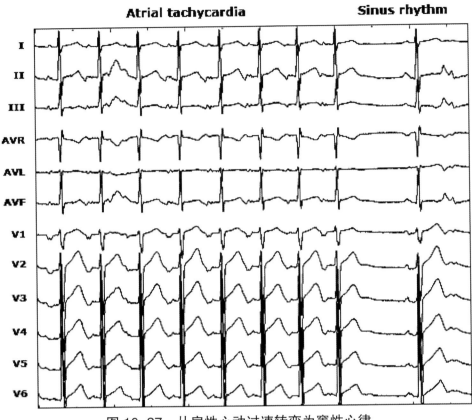

图 10-27　从房性心动过速转变为窦性心律

房性心动过速病灶的定位

这是一道难题，但很重要，因为对导管消融手术是很必要的。已经有人做出定位的推算步骤，本文将不细述，只摘出几项原则供参考。

——如果在 V1 的 P 是负向或双向而其开始为正向（终末为负向），则病灶多在右心房。

——如果 P 在 V1 是正向或双向而起始是负向，终末为正向，则病灶多在左房。

其他情况灶性房性心动过速也可见于一些器质性心脏病人，这是由于一些心脏病如高血压病、一些心肌病、心肌梗死、低血钾、饮酒过多等，可导致右心房压力升高所致。

不停止的房性心动过速

有些心肌病发生房性心动过速，如果用心电图监护，则可发现其房速几乎不停。这个现象也见于一些儿童及青年人，有些病人可导致心肌病。自从引入导管消融治疗心房纤颤以后，有的病人在消融后发生房性心动过速，这也是未来要研究的问题。

此外，对于服用洋地黄治疗的病人如果发生房性心动过速，要注意是否有洋地黄中毒的可能。

治疗

对灶性房性心动过速的治疗可分为急性治疗及慢性抑制性或预防性治疗。

（1）急性治疗：当患者正在发作心动过速时的治疗如下。

——首先根据病史、临床检查血液生化检测及心电图要确定诊断及身体状况。

——如有低血钾，应补充之。如有洋地黄中毒应停药并积极处理。

——先用刺激迷走神经手法治疗，如无效可试用腺苷（adenosine）。

——以上方法无效时，可用 β－受体阻断剂或钙通道阻断剂。

——如以上治疗无效，病人血流动力状态不佳时，可考虑直流电击。

（2）慢性或维持治疗：慢性治疗的目的是避免在发生房性心动过速，所以有预防性质。

——对于发作心动过速时常为时很短，且可自己缓解者，可每日口服 β－阻断药或钙通道阻断剂。

——如不断发作心动过速且用药无效者，应考虑导管消融治疗。

多灶性房性心动过速（Multifocal Atrial Tachycardia，MAT）

多灶性房性心动过速（MAT）是一种在一些疾病中常出现的心律。它的特点除去心率增快达 100 次 /min 以上外，就是心电图显示 P 波形态多变，提示不同形态的 P 波是发自不同的心房的不同位置。虽然这种异常早就了解，并赋予不同的命名，但本文所用的多灶性房性心动过速（MAT）一词是 1960 年以后才被广泛认可。而对于心率在 100 次 /min 以下者，虽然心电图有多样的 P 波，仍被认为是游走性心房起搏点心律，而不列入 MAT 范围。不过一些有慢性支气管炎肺气肿的患者（COPD）常有多灶性房性心动过速但其心率低于 100 次 /min，只有 90 次 /min，也应认为是 MAT。另外有 MAT 心电图图像，心率不到 100 次 /min，也无 COPD，这类情形习惯上常名之为游走性心律或多源性房性心律，它与 MAT 的区别则只好看有无症状去决定。

发病机制

P 波形态及 PR 间期的变化表明心房的起搏点是不同的，PR 的变化则是由于房率变化所致。我们还不清楚同一个心房起搏点向不同的方向传导，其引起的 PR 是否不同。

现在都认为 MAT 是由于慢性阻塞性肺病（COPD）或冠心病、高血压等引起右房高压并膨胀而致。MAT 也可出现在任何引起右房压升高的疾病。

MAT 以及游走性房性起搏常是自限性的，而不是持续的，但可以发展成心房纤颤。多见于年老有慢性支气管炎者。

常合并出现的疾病有：

（1）肺部疾病：大约 60％合并肺炎、COPD 等。

（2）心脏病：冠心病、瓣膜病、高血压等并不少见，肺动脉高压等。

（3）其他：低血钾症、慢性肾小球肾炎。药物如异丙肾上腺素、氨茶碱等。

临床表现

MAT 本身无特殊症状，其诊断是由心电图确定的。病人并不感到心悸、气短。多数

MAT 并不引起血流动力变化。不过当病人同时患有肺支气管时，气短可变严重。如病人同时有器质性心脏病时，身体血流动力状态可能变为不稳定。

诊断：脉律心跳快而不齐，心电图显示心率在 100 次 /min 以上，有 2 或 3 个以上不同心态的 P 波。（见图 10-28）

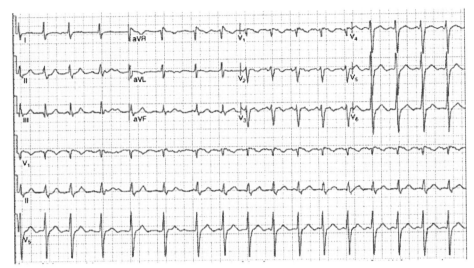

房性心动过速，注意有很小的 P 波并形成 2∶1 传导阻滞

图 10-28

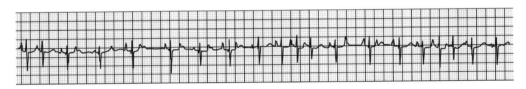

多灶性房性心动过速，图中至少显示有三个不同形的 P 波，没看到一个主要态的 P 波，
P-P、R-R 及 PR 间距在变化，固可诊断为多灶形房性心动过速

图 10-29

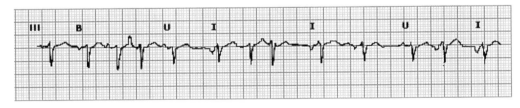

患严重的肺支气管病，心率在 100 次 /min 以上。
至少有 3 个不同形的 P 波。图中 I 为倒置 P 波，U 为直立 P 波，B 为双向 P 波

图 10-30　一位女性患者的心电图

诊断

一条心电图上至少要有三个不同形状的 P 波（包括正常的 P 波）；心房率要超过 100 次 /min；P-P、P-R、R-R 间期在变化。

鉴别诊断

MAT 的鉴别诊断是与其他窄 QRS 心动过速的图形的区别。

- 窦性心动过速伴多数房性或室性期前收缩。
- 心房扑动并 AV 传导变化。
- 心房纤颤。

这里不再赘述。

治疗

多数 MAT 患者不会发生血流动力的恶化，所以治疗是针对病人的基础疾病，也就是主要治疗其心、肺以及感染等疾病。MAT 病人可缺氧、酸碱平衡紊乱，所以治疗基本疾病是重要的。

针对 MAT 有时病人因心率快而不适，引起心肌缺血或心力衰竭时，为是使心室率下降避免心力衰竭，常在 β–阻断剂及维拉帕米（verapamil）中选一种用。

镁与钾的补充：MAT 的病人如有低血镁（serum magnesium<1.7mg / dL）应及时补充 magnesium oxide（400mg BiD）。或低血钾时则每日补充氯化钾 20~60mEq，分三次服。

如上述治疗无效而 MAT 持续，心率快，引起心肌缺血、心力衰竭，必要治疗 MAT 心律的药物主要是 verapamil 或 β–阻断剂。要注意这些药可引起血压下降。

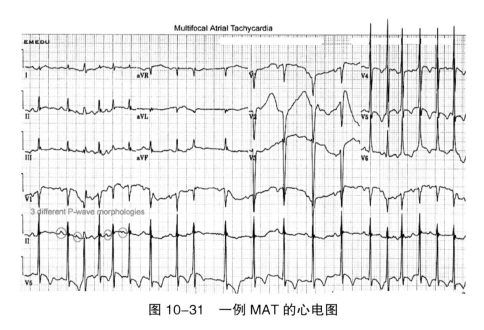

图 10-31　一例 MAT 的心电图

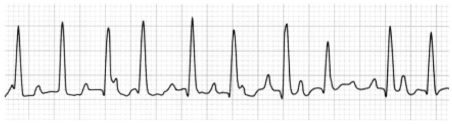

图 10-32　多灶性房性心动过速的模式图

不要用直流电击治疗 MAT。对房室结消融而后代之以起搏器的方法也很少用。

这类心律可能是由于心房有多个病灶发出激动所致。心电图中必须至少有三个不同形态的 P 波，心率快过 100 次 /min，才能确诊。

MAT 的病理基础常见的是：慢性肺疾患、冠心病、瓣膜病、心力衰竭等。发病后多感心悸、气短、胸痛，甚至昏厥。查体见心率快、心音高低有变化、呼吸紧凑。多数人可查到慢性支气管炎或冠状动脉病。不少人有糖尿病、肺感染。

鉴别诊断最重要的是心房纤颤，所以心电图室很必要的。心电图显示的特点是：

（1）不规律的心室率超过 100 次 /min。

（2）在一个心电图导联呈现至少 3 个不同的形态。

（3）PR、PP 及 RR 间隔不等。

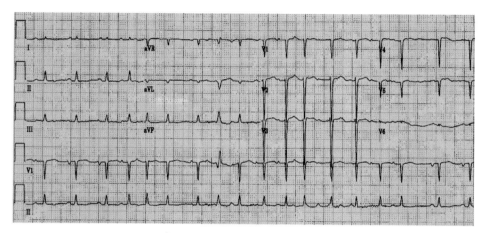

多灶性房性心动过速（MAT）

图 10-33

治疗：在心动过速发作期间，首要的是控制心率。坐位，给氧，心电监护，静脉给生理盐水。监护血压、心率，查血电解质。勿用镇静剂。药物治疗方面目前确实缺少经验。理论上讲，当然触发机制及窦房结折返引发的 MAT 对于 adenosine、verapamil、diltiazem 或 β-adrenergic blockers 有良好反应，其他机制引起的 MAT 也许用 I 类或 III 类药物有效。但临床观察很难确定某患者的发病机制，一般用 Theophyline。钙拮抗剂可减慢心率，但不能复转心律。β-阻抗剂可促支气管痉挛，洋地黄不宜用。多次发作这可考虑导管消融。

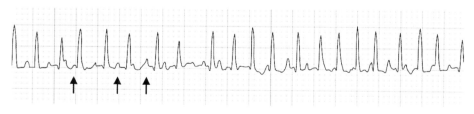

MAT 的片段心电图，可看到形态不同而快速的 P 波

图 10-34

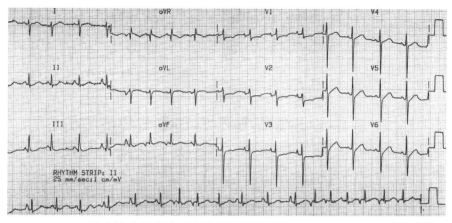

阻塞性肺气肿肺心病患 MAT，P 波多形，电轴右倾，
V1 的 R 波较高，V 的 S 波较深，说明为肺心病、右室肥厚

图 10-35

窦房折返性心动过速（Reentrantsinoatrial tachycardia）

在窦房结内是否也可以有激动折返？这个命题是很难给以回答的。从 1943 年起，很多学者在动物心脏做过多次实验，直到 1979 年 Han 氏等才确定窦房结内，并与其周围很小的一点点心房组织形成了一个面积只有 1~2mm 的可进行激动的折返路径，激动传送的速度很慢为 2.5cm／s。实验也证实，在这个小地方电刺激不能引起持续性心动过速。根据这些研究成果，我们可以继续用窦（房）结折返及窦房折返名词，因为它们指的是同一个事物。

事实窦房折返性心动过速（SART）的发病率并不高，Narula 氏于 1974 年总结了 300 例电生理检查工作，只见到 20 例可称为 SART。现在规定的诊断指标是：① P 波应与窦性心律的 P 波形态是一致的。②心律失常可以在一定的配对间期（coupling time）引发，与刺激点及房室结传导间期无关，引发的 SART 可以刺激心房制止。

从此，SART 被认为是一种阵发性心动过速。

临床表现

SART 的临床表现是多样的。它可以呈阵发性心悸、气短、头晕、似近晕厥、胸部不适、感到焦虑以及其他症状。心电图很似一个中等速度的窦性心动过速。窦性 P 波，RP：PR>1。（见图 10-36）。不易与房室结折返性心动过速相混淆，但可与不适当的窦性心动过速（Inappropriate sinus tachycardia）及接近窦房结发生的房性折反性心动过速（atrial reentry tachycardia arising near the sinus node）相混。

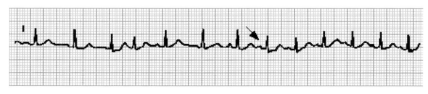

图 10-36 SART

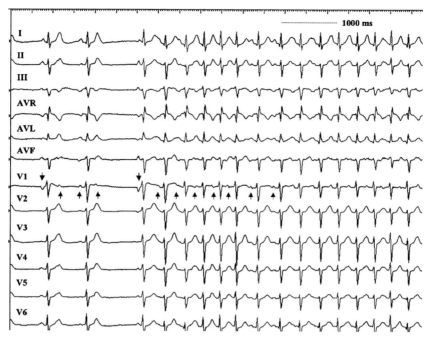

一例房性心动过速的心电图，心率约 150 次 /min，注意在 III 导及 aVF 的倒 P，
注意箭头向上（P 倒置）与箭头向下（窦性 P），心动过速时仍有房室传导阻滞

图 10-37

SART 与不适当的窦性心动过速（Inappropriate sinus tachycardia）及接近窦房结发生的房性折反性心动过速（Atrial reentry tachycardia arising near the sinus node）的鉴别诊断要点，请见表 10-4。

表 10-4　窦房折返性心动过速与不适当窦性心动过速及房内折返性心动过速比较表

	P = SR	阵发性	周长变化	腺苷效果	迷走神经	程序刺激
SART	是	是	是	是	是	是
IST	是	不	暖身	否	否	否
IART	是 / 否	是 / 否	否	是 / 否	是 / 否	是 / 否

SART 窦房折返性心动过速，IST 不适当性窦性心动过速，IART 房内折返心动过速

治疗

SART 与不适当窦性及房性心动过速不同，它对 β- 阻断剂无好反应，所以洋地黄及钙通道阻断剂如维拉帕米（verapamil）成为首选药。导管消融及外科手术不适考虑。

心房扑动

这是由于心房内固定大折返环引起的快速规则的心房律。心房扑动（以下称房扑 AF）较心房纤颤少见，但其血流动力学结果和处理与之相类似。它是由右房下侧壁长达

226

数厘米的大折返环引起。房扑的心房率（也就是心房扑动率）常在 240~400 次 /min 之间，由于经常有不同程度的房室传导阻滞，所以心室率多在 150 次 /min 左右，而且随房室传导率变化，所以心室律常不是很整齐。激动折返的路线可不同，其心电图形也不同，当前将其分为两型。Ⅰ型房扑可以说是典型房扑，是指激动的折返路线在右房围绕三尖瓣环以逆时钟方向运行。Ⅱ型房扑也称非典型房扑，其激动是走另一线路，它不但介入右房，也介入到左房。

右心房斜视图

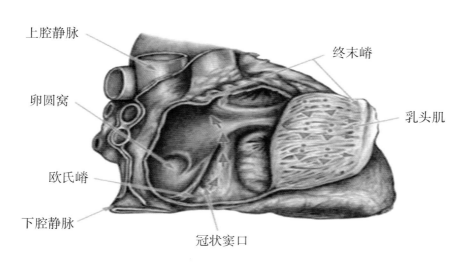

右房的斜面图，示右房的结构。
在冠状静脉口前的峡区是房扑的起源地，欧氏嵴是界嵴的一部分

图 10-38

心房扑动常常是一些心脏病的一部分。60% 的房扑病人有冠心病或高血压，30% 的房扑无器质性心脏病。至于非典型房扑，26% 的病人则发生于先天性心脏病手术后。

病因

心房扑动常并发于一些心脏疾病。大约 30% 患房扑的病人并发冠心病，30% 患高血压，30% 无器质性心脏病。少数风湿性心脏病、先天性心脏病、心包炎以及心肌病患者可发生心房扑动。但心肌梗死很少发生房扑。此外下列的疾病偶然也可发生房扑：慢性阻塞性肺病（COPD）、甲状腺功能亢进、糖尿病、电解质紊乱、嗜酒、肥胖、洋地黄中毒等。此外，房扑也可能是心外手术后遗症。患者男性明显多于女性，50 岁以上居多。

病理生理学

大多数患者是患普通性房扑，即Ⅰ型房扑，涉及的是一个在右心房围绕三尖瓣环及冠状窦口（欧氏峡）一个大的折返环，它是按逆钟向运行的。动物实验也证明当在上下腔静脉之间制造一个解剖的或生理的阻断后（这就类似人类心房的界嵴）也能启动并维

227

持心房扑动。

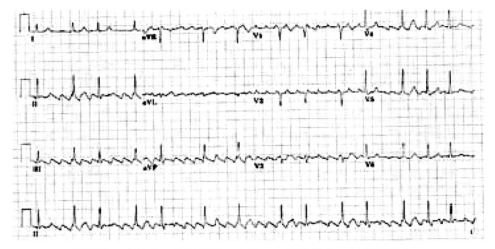

普通型心房扑动，为逆钟形，心律齐，下壁导的 P 波是倒置的。
P 波在 V1 是正向的，而在 V6 是倒置的

图 10-39

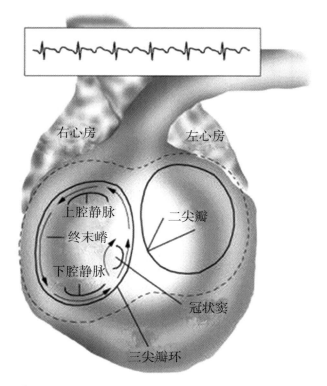

折返环限于右心房内，以逆钟向的大折返环运行。
上到房间隔，下到心房侧壁，折返波穿过三尖瓣环及下腔静脉之间的狭窄的峡部，这是起源点

图 10-40　普通型心房扑动模式图

在人类，右房的界嵴就像是在上下腔静脉之间的一个自然障碍，这两个腔静脉口，与界嵴、冠状静脉口及三尖瓣环共同形成一道障碍防止折返的环。I 型房扑就是一个由界嵴控制的房扑。这个房扑是一个激动折返型心律。

通常 I 型房扑的折返是逆时钟向的，但它有时也可逆钟向三尖瓣环运行，但这较少见，这时心电图的 II，III，aVF 导呈正向，为逆典型房扑。

II 型房扑，也称非典型房扑，可发生右心房，多是手术切口的结疤。也可发自左房，特别是肺静脉或二尖瓣环。为心房纤颤而行左房手术而遗留下的左房房扑也可造成 II 型房扑。

较少见的是用同样的折返环但是顺钟向运行的心房扑动，这时 P 波在下壁导是正相的，而在 V1 导是逆向的。

用导管消融对下腔静脉与三尖瓣间的峡部进行治疗可治愈 I 型心房扑动。

不依赖峡部而形成的心房扑动可在右房及左房形成，不过左房心房扑动是很少见的。

症状

心房扑动的症状是心率突然变快所引起。病人通常感到心悸、疲劳、轻度气短，无力几近晕厥。有的病人可因左室功能不佳而有气短、心前区痛、晕厥等症状。

注意记下症状开始的时间，为的是最后知道发作的经时。因为如果房扑发作超过 48h 要做抗凝血治疗及超声心动图了解左房是否有凝血。事实是房扑常常是不稳定的，不是恢复窦性心律就是转向心房纤颤，很少保留为慢性房扑。此外对有预激综合征者要注意，这些患者的房扑 F 波可转为 1∶1 房室传导，很快就可引起心室纤颤。

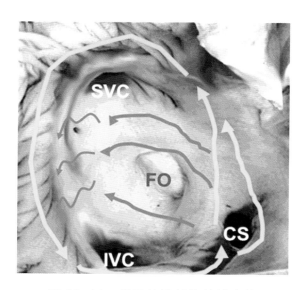

图 10-41　常见的峡部依赖性房扑

身体检查

为决定是否要急于恢复窦性心律，了解患者的一般状态及生命指数是很重要的。注意患者的心率、血压、是否缺氧，及时做心电图。此外要做以下检查：

——摸颈部是否有甲状腺肿。

——有无颈静脉扩张。

——听肺有无啰音，由于心房折返常有 2∶1 传导阻滞，故脉率、心率常大约在 150

229

次 /min，可能略不整齐，有无杂音。

——血压多是正常的，但略降低是可能的。

——下肢是否浮肿。

心电图

在普通Ⅰ型的心房扑动其心电图显示锯齿洋的 F 波，经常是在 II，III，aVF 或 V1 导最清楚（见图 10-42），由于折返是逆钟向运转的，Ⅰ型心房扑动波在这几导联是负向的。有时当激动是正钟向运行，则扑动波在这几个导联是正向。F 波可以使 ST 段变形，使心电图的 ST 段变形。很似心肌缺血的形状。

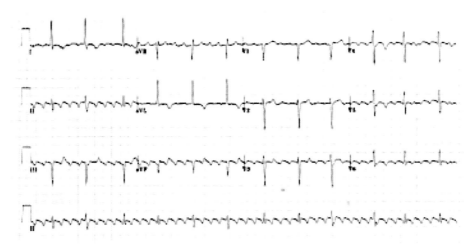

注意 II、III、aVF 导的负向的锯齿样图

图 10-42　Ⅰ型心房扑动心电图

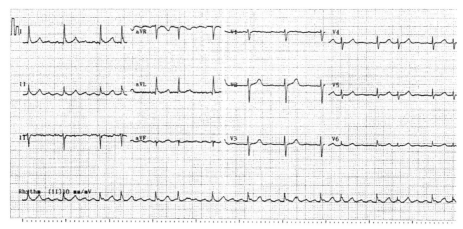

心房扑动 2∶1 房室传导阻滞，显示此房是逆钟向转的。

F 波在 II、III、aVF 倒置，300 次 /min，AV 2∶1 阻滞，心室率 150 次 /min，

在 V1 偶见房室 3∶1 传导，心律显不齐

图 10-43

230

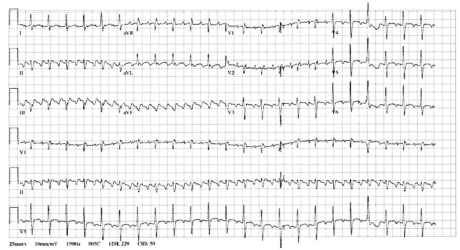

图 10-44　心房扑动 2∶1

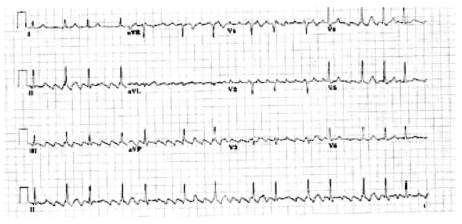

普通型心房扑动，为逆钟形，心律齐，下壁导的 P 波是倒置的，
P 波在 V1 是正向的，而在 V6 是倒置的

图 10-45

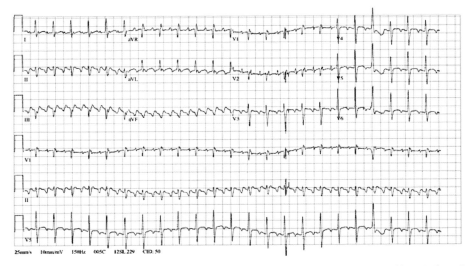

心房纤维性颤动，P 波消失，可见到快速而不规则的 f 波，QRS 波幅不等，节律不齐

图 10-46

超声心动图

可以估计右房及左房的容积，左右心室的大小及功能，便于诊断心脏其他异常。

治疗

（1）控制心室率可用药物提高房室传导的阻滞程度，这是首要问题。常用的是静脉注射钙拮抗剂如维拉帕米（verapamil）、地尔硫卓（diltiazem）或 β-阻断剂，随后改为口服。长期使用可引起低血压、心搏过慢、心力衰竭。

（2）恢复窦性心律可用直流电或药物复律。成功复律后可减少长期抗凝血及抗心律失常的治疗。直流电同步电转复的成功率在95%以上。如果未成功可再试，但要注意用右前左后，电击板要紧贴。

Dofetilide 的复律成功率在 70%~80%。Ibutilide 效果也很好，静脉注射成功率63%，但它可造成 QT 延长扭转型室性心动过速。故药品在液体静脉点滴试要有心电图监护，液体数万后至少监护 4h。此药在心力衰竭、低血钾或 QT 长的病人是不能用的。

Ibutilide 的复律作用也可以，成功率在 63%。flecainide 200~300mg 也有效。

（3）预防凝血血栓并发症：心房扑动的患者患血栓塞并发症的机会是高的，抗凝治疗是重要的。当房扑发作超过48h，就需要 4 个星期的抗凝治疗。房扑转复后需要 4 个星期的抗凝治疗。

（4）导管消融（Radiofrequency Ablation）：要使心房扑动永远不发作而恢复为窦性心律，导管消融使最好的方法。它是在不发作心房扑动的条件下，用电生理学方法确定起源点，然后以射频消融之。手术的成功率在 95%。

I 型心房扑动的起源点在三尖瓣，从股静脉插入导管到达其峡部，消融点正在 6 点钟的位置。（见图 10-47）

消融后的复发率低于 5%，消融后用华法林抗凝要继续 4~6 周。

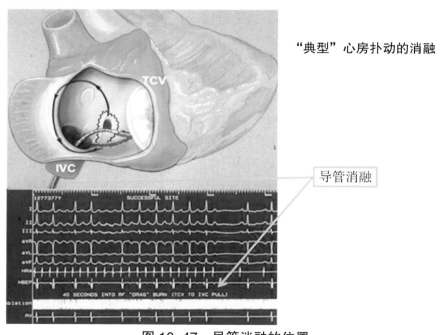

图 10-47　导管消融的位置

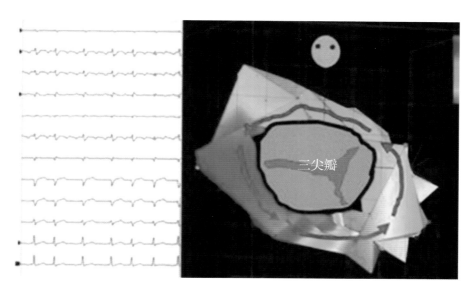

I 型逆时钟房性扑动的三尖瓣及右房活动的三维电生理图，红早蓝晚，电活动示逆时钟的

图 10-48

II 型心房扑动

II 型心房扑动（也称为非峡部折返型心房扑动）发生率较 I 型房扑要少很多，虽然消融技术是一样的，但由于其折返环不是经三尖瓣的峡部，所以消融前要标测其起源点。常常需穿刺房间隔将导管进入左房，所以成功率取决于折返环的确定，建立一阻断线。消融技术与 I 型房扑消融是一样的。

较少见的是用同样的折返环而是顺钟向运行的心房扑动，这时 P 波在下壁导是正相的，而在 V1 导是逆向的。

用导管消融对下腔静脉与三尖瓣间的峡部进行治疗可治愈 I 型心房扑动。

不依赖峡部而形成的心房扑动可在右房及左房形成，不过左房心房扑动是很少见的。

心房纤维性颤动（Atrial fibrillation，Af）

心房纤维性颤动（心房纤颤）是临床工作中常遇到的问题，男性病人略多于女性，并随年龄而增多。它是许多老年人由于心房纤颤的并发症如心力衰竭、心脑血栓病而致死的疾病。

对于本病曾经许多称谓，如阵发性房颤及持续性房颤是指疾病房颤持续的时间。有孤立性房颤（lone Af）指一些中年人患房颤但无器质性心脏病等。

左心房的解剖学

最近几十年来，心律失常治疗，特别是使用导管消融术有了迅速发展。虽然心房纤颤的实质、启动和维持仍有待充分的阐明，但导管消融左心房已成为此类心律失常患者治疗的首选。对于消融技术、各种隔离线和重点目标部署，其中多数是解剖的方法。在左心房解剖学认识上，我们认为应提高对左心房内部的解剖结构的认识。在本文解剖复习中，为了更好地理解的心房组件部分的具体结构的空间关系，我们将重温左心房的内部以及外部的结构。

左房的位置和心房壁

从胸部的前额面看，左心房是位于心脏各腔室最靠后的一个。由于房间隔的平面是倾斜的，二尖瓣口及三尖瓣口水平不同，左房位于右房更靠后靠上一些。肺静脉输入左心房的后方，左静脉位于右静脉的上方。横向心包窦位于左心房的前方，窦的前面是主动脉的根部。

气管分叉、食管和降胸主动脉是紧在心包膜之后，覆盖着左心房后壁，再后面则是脊柱。心房起始于肺静脉与心房连接处，血液沿流动的方向进入心房，终止于二尖瓣口与房室连接处，该处是一纤维脂肪组织的平面，标志着二尖瓣口房室交界点。左心房壁是肌肉组织的，可以按 McAlpine 分别描述为上壁，后、左外侧，间隔（或内侧）及前壁。McAlpine 特别提起注意要按心脏在胸腔位置描写，这很重要，描写用 attitudinal 字样，这对心脏手术者更为确当。

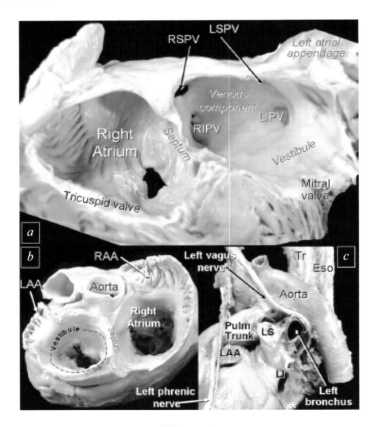

图 10-49

左心房后壁，包括其下壁部分，接近食管和其神经（迷走神经）、胸主动脉和冠状静脉窦（见图 10-49c）。其平均厚度是 4.1 ± 0.7mm（2.5~5.3mm 范围），往左和右肺静脉逐渐变薄，尸检测量的 midportionstransmurally 的厚度，揭示上肺静脉薄度为 2.3 ± 0.9mm，正常人与伴有心房颤动患者之间无显著差异。

　　冠状静脉窦与其延续部分，心大静脉（great cardiac vein）沿着心外膜方面的后下部流动（见图 10-50a）。静脉的结构由左房室沟的脂肪组织覆盖着，但在大多数人的心脏，冠状窦并不与二尖瓣 annulus 在同一水平。从胸部的前面看时，冠状窦是流向是从上到下的。要是从左前方看，静脉血流是从后上向前下方向流动的。在心脏发育过程中，左房的斜静脉（vein of Marshall）从左房上面到左房的外面，在左房附件与左上肺静脉之间向下至心房的后侧壁到达冠状窦（见图 10-50b）。这是在静脉窦与大心脏静脉交汇处，此处常见到一组薄薄的瓣，称为 Vieussens 瓣（见图 10-50c）。

　　在一些人的斜静脉管腔常常是开放的，形成持续左上腔静脉，将血排入冠状静脉窦。但在大部分的人，此静脉成为纤维绞线，即马歇尔的韧带（ligament of Marshall）。Kim 等证明在冠状窦肌肉及左房后壁内有不少心肌纤维。冠状窦是其自身的肌纤维包裹着，其范围可从 Marshall 韧带直至右房开口处。这个纤维套可长达 25~52mm，在接近冠状窦口处增厚。静脉壁与左房后、下壁之间的肌肉常常是连续的。冠状窦的游离壁常常很薄，难以受到保护。

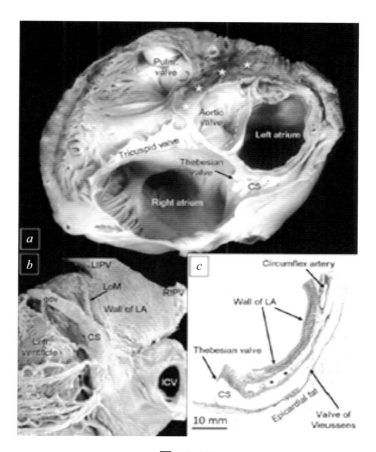

图 10-50

　　腔内斜静脉仍然是开通的，形成持续左上腔静脉，将血液排入冠状静脉窦。然而，在大部分的人这支变成一条纤维条索，这就是马歇尔的韧带，ligament of Marshall。Kim 等曾发现有不少心肌纤维接插入到冠状静脉窦肌组织内或左房后壁。冠状静脉窦是由其自身肌肉包裹着，这个外套从附近的 Marshall 静脉（韧带）到它在右心房的开头以不同程度包裹着这套袖子，涵盖 25~52mm 的长度，越接近冠状静脉窦口越厚。静脉壁与左房后下壁肌肉常常是连接的。冠状窦的游离壁常常是薄的，而且不太受到保护。

肺静脉

我们对一系列的心脏标本的解剖学研究发现，4 个孔的典型排列占 74%，其中的 31% 有短前庭或漏斗样共同静脉的设置。17% 发现有 5 个静脉孔和其余 9% 有共同静脉在左或右侧。在经典模式中，右上肺静脉是从右心房和上腔静脉交界处之后经过的，而下肺静脉则是经过腔静脉间的区域（见图 10-51a）。右肺静脉的孔是直接居于相邻的心房间隔平面。过去十年中由于成像技术改进大大揭示了静脉孔的数目和其排列有更多变化。

肌肉的套袖延伸是从左心房延向静脉壁的外围部，以不同长度的直到肺门（见图 10-51a、b）。（这个套袖已被 Keith 和 Flack 于 1907 年发表并发现窦房结）虽然这一地区的电活动记录的窦房结（node）早已被认识到，但是直到今天才被电生理学家依照局灶部电活动而启动了房性心律不齐证实了这个肌肉套的作用，肌肉套的最厚部分是在静脉心房交界处（1~1.5mm），然后在走向肺部时逐渐消失。

尽管有静脉 – 心房交界处这个名词，静脉和心房之间的结构边界是不易分清的，因为它具有二者组织的特性（见图 10-51c）。左心房内膜与静脉内膜是连续的（见图 10-51d）。肺静脉的中层含有包含平滑肌细胞的纤维和弹性的组织，心肌袖套居于静脉中层之外，过渡到内膜区域的左心房平滑肌细胞逐渐下降。通常情况下，心内膜交界处与轴套之间夹薄层纤维 – 脂肪酸或松散排列的纤维组织。在静脉心房的交接处，有丰富的自主神经束和内在心神经，坐落在心外膜脂肪。我们的心肌袖研究表明主要环状排列的心肌纤维束呈纵向排列并斜在心肌袖。当心肌袖变薄时，片状纤维化通常会看到。

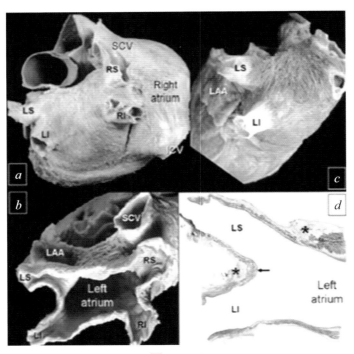

图 10-51

左心房的结构

左心房是从心房的主体延伸出来的一个手指状的口袋。其主体包括肺静脉部分、房间隔部分和前庭，即围绕二尖瓣口的心房部分。除了具有出口的附件，其他组件部分并没有明确解剖学的分界。

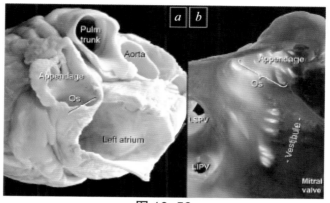

图 10-52

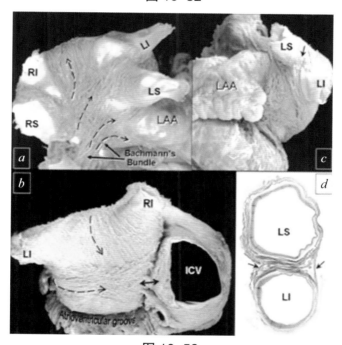

图 10-53

附件（Appendage）

左心房的结构是从主体的中庭延伸出独特心耳。包括肺静脉部分、间隔缺损部分和前庭是围绕二尖瓣口心房分庭的附属部分。除了附件，其中有相当明确开放向 Os，其他组件部分并没有明确解剖学的分界。附件心耳是比右侧小很多。它往往有几个弯，小、窄，像小管的形状。验尸研究显示心房颤动患者小管样的结构比窦性心律者多达 3 倍之多。但心耳的内膜表面很平滑，心内膜弹力纤维增生，这与在心房纤颤有关联。这些调查人员还报告说，心内膜表面更流畅和更广泛，心内膜弹力纤维增生症与那些心房颤动相关，这些功能可以使血栓形成。

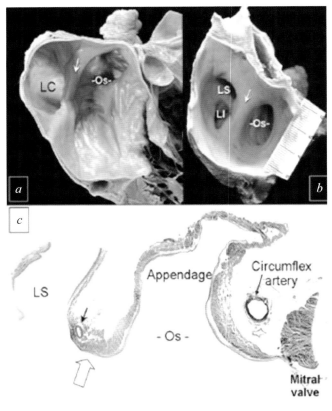

图 10-54

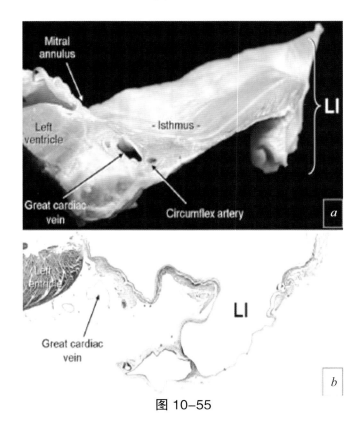

图 10-55

238

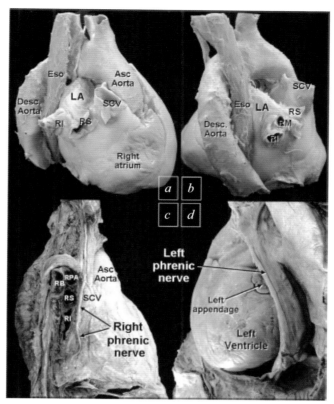

图 10-56　左隔神经

病理生理学概念

心房纤颤现在被认为主要是由于左心房肌减少，代之以纤维组织，这一过程可能是由于年老、心房扩大、炎症以及先天基因的原因等所致。随后左心房慢慢扩大，则是由于心内压力而致，这包括一些瓣膜病（如二尖瓣狭窄、二尖瓣及三尖瓣关闭不全）、高血压、充血性心力衰竭等。一些炎症及一些自身免疫性疾病也可能使心脏有类似的结构变化。

另外随着主动脉扩张又触发兴奋了肾素 - 血管紧张素 - 醛固酮系统（RAAS），这有助于心房改形，丢失肌肉而增加纤维组织。所以用血管紧张素转化酶抑制剂（ACEI）有利于改善心房压及其房壁的压力。纤维化并不限于心房肌，也可发生在窦房结及房室结，所以常导致病窦综合征，甚而伤及房室结。长期的心房纤颤多合并有病窦综合征，这两种病常一同出现。心房的再塑造，电不应性的改变以及心肌收缩性能的改变，这些都影响对房颤电转复的成功率。

在心房纤颤，原来窦房结发出的有规律的心房收缩被大面积的、快速的触发心动的心房组织触发病灶代替。这些心房的触发病灶主要居于肺静脉，在那里形成折返环传导。这是法国 Haissequerre 的一大发现，导管消融就是在肺静脉进行，手术成功后病人可以恢复正常窦性心律。

心房纤颤之所以不同于心房扑动，是因为后者有规律的心电折返是在右心房，其心电图的心房图形是呈锯齿状。而心房纤颤的起源点始于肺静脉及左房。

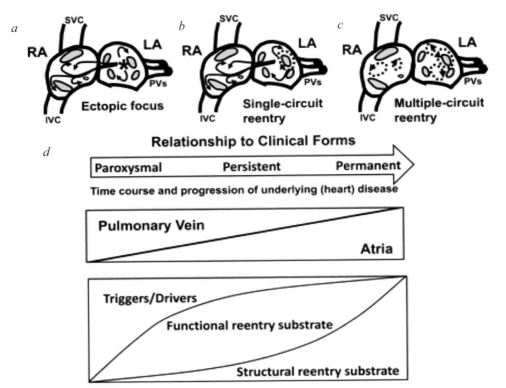

a、b、c 心房纤颤发生的机制

a 一个异位病灶；b 单一折返环；c 多折返还；d 临床房颤类型

图 10-57

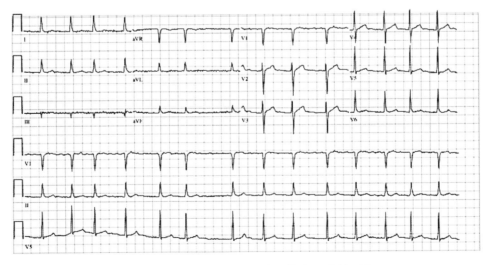

心房纤颤的心电图，无 P 波，代之以小的 f 波

图 10-58

病因学

致心房纤颤的病因很多，兹列表如下：

240

表 10-5　心房纤颤的病因

（1）引起左房压力升高的疾病
瓣膜疾病：二尖瓣（三尖瓣）反流或狭窄，二尖瓣脱垂
收缩或舒张功能不良
肺厚性心肌病
肺动脉高压（肺心病，COPD）
肺栓塞
心内血栓形成
（2）炎性及浸润性疾病
心包炎、心肌炎、淀粉样变、结节病、高年人纤维化
（3）任何传染病
（4）内分泌病：甲状腺功能亢进，嗜铬细胞瘤
（5）脑卒中，蛛网隙下出血
（6）其他：饮酒等

临床表现

有些患者对于自己发生了房颤可无任何症状，但多数人会程度不同地感到心悸、气短、疲乏、头晕、心前区痛以及一些心力衰竭的症状。严重者出现血流动力不稳的体征如面色苍白、脉快不齐、血压下降、呼吸快而浅表、卧床不起，甚至并发脑血栓、不稳定心绞痛等。如有这种情况，要立即直流电击。

除了解上述症状外，要了解引起症状的原因、时间、场合，近期有无感染、劳累，饮酒等诱因，以及以前有无类似情况。要知现在按房颤发生的情况，分为三类，要在问病史时注意：

（1）阵发性房颤：房颤发作后在 7 天内自行停止（多数人在 24h 内自行停止）。

（2）持续性房颤：房颤超过 7 天不止，需药物或直流电击才停止者。

（3）永久性房颤：房颤超过一年不止，无论药物或直流电击皆未能终止者。

这类患者都是在急症室就医的。问病史后，检查要从气道、呼吸及循环（ABC）开始了解生命体征。心率、血压、呼气，是否缺氧，做心电图。

事实是除极少数病人只感到心慌外，大多数病人会感到由于心房失去同步心律的功能，而因其血流动力功能不良而出现很多症状。心悸、疲乏、眩晕是最常见的，严重的病人则可心功能衰竭而出现的气短、心绞痛。有人会有血栓栓塞病症，印证了 Virchow 氏的三联症：血栓、内皮功能不良及高血凝状态。左心房的血凝块脱落可致脑栓塞或肠系膜栓塞，造成严重后果。

详细了解病史可有助于更注重哪个方向的检查。对过去病史有高血压、高脂血症、糖尿病、慢性阻塞性肺疾病（COPD）、风湿性心脏病、缺血性心脏病、甲状腺功能亢进或癌症等要予重视。此外生活习惯如吸烟、嗜酒等也要了解。

查体：要特别注意心血管、肺、腹部及神经系统的检查。

颈静脉有无高压，注意有无甲状腺肿大、突眼。肺啰音可能与心力衰竭有关。

心脏检查很重要。有无杂音。听到心律是否齐，心率快，房颤时在 110~140 次 /min。

应立即做心电图、超声心动图、X 线胸片。

房颤的心电图特点

（1）心室律很不齐，P 波不见，代之以不规律、杂乱而电压高低不等的 f 波。
（2）在一长 R-R 后出现差异传导的 QRS 波（Ashman 现象）。
（3）心室率在 110~140 次 /min 之间，很少到 160 次 /min。
（4）注意有无预激综合征的可能，以及左室肥厚、束支传导阻滞、心肌梗死。
（5）有时可以发现心房纤颤是自一个早期的房性期前收缩引发出来的。

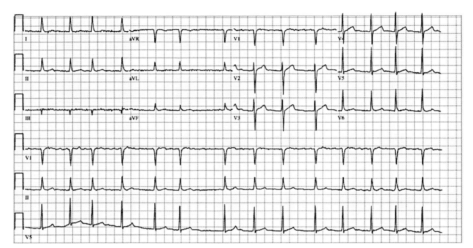

显示 P 波不见，代之以很快的、不整齐的、波幅高低不一的 f 波，QRS 波不齐，约 120 次 /min

图 10-59

治疗

处理急性发作的心房纤颤有三项原则，即：

——控制心率。

——矫正心律。

——预防血栓栓子并发症。

可以用药品或其他方法，具体治疗要根据不同患者情况而定。

过去很多医生主张恢复心律比控制心率更重要，因为心律恢复正常就可以改善血流动力状态，并可减少血栓形成的并发症。但是近些年有两组研究者报告认为先控制心律或心率对于病人的预后并无区别，所以目前多数都是以先控制心率为主。但对于心率已得到控制而仍有症状如心绞痛、心力衰竭者，则必须设法适当控制心律。不过如年轻的患者初次发生心房纤颤则应立即电除颤而不要长期服药去控制心率。对老年人并有严重心力衰竭者也要考虑用电除颤，电除颤可使心排出量增加 25%。

（1）药物控制心率，一些药物可以延长房室结的不应期从而减慢其传导，而使心室率减慢。这样病人免于因心跳快引起心力衰竭、心绞痛，甚至因长时期心跳快而导致所谓的"心动过速引起的心肌病"。但是要注意的是这些药物作用过分就会出现副作用，如低血压、心动过缓等。

大部分药物是口服的，有的也可静脉注射。四组药物皆可用，兹将剂量、用法等列表如下，但要注意如病人有 WPW 综合征而发生房颤时，如用 β-阻断剂、钙通道阻断剂、腺苷、洋地黄等，可使激动更方便通过副束下传引起心室预激，所以不要用。

表 10-6　心房纤颤时控制心室率过快时的药物使用剂量参考

药物	初剂量及适用途径	最早发生作用	维持量	Major side effect
Metoprolol	2.5 to 5 mg IV bolus over 2 min, up to 3 doses	5 min	IV infusion n/a	Hypotension*, heart block, asthma/COPD**, heart failure
	25~100 mg PO bid	4 to 6h	25~100mg PO bid	Hypotension*, heart block, asthma/COPD**, heart failure
Propanolol	0.15 mg/kg IV over 1 min	5min	IV infusion n/a	Hypotension*, heart block, asthma/COPD**, heart failure
	80~240 mg/d in divided doses	1 to 1.5h	80~240mg/d in divided doses	Hypotension*, heart block, asthma/COPD**, heart failure
Diltiazem	0.25 mg/kg IV over 2 min	2 to 7 min	5~15mg/h infusion	Hypotension*, heart block, heart failure
	120~360 mg/d in divided doses	2 to 4h	120~360mg/d in divided doses	Hypotension*, heart block, heart failure
Verapamil	0.075~0.15 mg/kg IV over 2 min	3 to 5 min	IV infusion n/a	Hypotension*, heart block, heart failure
	120~360 mg/d in divided doses	1 to 2h	120~360mg/d in divided doses	Hypotension*, heart block, heart failure
Digoxin	0.25 mg IV every 2 h up to 1.5 mg	2h	0.125~0.25mg/d	Digoxin toxicity***, heart block (bradycardia)
	0.25 mg PO every 2 h up to 1.5 mg	2h	0.125~0.375mg/d	Digoxin toxicity***, heart block (bradycardia)
Amiodarone	150 mg IV over 10 min	Days	0.5~1mg/min IV	Hypotension*, heart block, pulm toxicity, thyroid dysfct, warfarin interaction
	800 mg/d for 1 wk 600 mg/d for 1 wk 400 mg/d for 4~6 wks all PO	1 to 3 wks	200mg/d	Hypotension*, heart block, pulm toxicity, thyroid dysfct, warfarin interaction

注：* 收缩压低于 12kPa（90mmHg）时勿用，** 不适用症时勿用，*** 有肾功能衰竭者勿用。

（2）控制心律

①药物控制对一心房纤颤的患者用药物转复并维持窦性心律，对患者来说是很理想的治疗方法。及时用直流电可以转复为窦性心律，但要维持则仍需要药物。药物控制心律初闻似很简单，但实际药物转复心律效果不很有效，成功率约为 30%~60%，还可引起药物中毒，严重时可出现扭转性室性心动过速。直流电转复成功率为 75%~95%，但复发

率很高。无论用何法复律，最重要的是必须在发病后 7 天内复律才能有好的疗效。另外也要知道，有的病人在发病后 24~48h 内常可自己恢复窦性心律。所以对于药物的作用估计会有差错。

表 10-7 控制心律的药品应用剂量及用法

药品	初用量	开始作用	维持量	Major side effect
Amiodarone	5~7 mg/kg IV over 30 to 60 min	Days	0.5~1 mg/min IV for a total of 1.2~1.8 g/d until 10 g total then 200 to 400 mg/d	Hypotension*, heart block, pulm toxicity, thyroid dysfct, warfarin interaction
	1.2~1.8 g/d PO in divided doses until 10 g total then 200 to 400 mg/d	1 to 3 wks	1.2~1.8 g/d PO in divided doses until 10 g total then 200 to 400 mg/d	Hypotension*, heart block, pulm toxicity, thyroid dysfct, warfarin interaction
Dofetilide	None	2 to 3 h	Creatinine clearance / dose (mL/min) / (μg bid) PO > 60　　　　500 40 ~ 60　　　250 20 ~ 40　　　125 < 20　　Contraindicated	QT prolongation, torsades de pointes
Flecainide	None	1.5 to 3 h	1.5~3.0 mg/kg IV over 10 to 20 min	Hypotension, rapid atrial flutter
			200 to 300 mg PO divided bid	Hypotension, rapid atrial flutter
Propafenone	None	2 to 3 h	1.5~2.0 mg/kg IV over 10 to 20 min	Hypotension, rapid atrial flutter
			400 to 600 mg PO	Hypotension, rapid atrial flutter
Quinidine	None		0.75~1.5 g PO divided qid or bid	QT prolongation, torsades de pointes, GI upset, Hypotension
Sotalol	None	1 to 2 h	160~320 mg PO divided bid	QT prolongation, torsades de pointes, HF
Procainamide	None	10 to 30 min	1~4 g PO divided	GI complaint, Hypotension

注：*Do not use if systolic blood pressure less than 12kPa（90 mmHg）

　　**Severe contraindication

　　***Do not use or need careful monitoring in renal failure patient

每次药物复律前要做充分准备。对于已发生心房纤颤超过 48h 的患者，在复律前应当进行抗凝疗法至少三个星期。当然，如果能做经食管超声心动图除外心房血栓形成者则不必等待，可即做复律。

在做完心律转复后 10 天内都有可能发生血栓形成，因为原来的心房失去功能，成为一个无功能的心房，有利于形成血栓。一旦复律，血凝块易于脱落。

244

不幸的是复律成功的病人，在一年后，只有20%~30%仍保持窦性心律。这些人都是严格用药维持者。在这种情况，flecainide及propafenone可长期用于有轻型心脏病人，而amiodarone及dofetilide可用于有心力衰竭者。

②药品以外的控制心律的疗法

a. 直流电转复：直流电以感知患者的心电图的R波放电，以保证不会在心动周期不稳定时放电。电击后心脏停1~2s钟后开始复跳，为窦性心律。最好是在早晨做电击，病人早晨起床后要禁食，要解释治疗程序消除顾虑。

首次用量多为100J，如不成功，二次可用到200J。

直流电转复用于房颤发生后引起血流动力状态不稳，出现心绞痛、心力衰竭时。电转复是否成功取决于病人的基础心脏病情况及出现心房纤颤后历时长短。心房已经扩大且房颤时间已久者，电除颤的成功率不会高。另外要注意的是，电除颤后要进行抗凝血治疗，这与药物除颤一样。

b. 外科手术，导管消融及其他：外科手术即现称之为"迷宫"手术可有效地终止心房大折返环，其成功率达70%~90%，而且左心耳的切除或缝闭是外科手术治疗房颤的重要组成部分。对于房颤患者的血栓形成来讲，最常见的起源为左心耳。但自从导管消融术出现后，外科治疗只保留给需要体外循环做心外科手术的患心房纤颤的病人，因为迷宫手术也是需要体外循环麻醉的。

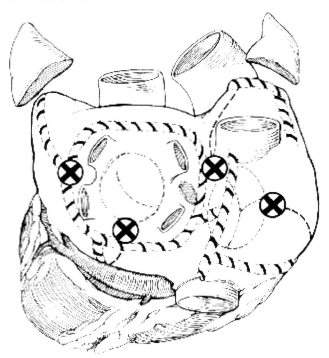

图10-60　迷宫手术图解

20世纪末的主流治疗方法是导管消融房室结，造成房室传导阻滞，同时安装心室起搏器。心房纤颤仍存在，但病人感到的是起搏器规律的心脏频率。心房纤颤的并发症如血栓等依旧出现，当然失去心房的功能对心室也会有影响。为了防止血栓，有人考虑对永久性房颤的左心耳封堵术，很多人采用Watchman封堵器成功地永久房颤的病人并行了封堵手术。

自从 Haissaquere 1998 年的研究问世后，人们明确了心房纤颤的起源点是在四个肺静脉开口的地方，于是近几年用导管消融治疗房颤成了首选方法，也取得很好效果。但是缺点是消融是点状的，缺少连贯性，而其穿透性也不够，所以有复发，技术仍需改进。

目前多数医生是将左右各两个肺静脉分别消融（见图 10-61）。分别隔离的方法各有不同，但都是想隔离得越严越好。

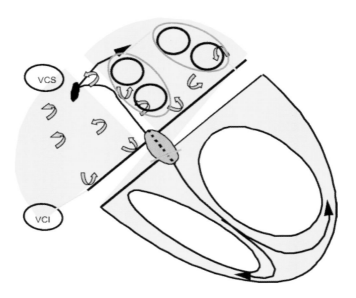

图 10-61　导管在房颤消融肺静脉的线路（红色圈）

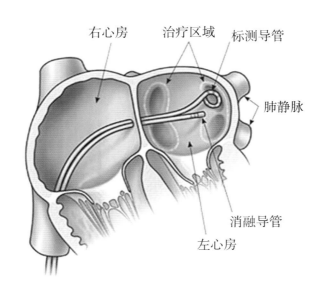

在导管消融心房时，导管进入左心房后，要围绕肺静脉开口消融，
这样消融后结成的疤可以防止从肺静脉发来的其他激动，
从而制止传到左房，制止房颤的发生

图 10-62

246

当前常用的消融方法是导管穿过房间隔到左心房，围绕这4根肺静脉口（或分别左、右侧两根静脉）消融（见图10-63）。

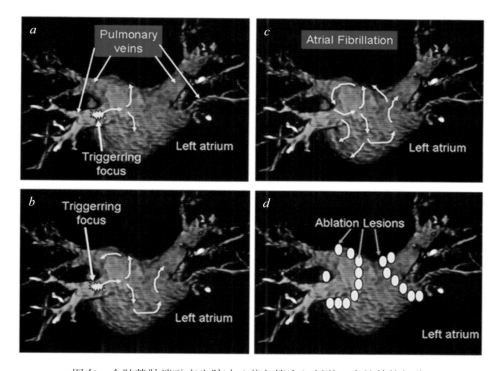

a 图在一个肺静脉消融产生脉冲（黄色箭头）刺激心房的其他部分；

b 图示快速消融，电信号分开运行好像是在围绕心房转；

c 图病灶未被消融，但电脉冲继续围绕心房转，产生心房纤颤；

d 图消融的部位（浅蓝色圆圈），心房的两侧围绕着肺静脉进行消融。

这样的围绕肺静脉的消融损伤可防止心房其他部位发来的激动运行，

从而防止心房纤颤的启动。

图 10-63　从患者背后摄的左房 MRI 像

肺静脉解剖学的异常也是不少见的。例如肺静脉多一个开口或两个肺静脉共用一个开口。有时为侧肺静脉（8个病人中有1个人）。这些都会对术者造成困难。所以在术前做一CT或MRI很有必要。此外关于消融的能源除射频外，其他能源消融也在研究，希望找到更合适的消融能源。不少医生探讨用冷冻或微波消融，也取得不少成绩。总之，消融的技术仍再不断发展中。

预激综合征（WPW syndrome）

1930 年，Louis Wolff、Sir John Parkinson 及 Paul Dudley White 三人发表了 11 名患者其心电图为窦性心律并束支传导阻滞及短 PR 间期，此后对于这类疾病称之为 Wolff-Parkinson-White 综合征，简称为 WPW 综合征。至 1943 年才明确这个综合征是与房室之间有一短路有关，因此亦称之为预激综合征（preexcitation syndromes）。后来研究知道短路不止一条，在说明本征的病理变化前，用图 10-64 先简明示出几个常见的短路。

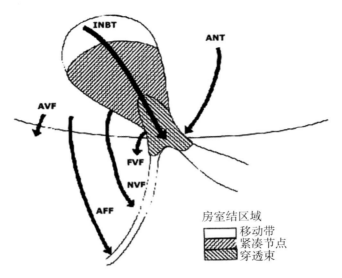

房室结区域
移动带
紧凑节点
穿透束

AVF 为房室肌束，亦称 Kent 氏束，穿过房室环，与大多数 WPW 综合征有关。INBT（结内短路）及 ANT（房结短路）可能与 Lown-Ganong-Levine syndrome 及房室结内传导（亦称 James 氏束）增强有关；NVF 结室纤维及束支室；FVF 与 Mahaim 纤维心动过速有关；AFF 则是右房连到右室尖部的纤维

图 10-64　已知的可致预激综合征的房室短路

表 10-8　传导束命名

原　名	现　名	连　接
Kent bundle	Accessory atrioventricular (AV) connection or AV bypass tract	Atrium to ventricle
James fibe	Atrionodal bypass tract	Atrium to low AV node
Mahaim fiber 马氏纤维	Atriofascicular bypass tract Nodofascicular bypass tract Nodoventricular bypass tract Fasciculoventricular bypass tract	Atrium to bundle branch AV node to bundle branch AV node to ventricular tissue Bundle branch to ventricular

定义

正常房室传导抑房室副束传导——在正常的心脏，心房与心室是电隔绝的，他们之间的电传导是要通过房室结及希氏-蒲氏系统进行的。患预激综合征的人则有另一条传导通道，即所谓副束（accessory pathway，AP），这个副束可以绕过房室结直接接通心房与心室电信息（见表 10-8）。副束的组织是先天的，它的存在是由于在胎儿期房室瓣环纤维化过程中，其心肌合胞体吸收较差，留下者所谓的副束，其传导电信号很快，超过房室结，以致 PR 短于正常。

大多数的副束（60%~75%）是可以双向传导的，少数患者的副束只能从心室逆传到心房。当副束只能逆传时（即所谓隐匿性副束），心电图不显示 delta 波，但当受室性期前收缩或心室调波能致顺向性房室折返性心动过速（AVRT）时的室房回传的一支。多数的隐匿性副束是在左侧。更少的病例的副束只能向前传，这时它只能成为逆向性 AVRT 的向前传的一支。

有人提出一个名词的问题：是 WPW 图形还是 WPW 综合征？现在可以说只有 WPW 的心电图形而无 AVRT 者可只称为 WPW 图形，而同时有心动过速者才称为 WPW 综合征。不论如何，WPW 的心电图形是重要的。下面介绍它的心电图特点。

图 10–65、图 10–66 分别显示 WPW 图形的特点：PR 间期短，QRS 宽且在其起始有一 δ 波。

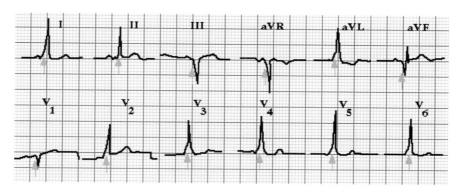

预激综合征，PR<0.12s，可看到 δ 波（红箭头），QRS 宽 >0.12s

图 10–65

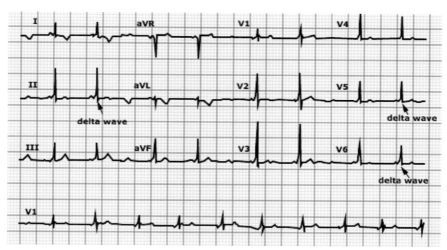

一例窦性心律并 WPW 征的心电图。心室波是由预激来到心室与正常从
房室结来的激动合并而形成 δ 波，这是 WPW 征的特点

图 10–66

副束的部位：从电生理学的研究看，副束可发生在房室环沟或间隔的任何部位，最多见的是左侧壁（50%），其次后间隔（30%），右前间隔（10%）及右侧壁（10%）。许多学者都曾致力于附件的部位与心电图的关系研究。但心电图形取决于预激的范围及融合程度，所以虽然预激发自同样的部位，但心电图形可能不一样。此外，副束的部位也影响基本心电图形，左侧壁的副束可发生出假的侧壁心肌梗死图形，I 导及 aVL 有 Q 波。后间隔的副束可出现假的下壁梗死图形，即 I 导及 aVL 有 Q 波。当然，心电图仍是一很好的参考。

至于有心脏副束的人不一定同时有其他先天形心脏病，这是完全不相干的问题。至于其发病率，在一项国外的调查，其发病率在 0.07%。无家族性，也无地区性。

副束对心电图的影响房室副束的特点就是在窦性心律时，心房的激动不经正常的房室传导系统，提早传到心室，因此使 PR 间期缩短，出现了 δ 波及 QRS 增宽。典型的 WPW 型的心电图是：PR 短，短于 0.12s，这是由于心房的激动不经正常房室结而从副束传至心室之故。另一特点是 QRS 包括由预激过早直接激动了心室的波，及随后从正常房室结传到心室的波相融合出现的 QRS 波。这个 QRS 的最初部分是较慢的，其上升部分是由心肌纤维传到心肌纤维的迟缓传导，形成一 δ 波。如果从副束传导速度快，则会有更多的心肌纤维除极，则 delta 波会加宽，QRS 也会增宽。

有些副束不向心室传导，但可将心室激动向回传至心房，这样 WPW 的心室波就没有出现，WPW 的诊断就要靠室性期外收缩或心室调波才能确定。

临床表现

大多数有 WPW 的患者在不发生心律失常时多无症状。只有一小部分病人发生心律不齐时可出现症状，如：心悸、头晕、晕厥、胸痛甚至猝死。

WPW 并发的心律失常可分为两类，其一是副束对于心动过速的启动以及维持都是必要的，另一类副束则是只起到心动过速从起点到心脏的另一点之间的传送作用，而对心动过速的启动毫无作用，可以说只是一个"列席"角色。图 10-67 示房室折返性心动过速的折返部位。

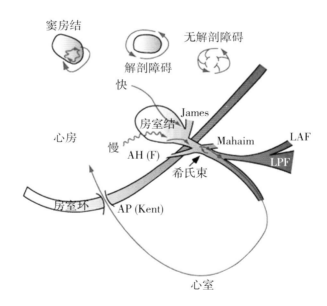

图 10-67　房室折返的部位

激动折返可围绕一个固定的解剖障碍进行，也可以围绕一功能性的障碍进行，这个功能障碍是由于心肌组织的电生理特性内在的不同成分即异质而形成。

引起室上性心动过速的折返环可在心脏的不同部位发生：围绕窦房结（窦房结折返）；在心房肌内（房性心动过速、心房扑动、心房纤颤）；由于快、慢径路在房室结内（房室结内折返性心动过速 AVNRT）；或在房室结与副束（AP）之间（房室折返性心动过速 AVRT），其中包括 Kent 束、Mahaim 束、James 束以及心房 – 希氏束纤维（Atrio-His）。

250

副束在心动过速中有不同的作用

房室折返性心动过速（AVRT）：这是需要副束引发及维持的心动过速，激动的运行是有一解剖固定的两个径路形成的环来进行的，一个是正常的房室系统，另一个是房室副束，二者在近端（心房）及远端（心室）相连，称为一个折返环。这两个径路的传导时间及不应期是不同的。只有在一个适当的时间发生一个不论是房性的、连接区性的还是室性的期前收缩，才会引起折返，导致心动过速，即房室折返性心动过速 AVRT。

不需要由副束引发并保持的心动过速：在房性心动过速，连接区性心动过速包括房室结折返性心动过速（AVNRT），室性心动过速等可以发生在有预激综合征的病人，在这种情况，副束可以作为房室连通的通道，但与心动过速的引发以及其持续发作是无关系的（见图 10-67）。

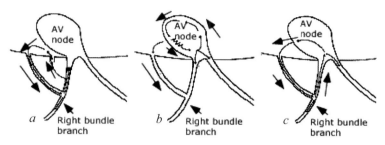

Mahaim 纤维心动过速环，Mahaim 成为折返环的向前传的组织，
而房室结 / 希氏 - 蒲氏系统成为逆传的一支（c 图）。
这样形成的宽 QRS 波很类似 Mahaim 纤维心动过速（a 图）。
b 图示当 AVRT 时，Mahaim 成为一个备用的径路向前传导领路

图 10-68

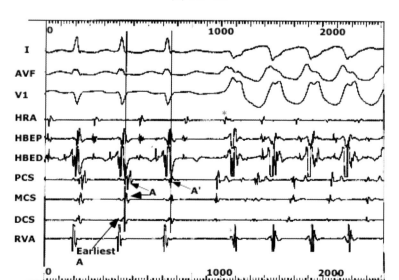

上三条是心电图；HRA 右心房，HPEP 希氏束近端，HBED 希氏束远端，MCS 冠脉窦中部，RVA 右室尖。
可注意到前三个 QRS 波是顺钟向 AVRT，QRS 是窄的，有逆传 P（注意箭头指 DCS 远端冠状窦的波）
此后第 5 个 P 波（HRA 的红星）引发出宽的心动过速，是经副束下传的 AVRT

图 10-69　Biase 在 MTD 发表文章内的图

副束可能在房室结折返性心动过速的作用：房室结折返性心动过速（AVNRT）可以利用副束在房室之间传递激动（见图 10-68、图 10-69）。AVNRT 可利用待用的副束区传递心房与心室之间的激动。所以当一患 WPW 综合征者发生 AVNRT 时，很难断定房室折返性心动过速（AVRT）是逆钟向还是顺钟向的 AVRT。这是一个重要问题，下面还将详细说明。

心房纤颤：大约三分之一的患者先发生 AVRT，然后转为心房纤颤，由于有预激，所以 QRS 大多是宽的，心室率是很快的。从心房传下来的激动与副束传来的激动相互竞争，使 QRS 波宽窄有变化。从 AVRT 转变为心房纤颤的机制尚不清楚。（见图 10-69、图 10-70）

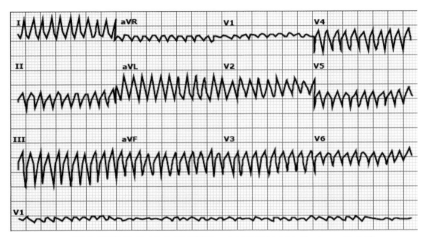

WPW 综合征发生快速心房纤颤，心室回应 300 次 /min 的 f 波，
房室传导都是经副束下来的。QRS 图形全是异常的

图 10-70

心房扑动：心房扑动是由于右房内的折返环而形成的，所以与副束没有关系。但是它可以借预激综合征的副束下传，而造成预激性的心动过速。（见图 10-71）。房室传导如到 1∶1 时，则心室率可达 300 次 /min，很容易退化为心室纤颤。

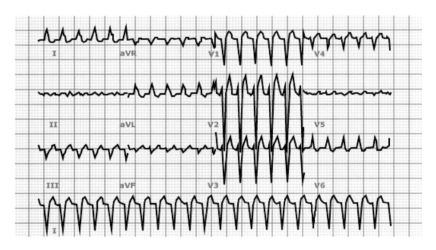

QRS 宽大，束支传导阻滞形，电轴左倾，可能有心房 – 分支副束 Mahaim 束

图 10-71　心房扑动波由副束 1∶1 下传到心室

室性心动过速是不多见的。但由于 WPW 病人易发生心房纤颤，那时心室率很快，时间长后蜕变为心室纤颤是可能的，但原发为心室纤颤者是很少的。

房室折返性心动过速（AVRT）

激动经副束传导问题：激动是经正常房室传到室经房室结的。但如果有了副束，房室传到就有几种选择：只经房室结，只经副束，或二者都经过。下面将介绍副束参与传导后的引起的心律异常。

房室折返性心动过速（AVRT）这就是 Atrioventricular reentrant 或 reciprocating tachycardia，其折返环是由两个不同的径路形成，一个是正常的房室传到系统，另一个是副束，由近端的心房与远端的心室连接。如果在这两个径路间在传导时间及不应期有足够的差别时，一个适时的、心房的、连接区的或心室的期前收缩，就会引起折返而导致心动过速，也就是 AVRT。随折返方向不同，可致成两类型 AVRT，即顺向性 AVRT（orthodromic）及逆向性 AVRT（Antidromic AVRT）。从 QRS 的宽度就能区分初这两个不同类型。

顺向性房室折返性心动过速（Orthodromic AVRT）

如果心动过速的 QRS 波是窄的，折返环的向前的（即向心室的），一定是经正常的房室结 – 希氏束下传的一支，在这种情况，心室没有被预激，所以心电图没有出现预激波，故 QRS 波是正常的窄的 QRS（见图 10-72）。

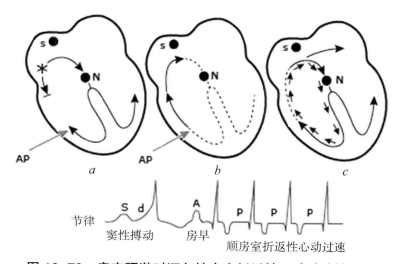

图 10-72　房室预激时顺向性房室折返性心动过速的机制

图解：图中 S 是窦房结发出激动后经副束下传，故 PR 短，QRS 宽，有 δ 波。在此正常心波随后（a 图）出现一房性期前收缩，其向前是经正常房室结传导的，心室除极是正常的，所以引出的 QRS 是正常的，也就是说是窄的。随后这个激动波又经副束回传导心房，然后又下传，出一窄 QRS，如此反复下去，造成房室折返性心动过速 AVRT，也称为反复性心动过速。

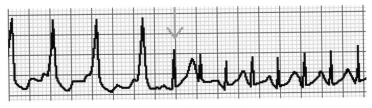

图 10-73　顺向性 AVRT 的心电图

　　图解：一例房室折返性心动过速是由于房室之间有一副束联系。这个副束可以只向前传，或只向回传，甚至双向传。AVRT 一般是由一个房性期前收缩（箭头）引发。最常见的 AVRT 是顺向型的，即房室结及希氏束（不应期较短）为向前传导到心室的途径，而副束为回传的径路（因为其不应期长）。在顺向性 AVRT，QRS 常是窄的。在窦性心律时 QRS 是宽的，怪形的，说明是 WPW 型，这是由于激动同时经正常房室途径及副束下传，换言之是一融合波。此后激动又回到心房，形成一个负向的 P 波。

窦性心律

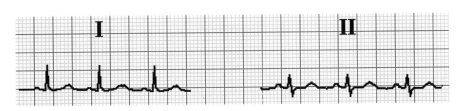

窦性心律，P 波略粗，因为右房除极略早于左房。
P 波在 I 导及 II 导皆为向上波，形态一致，心动周期一致

图 10-74　一例未发作心动过速时的心电图

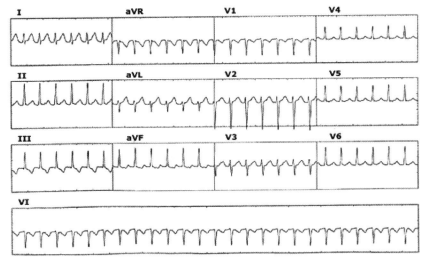

图 10-75　12 导心电图显示一位顺向型房室折返性心动过速患者的图形

　　心动过速的 QRS 很规律，但 QRS 波是窄的，而发作心动过速前的心电图其 QRS 是宽的，也看不见 δ 波。这是由于激动向前传导是经正常房室结 – 希氏束下传的，而回传是经副束回到心房，因而称为顺向性房室折返性心动过速（OAVRT）。

254

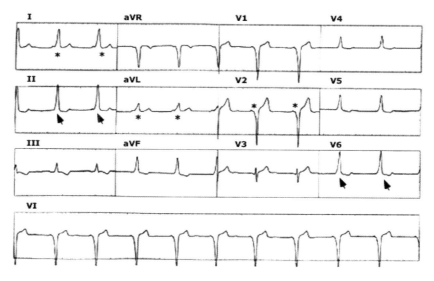

与上图同一患者在未发作心动过速前的心电图。
PR 短（*），QRS 宽，可见到 δ 波（箭头所指）
图 10-76

逆向性房室折返性心动过速（Antidromic AVRT）

逆向性房室这反性心动过速（逆向性 AVRT）是比较少见的心律，在经电生理学证实的 WPW 综合征中发生率不超过 3%。本征的发作可起自一个房性或室性期前收缩。（见图 10-77）

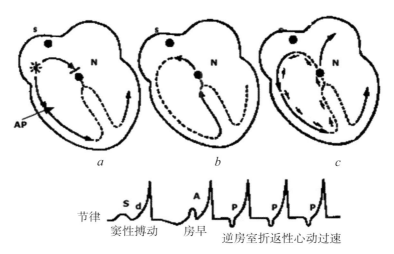

图 10-77　逆向性房室折返性心动过速（逆向 AVRT）

图示一个窦性心跳（S）后为一短 PR，而后为一宽大 QRS 波，有 δ 波。a 图示一房性期前收缩（APB），传到房室结被阻，但可以经副束 AP 向前传，出现 APB，其 QRS 宽大。在 b 图可看到心室活动，而后经希氏束及房室结回到心房。激动是经正常途径回到心房，出现一逆行 P 波，如这一运行继续下去，就会 c 图形成一个宽大的 QRS 的逆向性房室折返性心动过速。

255

从图 10-77 可以理解，一个房性期前收缩下传时可被正常的房室结 - 希氏束阻挡，但可从副束下传而后经正常的希氏束 - 房室结回到心房，从而完成折返环。

一个室性期前收缩启动的逆向房室折返性时被副束阻挡，但可以从正常的房室结 - 浦氏系统回到心房而完成这一折返圈。

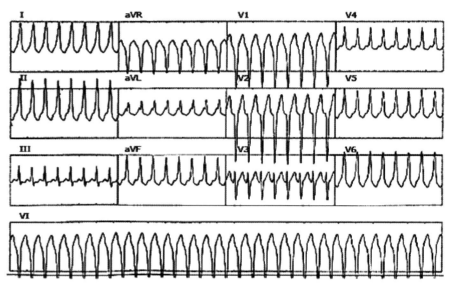

图 10-78　示逆向型房室折返性在房室有一副束的心电图

一位患 WPW 征的患者发生规律的心动过速，QRS 是宽的，与在窦性心律时是一样的。激动是经副束向前传的，而回传是经正常的希氏束 - 房室结回到心房。所以这是一逆向型房室折返性心动过速（AAVRT）。

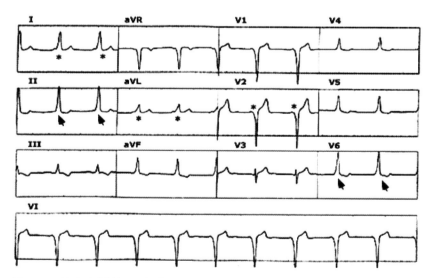

一例 WPW 的心电图其 PR 间期短（*），QRS 宽，有 δ 波（箭头）指示有预激

图 10-79

QRS 是宽的，是一左侧位的副束。QRS 形态宽但很近似其在窦性心律时的形态。证明这是一个逆向型房室折返型心动过速。

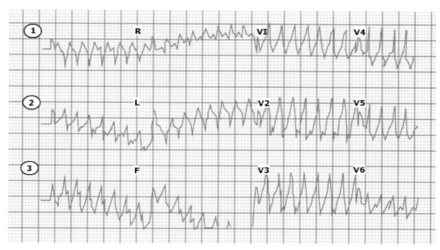

图 10-80　12 导心电图示一逆向性房室折返性心动过速（AVRT）

现在可以总结出几条关于逆向型房室折返型心动过速的规律：

——心室率在 150~250 次 /min，多为规律。

——QRS 宽，完全被预激。

——P 波倒置，RP 大于 RR 的一半，PR 短。

——不论心室率快慢，RP 规律保持不变。

持续性连接区折返性心动过速（PJRT）

这是顺向型 AVRT 的一个类型，多见于儿童，但成人甚至老人都可发生。英文名为 Permanent or incessant junctional reciprocating（or reentrant）tachycardia，所以常用 PJRT 简称。其特点是心率经常在 120~200 次 /min，QRS 不宽。（见图 10-81）

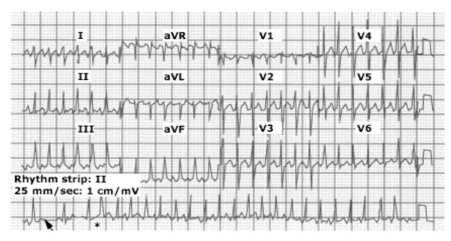

图 10-81　持续性连接区性心动过速

患者有连接区性心动过速，心率 165 次 /min，QRS 窄，P 倒置，RP 长（由于经副束回传慢）。心动过速可由于是经副束而出现倒 P 波。心动过速可自发终止，又自发启动。其终止是由于副束回传阻滞，心电图未见到倒 P（箭头）。一个房性期前收缩（＊）又重新启动心动过速。

PJRT 的心电图变化：PJRT 是一顺向性 AVRT，中介是一隐匿的、逆传的房室副束。因此 PJRT 很近似典型的顺向性 AVRT，但二者之间的不同是 PJRT 逆传是慢的，而平时副束的传导是快的。

这种 PJRT 很难用药物制止发作，常需导管消融副束治疗。不断发作可导致扩张性心肌病及心力衰竭。所以 RP 在 PJRT 较长，常超过 RR 间期的一半。PIRT 的副束常位于后间隔区，逆传的 P 波可在 II、III、aVF 导以及 V3–V6 见到。

治疗

三十年前治疗WPW综合征是用外科手术及酒精方法消除预激的源点，取得很好成绩。但自射频导管消融束开展以来，人们更愿意选择这一新法治疗。与此同时电生理学的进步，消融点更较前准确，而发表的用心电图标定副束位置的论文更说明此点。本文选择 Taguchi 氏在 2013 年发表的根据心电图计算的消融点图供参考。

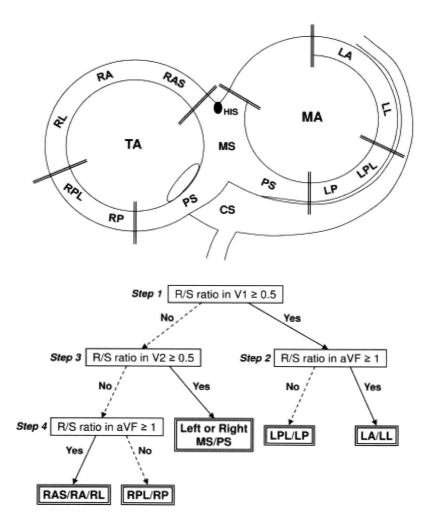

RAS 右前间隔，RA 右前，RL 右侧，RPL 右后侧，RP 右后，PS 后间隔，MS 中间隔，
CS 冠状窦，PS 后间隔，LP 左后，LPL 左后左，LL 左侧，LA 左前

图 10–82

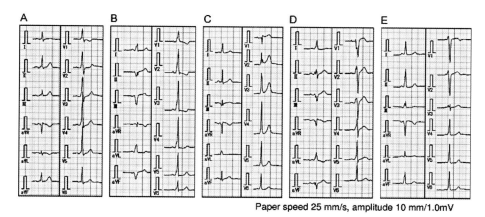

Paper speed 25 mm/s, amplitude 10 mm/1.0mV

图 10-83 五个实例用图 10-82 的推算法找到消融的准确位置

Representative 12-lead ECGs of the different accessory pathways.

(A) In a case with the LA / LL accessory pathway, the R / S ratios were 0.5 or more in lead V1, and 1 or more in lead aVF. This case was successfully ablated in the LL region.

(B) In a case with the LPL / LP accessory pathway, the R / S ratios were 0.5 or more in lead V1, and less than 1 in lead aVF. This case was successfully ablated in the LPL region.

(C) In a case with the MS / PS accessory pathway, the R / S ratios were less than 0.5 in lead V1, and 0.5 or more in lead V2. This case was successfully ablated in the left PS region.

(D) In a case with the RPL / RP accessory pathway, the R / S ratios were less than 0.5 in leads V1 and V2, and less than 1 in lead aVF. This case was successfully ablated in the RPL region.

(E) In a case with the RAS / RA / RL accessory pathway, the R / S ratios were less than 0.5 in leads V1 and V2, and 1 or more in lead aVF. This case was successfully ablated in the RAS region.

缩写字同上图，笔者相信青年读者会按图 10-83 找到附束的位置。

治疗

婴儿和小于 10 岁的儿童，很少并发 AF，地高辛可用作预防心动过速发作，但不宜持续应用到少年时期，因为随着年龄的增长，地高辛有易向旁道传导的效应而造成危险。此时，地高辛对有旁道的病人在任何情况下都是禁忌的，因为它可缩短心房和旁道的不应期，促使 VF 发生。出现心动过速时，用增加迷走神经张力的措施也常有效，如 Valsalva 动作，面部浸入水中，可减慢房室结传导，阻断折返环，特别是症状刚出现时。此外，维拉帕米和腺苷能延迟房室结传导，使折返活动终止。另一种治疗策略是用 Ia 和 Ic 类药物减慢旁道的传导，因旁道是折返环中最易受抑制的环节。尽管 Ic 类药物在治疗室性心律失常时有致心律失常的问题，目前尚无资料证明，这些药物在治疗由旁道引起的心律失常而在其他方面健康的人会引起类似反应。口服或静脉注射氟卡尼、普罗帕酮（心律平）、普鲁卡因胺、丙吡胺对急性发作时治疗均有效且安全。在实际工作中，许多狭 QRS 心动过速病人在静脉注射了腺苷或维拉帕米后，心律失常中止，其机制不是由于影响旁道而是暂时性阻滞或减慢房室结的传导。长期预防需要毒性低而有效的药物。氟卡尼、普罗帕酮和丙吡胺能满足上述要求。普鲁卡因胺在欧洲已很少应用，而在北美洲广泛用于长期预防心动过速发作。胺碘酮有效，但毒性大，仅用于其他药物治疗无效的特殊病例。

最有效而且安全的方法是导管消融，这是当前应向患者建议的。

例 1：

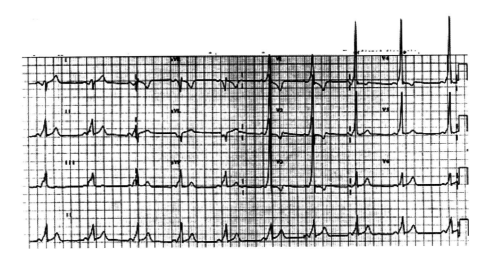

一位常患心动过速的中年人，心电图示窦性心律，PR 短（<120ms），QRS 宽，其上升
段较粗（δ 波），V1 的 R 波高，为 A 型 WPW，左侧副束。V1–V3 的 R 波高而 T 波倒
置显示右室肥厚。aVL 导的 δ 波倒置似为侧壁梗死，被称为"假性梗死图形"

图 10–84

例 2：

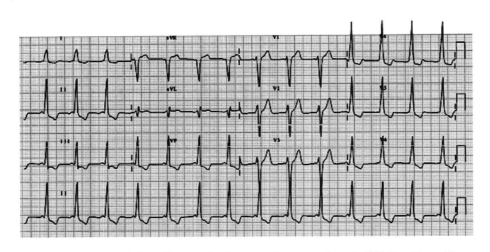

一位妇女的心电图。窦性心律，PR 短（<120ms），QRS 宽，上升段粗，为 δ 波，V1
的 S 波很深，为 B 型 WPW 征，副束在右侧。II、III、aVF 导以及 V4–6 导的 R 波高而
T 波倒置，似左室肥厚，但这是 WPW 的一特点，而非左室肥厚

图 10–85

工作中用心电图区别 AVNRT 与 AVRT 有时并不容易。当然心电生理学检查可能更
可靠。一般来说，二者都对 Adenosin 有良好疗效。从心电图检查看，当室上性心动过速
看不到 P 波时，多为 AVNRT，很少是 AVRT。另外，AVNRT 与 AVRT 发生于间隔副束
也有区别。当有较迟缓的激动逆传 P 波时，心电图示 V1 导有假的 P'波。或在 II，III 及
aVF 导有假 S 波，则可诊断为 AVNRT。在 V1 导与 III 导的 RP 间隔如相差 >20ms 则可诊

为 AVNRT。此外，如有 AV 脱节则可排除 AVRT，而诊为 AVNRT。有人提出，AVRT 一般都是起病快，起自一室性或房性期前收缩，其频率在 140~240 次/min，由于逆传的心房激动，故在 aVR 导的 ST 段略抬高，这一特点可与 AVNRT 区别。

例 3：

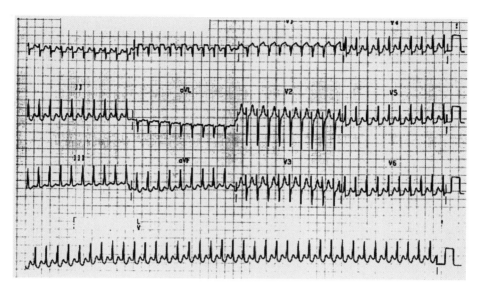

预激综合征青年患者突发规律而窄 QRS 的心动过速，225 次/min，P 波不见，
QRS 窄说明激动是从房室结下传的，即正向传导（Orthodromic）。QRS 波形与 AVNRT 近似

图 10-86

例 4：

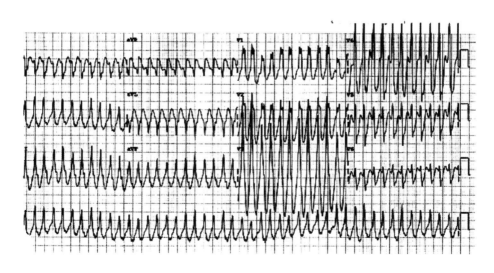

10 岁男儿患 WPW 征，突发心动过速。QRS 宽，心率 280 次/min，
图形很似室性心动过速，但心率过快。心房激动是从副束下传然后经房室束逆传回

图 10-87

心房纤颤与 WPW 综合征

心房纤颤（AF）的前向传导通过旁道应是一种紧急情况。因为正常房室结对心室率的限制作用为快速传导的旁道取代，以致室率快速并可发展为室颤（VF）。

首选的治疗方法为直流电击复律，药物治疗必须谨慎以免增加心室率。其机制可能是药物抑制正常房室的传导超过抑制旁道，减少逆向隐匿的对旁道的穿入，从而进一步增加旁道的传导能力。因此维拉帕米和其他钙阻滞剂处理 WPW 并发 AF 是禁忌的。Ic 类药物和普鲁卡因胺静脉注射最为有效，但因有负性肌力作用能诱发或加重病人的低血压。

长期口服抗心律失常药物可随经验选择。但对有顽固性症状的病人，不管是由于反复性心动过速或 AF，射频消融是最好的选择，成功率≥95%，致残率很低。偶有报道射频消融时死亡，主要是因为心包填塞。死亡的危险约≤1/2000，基于病人相对是正常和健康的，此危险值得重视。

几乎所有旁道均可由射频技术定位和消融。位于室隔的旁道较左侧游离壁旁道的技术难度更高。右侧旁道技术因导管不能稳定而面临挑战。然而，用手术分离旁道只限于很少的情况，例如病人有其他原因（如 Ebstein 畸形）需要手术。即使如此，最好在手术前先用导管技术处理旁道，这样心律失常就不作为手术处理的目标。

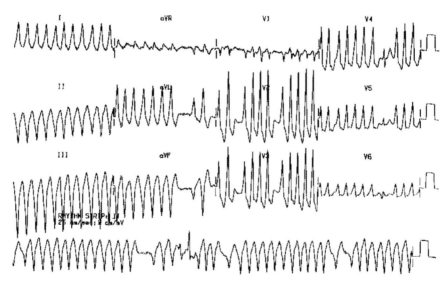

一位 47 岁男性病人，长期以来时犯心悸。
此次发作，心电图示不规律的宽而快速的 QRS 波，这些波有从副束传来的，
也有从房室结传来的窄 QRS 波。一阵阵快 QRS 波很容易引起室颤

图 10-88

房室结折返性心动过速（Atrioventricular nodal reentrant tachycardia，AVNRT）

房室结折返性心动过速是由于房室结及结周围的心房组织形成的折返环所导致的心动过速。房室结是位于右心房内的一个称为 Koch 三角区内，其后下面是冠状静脉窦，上侧面是 Todaro 腱，另一面是三尖瓣的前间瓣叶。

262

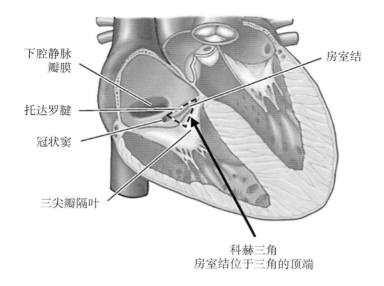

图 10-89　Koch 三角的解剖位置

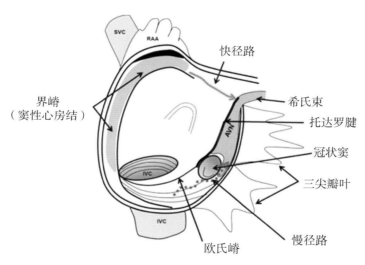

图 10-90　慢 – 快型房室结折返心动过速（AVNRT）

　　房室结是房室传导的一个重要部分，它有对来自心房激动减慢传导的作用，因此可使心室留在舒张期较长时间为心室有足够的充盈时间。这个特点也使心室在心房纤颤时保护心室免于过多跳动。

　　房室结的结构可以视为是有两层组织形成的。外层是由"过渡型细胞"组成，之所以这样称谓是因为其形态及功能是介于房室结细胞与心房细胞之间。这层过渡细胞包着真正的房室结细胞，成为房室结与心房肌细胞之间的过渡细胞层。

　　这居于 Koch 三角内真正的致密房室结的长度在 5~7mm，宽为 3~4mm。它有三个延伸部分，一个是沿着三尖瓣环向冠状窦延伸而成为推定的慢径路。第二个部分是伸到 Koch 三角的前部，接近房室结的致密部分，推定它是快径路。第三个部分是伸向二尖瓣环的左房延伸部分。从解剖学看，房室结的前延伸（快径路）与后延伸（慢径路）之间相距约 15mm，这对于导管消融慢径路来说，不会伤及快径路而造成完全性房室传导阻滞。

房室结的电生理特点

由于 AVNRT 常发生在心脏正常的人，其激动的折返环是在正常房室结及其附近的组织内，于是就有了结内有两个径路的想法，这可能是解剖意义的两条径路，也可能只是功能上的区别，也就是说电特性的区分。有人想到有的 AVNRT 患者的右房增高时可能一时改变房室结的功能而引起激动折返。不论如何，要是激动在房室结内折返，必然是这两个径路传导速度及不应期的长短是不相同的才能导致激动折返。

（1）一条径路传导快而不应期长，称之为快径路。

（2）另一径路传导慢但不应期短，称之为慢径路。

最简单的想法是房室结内或附近有两个分别的电径路，这个想法得到人体及动物实验中得到支持。这快和慢两个径路的起源可能来自房室结周围的心房组织。它们经过房室结后联合起来形成一个共同的径路最后形成希氏束。房室结上的心房组织可参加折返环，但结下的希氏束是不参加折返环的。（见图 10-91）

不过我们必须明白，这个双径路学说是用推理建立的，尚无很坚固的实验证实，但对临床医生来说却很适用。

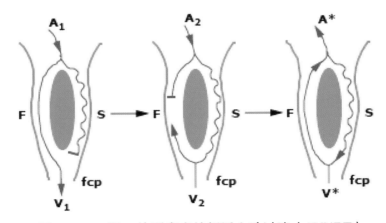

图 10-91　慢－快型房室结折返心动过速（AVNRT）

临床表现

房室结折返性心动过速（Atrioventricular nodal reentrant tachycardia，AVNRT）是由于房室结及结周围的心房组织形成的折返环所导致的心动过速。此症常见于青中年，女性多于男性。据一些数字统计，多发年龄在 20~30 岁。

由于 AVNRT 发病及终止都是突然的，发病突然，感到心悸，脉搏规律，在 180~250 次 /min，气短。所以也被称为阵发性、室上性心动过速（PSVT），其心电图的 QRS 是窄的，即 ≤ 120ms，说明心室的激动是经过希氏束下传来的。当然如果在心室有差异性传导时，QRS 也可以是宽的。

从心电图角度看，AVNRT 可分为两个类型。

（1）最常见的是慢－快型 AVNRT，又称典型 AVNRT，青年人最常见，约占 AVNRT 的 90%，系慢径路前传，快径路逆传。其临床特点是：

① 突然发作，突然终止。

②P波呈逆行性：心动过速时，心房与心室几乎同时激动。多数患者因P波埋在QRS波群中而见不到，约30%的患者P波紧随QRS波之后（R后P），R–P间期 / P–R间期<1，P波在Ⅱ、Ⅲ、aVF导联倒置。在aVR导联直立。部分病例在V1导联QRS波终末部有小的向上的波，为P波的一部分。

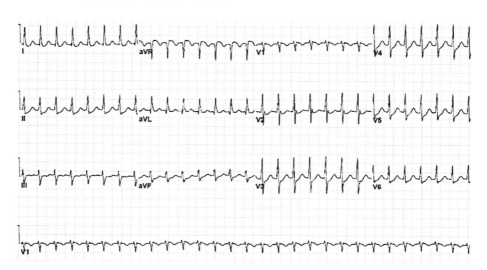

图 10-92　AVNRT 心电图形

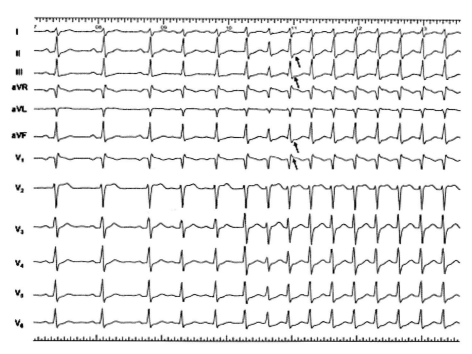

慢 – 快型 AVNRT，前三个 PQRS 是窦性心律。
下两个是房性期前收缩下传的心跳，其 PR 短，是房性期前收缩。
下一个房性期前收缩随后一较长的 PR（从慢径路传），然后启动 AVNRT
图 10-93

③QRS波形正常：频率为 140~220 次 /min，但大多为 150~160 次 /min，多在 200 次 /min 以下，节律规则。

④ 诱发心动过速发作起始的房性期前收缩是经慢径路下传，所以 AVNRT 的第 1 个心搏的 P-R 间期延长，即显示有双径路特征。

适时的房性期前收缩电刺激可诱发及终止 AVNRT 发作。

颈动脉窦按压刺激迷走神经方法：可使部分患者终止发作，或仅使心动过速频率有所减慢。

（2）另一种较少见的是慢 – 快型 AVNRT，又称非典型 AVNRT。特点是激动经快径路前传、从慢径路逆传，即慢径路不应期反而比快径路更长。心房逆传激动顺序与典型的 AVNRT 不同，心房最早激动处常在冠状静脉窦口。很少见。发作持续时间较长，多见于儿童。多为病理性或由药物所致。心电图特点：

——P 波：由于激动沿慢径路逆传速度慢，所以逆行 P 波在前一心动周期的 T 波之后，下一个 QRS 波之前。体表心电图容易辨认。P 波在 II、III、aVF 导联倒置或呈双相，在 aVR、V1 导联直立。

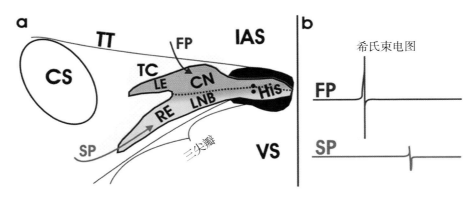

图 10-94　慢 – 快型 AVNRT（普通型 AVNRT）示意图

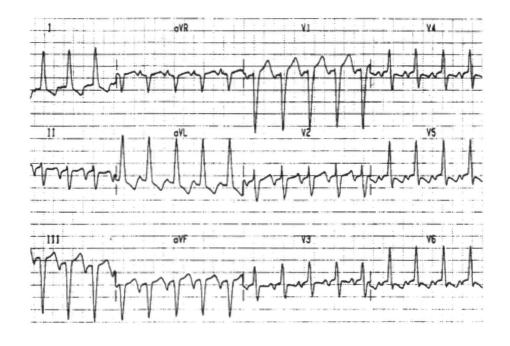

图 10-95　长 RP 心动过速，为一不停止的心动过速，是慢 – 快型 AVNRT

——P–R 间期短而固定：R–P 间期长 P–R1 / 2R–R。

——QRS 波多是窄的正常形：少数伴束支传导阻滞，QRS 波也可呈宽大畸形。R–R 间期规则，心律绝对整齐。心率为 100~150 次 /min。

——诱发快 – 慢型 AVNRT 的期前收缩无 P–R 间期延长。

——可由房性期前收缩诱发，轻度增快的心率亦可诱发。可见到慢 – 快型 AVNRT 开始继发于窦性心动过速之后，常常是窦性心率逐渐变快。然后发生 AVNRT。其频率快至多少才能发生 AVNRT。AVNRT 的结束可以是 P 或 R 波结尾。

——心动过速不易自然终止：药物效果差，食管左心房调搏较难诱发成功，程序电刺激不易显示双径路（双通道）特征。

（3）慢 – 快型 AVNRT 心电图的表现是 AH / HA 比率 >1，但 VA 间 >60ms，这说明激动向前传及向回传同两条慢径路。

此外还有一些少见的类型，本文不再赘述。

治疗

放慢或阻断任一径路皆能使心动过速停止。常用的是方法是按摩迷走神经手法，Valsalva 手法或按摩颈动脉窦皆很有效。但如血压很低，就不要做此手法。如未成功则可静脉注射腺苷 6mg，如无效可增加一倍剂量再试，有时注射要后再用深呼吸等手法就能成功。

直流电击很少用于 AVNRT。

腺苷是第一线药品。少数人可因此发生心房纤颤。最好安好静脉输液，注入 6mg 药品后，快速输液，抬高下肢。使药物快速发生作用。未成功可再注入 12mg，甚至 18mg。

为了预防，可服用 β – 阻断药、钙拮抗剂等药物。

导管射频消融慢径路，对频发的患者是一很好疗法，其疗效在 95%。

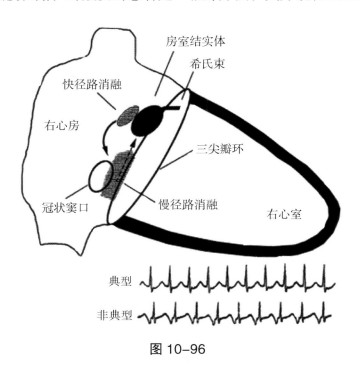

图 10–96

267

导管消融：在普通型 AVNRT，下面的慢径路是折返环的前向的一臂，而上面的快径路则是返回的径路。治疗典型的 AVNRT 是在靠近三尖瓣环下部，冠状窦开口的水平处去消融慢径路。这样造成房室传导阻滞的概率是很小的（1%~2%）。较消融快径路引起传导阻滞的概率要小很多。

图 10-96 显示房室连接区折返型心动过速时慢径路（画虚线的箭头）常被视为折返环的前向的一臂，也就是经常作为要消融的一臂。快径路（椭圆形视线的箭头）则被视为折返环回返的一臂，因此产生 AVNRT 的图形。在此图形中，P 波是看不到的，因为它被藏在 QRS 波内。较少见的是折返环的运行方向倒转运行，即激动的前向运行是经快径路而返回是经慢径路，这时产生的心电图就是下面的非典型 AVHRT 图形（即长 R-P 心动过速），在此图中，QRS 至逆行的 P 波的距离比下一个 P-R 要长。快径路位于靠近房室结的位置，所以要避免在快经路做消融以免引起房室传导阻滞。

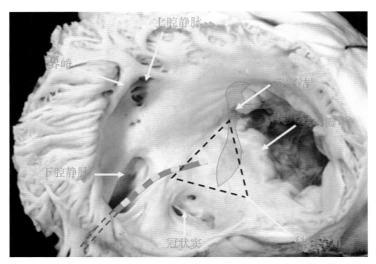

图 10-97　解剖图示导管头的位置及与 Koch 的关系

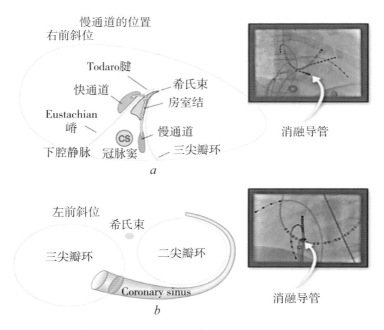

图 10-98　消融导管在慢径路的位置

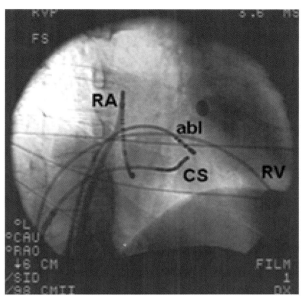

图中可看到消融导管（abl）正在对慢径路消融。

CS 冠状窦，RA 右室，RA 右房

图 10-99

宽 QRS 波群型心律失常

快速规则的心室律 QRS 宽 ≥ 120ms。

宽 QRS 型心律失常包括 VEB、VT 和尖端扭转型 VT。偶尔心律失常并非源自心室而是因为差异传导产生了宽 QRS。其结果使 ECG 诊断发生困难。但有几点可有助于鉴别（如 P 波的出现，存在传导系统疾病的依据）。差异传导不改变心律失常的治疗，即治疗与正常传导相同。

逆向性反复性心动过速为宽 QRS 心动过速，其心房到心室是通过旁道传导，逆向传导经房室结到心房（见上文反复性心动过速）。

室性异位搏动（室性期前收缩；室性过早收缩）

期前收缩来自心室的异常电兴奋灶。室性异位搏动（VEB）可引起或不引起症状，可有或无预后意义。虽然 VEB 曾被认为总是病理性的，24h 动态 ECG 检查证明其可见于显然健康的正常人。

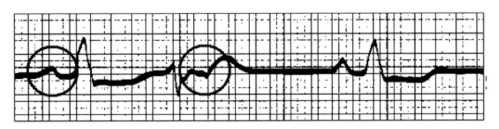

室性期前收缩。第一个 P-QRS 正常，P 是直立的，第二个 QRS 波出现较早，为一室性期前收缩，P 波出现在 QRS 后，为室房传导，第三个 PQRS 又恢复正常

图 10-100 a

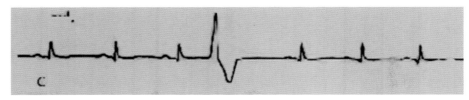

第四个 QRS 图形异常，发生较早，为一室性期前收缩

图 10-100 *b*

症状和体征

孤立的 VEB 除非很频发，几乎不产生血流动力学变化，所以通常是无症状的。VEB 的症状常被描述为漏搏，实际上症状不是 VEB 本身而是下一个增强的窦性心动引起的。

预后和治疗

目前尚无资料证明无心脏病者只要出现 VEB 不论频度如何均有预后意义。然而，主动脉狭窄、心力衰竭、心肌梗死后（＞2天）并发的 VEB 有预后意义，预后取决于 VEB 出现的频度：心肌梗死后 VEB 每小时超过 10 次则预后较差；对其他心脏病，这个频度作为界限可能也是合适的。尽管如此，现尚无研究结果证明抑制 VEB 确有好处。在心肌梗死后的存活者中，服用抗心律失常药物（特别是 Ic 类药物氟卡尼）者的死亡率比服用安慰剂者为高。急性心肌梗死后有频发 VEB 的高危病人，用 β-阻滞剂或采取改善冠脉疾患的措施如血管成形术、冠脉旁路术可改善预后，而Ⅰ类抗心律失常药物则不然。

急性期心肌梗死并发的某些类型的 VEB 曾被看作是 VF 的先兆。但 R-on-T 的 VEB 几乎都发生于心肌梗死的头 6h 内，它们是暂时性的，与 VF 并无机制上的联系和无预告 VF 的价值。因而心肌梗死早期选择性地治疗 VEB 并无理论依据，且可增加心动过缓的危险。

VEB 病人有焦虑、应激、饮酒、摄入咖啡因（可乐饮料、咖啡、茶和感冒药品）等诱发因素者，只要避免上述因素，进行安慰解释，即可取得效果。只在症状较重难以忍受时，才考虑用抗心律失常药物治疗，但要强调安全性。除非有禁忌证，凡有需要治疗者均可试用 β-阻滞剂。24h 动态 ECG 记录证实心率与 VEB 是正相关者，预示病人可从 β-阻滞剂获益，但并不足以排除试用其他药物，其次可选用美西律和丙吡胺。妥卡尼、奎尼丁、普鲁卡因胺和胺碘酮等长期应用有明显毒性，通常不适用于治疗 VEB。氟卡尼抑制 VEB 有很好疗效，但在治疗心肌梗死后的 VEB 病人（通常是无症状的）反使存活率减低。该药对治疗有症状的 VEB 的地位尚在评估中。

室性心动过速

三个或三个以上成串的室性搏动，室率≥120 次 /min。

成串的室性异位搏动，频率较低＜120 次 /min，称为加速性心室自主律（有时以心室率＞100 次 /min 为界）。心室自主律被认为是良性的。除非产生血流动力学异常，通常无需治疗。急性心肌梗死病人溶栓治疗后再灌注可出现自主性 VT，其意义和是否需要治疗，知之甚少。

VT 可为单形态或多形态的，非持续的或持续的（＞30s 或需急救措施的）。短暂而非持续的 VT 在急性心肌梗死是常见的，无即刻或远期的预后意义，如无症状不需治疗。

持续VT并发于各种心脏病,较常见于心肌梗死后期(常伴以左室室壁瘤),左室心肌病(如特发性、肥厚性、酒精性)以及右室发育不全。VT伴有心脏解剖结构异常以及严重的心脏疾病,说明预后严重。

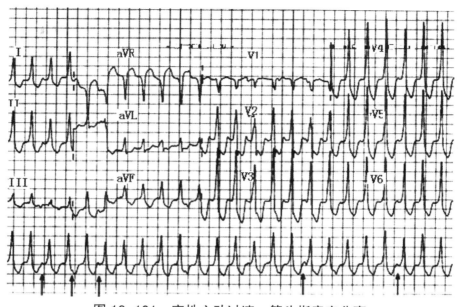

图10-101　室性心动过速,箭头指房室分离

诊断

任何宽QRS心动过速(QRS≥120ms)在证实为其他心律失常之前应看作VT。诊断依据ECG有独立的P波、融合波或夺获波,在胸导联QRS向量协调一致,额面QRS电轴>-30°。非心室源的心动过速,如规则的狭QRS心动过速,可由于差异传导形成宽QRS型心动过速。此种情况虽少见,但常反复误诊为VT。用钙拮抗剂(如维拉帕米)做试验性治疗是不适当的,因曾有报道VT病人用该药出现严重的血流动力学异常,导致虚脱和死亡。一个具有宽大的QRS的心动过速,总之,融合波或除非有其他特点,都可诊断为室性心动过速。

室性心动过速的心电图特点是:

①有房室分离的特征:P与QRS各自独立,有夺获或融合波,QRS的形态有变化。

②QRS宽>140ms。

③心动过速的QRS波形与其室性期前收缩的波形相同。

④有缺血性心脏病史。

⑤在心前导无任何rS、RS或Rs形的QRS波。

⑥心前导QRS形同向,全为正向或全为负向。

在急诊工作中遇到心动过速而心电图显示宽QRS时,首要注意的是要区分开室上性与室性心动过速。因为治疗用药很不一样。宽QRS心动过速包括三类心律。

①室上性心动过速(SVT)伴有束支传导阻滞(BBB):BBB可见于房速、房扑、房颤、AV结性心动过速,以及顺钟向环转运动的心动过速(即用房室结为房室传导,而以房室副束为室房传导)。

②SVT伴经AV的副束AV传导:这可见于房速、房扑、房颤、AV结心动过速,

以及逆钟向环转心动过速（AV 传导经副束而 VA 传导经房室结或经第二个副束）。这也见于所谓 Mahaim tachycardia，即 AV 传导是经右侧副束或插到右室的 nodo-ventricular fibre。

③室性心动过速（室速）：由于室性与室上性的治疗不同，预后也不同。所以区分这两类宽 QRS 心动过速很重要。当然根据 RR 距离是否整齐，QRS 前有无 P 波等可供参考。（请阅下文：宽 QRS 的诊断及处理）

宽 QRS 波群心动过速的处理

宽 QRS 波群心动过速（wide QRS complex tachycardia，WCT）是指心率大于 100 次 /min，QRS 波时限大于 120ms 的节律。多种心律失常可表现为 WCT，其中室性心动.速（VT）最常见，约占到 80% 左右（激动起源异常）；其次室上性心动过速（SVT）伴传导异常约占 20%，其中包括：室上速伴束支传导阻滞或室内阻滞（传导速度减慢）AVNRT 较多见；较少见的是室上速伴前向的附加束传导（传导途径异常）AVRT 以及非特异性 QRS 波群增宽（药物、高血钾、严重心肌缺血或肥厚引起的心室内传导减慢）。因此，WCT 的鉴别重点在 VT 与 SVT 的区分。这个区分很重要，关系到治疗及预后。

WCT 是内科急诊医生需要立即判断并处理的问题，正确的判断可以避免不适当甚至有潜在危险的治疗，对估计预后也有所帮助。

诊断

问诊时要了解平时常服哪种药？过去是否是心脏病患者，有无过类似心动过速？如有，则要了解发生经过，最好带来过去的心电图。

检查病人时先要注意神志、面色，是否出汗很多，脉跳是否有力，血压等，总之要判断病者是否血流动力状态稳定。如果血压很低，汗流不止，面色苍白，说明病人处于接近休克状态。这是要当机立断进行同步直流电击。如果未能复律，可再次电击。

对血流动力稳定的患者：首要工作是分辨是室性（VT）抑为室上性心动过速（SVT），因为二者的治疗，预后很不相同。对于 SVT 治疗有效的药物对 VT 可无效，甚至有害，如维拉帕米（Verapamil）。但对 VT 有效的药物用于 SVT 则不会引起血流动力变坏。所以有人主张在不易分辨 VT 抑为 SVT 时，宁可用治疗 VT 有效的药物。当然最好是在短时间内分辨出 VT 抑为 SVT。当然年龄高的病人，宽 QRS 心动过速病人中 80% 是，但这不能为据。

心电图是最重要的诊断依据。最简捷的是如能看到房室脱节就能诊断为 VT。如果看不到房室脱节，可按摩病人的颈动脉窦同时观察心电图，一旦看到有房室脱节就可诊断为 VT。但如不成功，而病情不宜与长时间考虑，则可用一些运用一些流程图被用来指导临床判断，这对急诊医生无疑是很大的帮助。

下面将列举最常用的两个流程。

（1）最早用的是 Brugada 流程，由 Brugada 于 1991 年提出，其最初前瞻性应用于分析 554 例最终接受电生理检查的 WCT 患者，发现其敏感性和特异性分别达到 98.7% 和 96.5%，但随后其他学者报告的准确性大致为 85%。

Brugada 四步法，介绍如下：

第一步：所有胸前导联均无 RS 波形？[*]

是（VT）；否（进入第二步）。

第二步：任一胸前导联 RS 间期＞ 100ms ？[*]

是（VT）；否（进入第三步）。

第三步：是否有房室分离现象？

是（VT）；否（进入第四步）。

第四步：是否符合 Griffith 所定义的 BBB 诊断标准？（如对诊断有疑问，参考 aVF 特征图形）[△]

是（SVT）；否（VT）。

[*] RS 间期＞ 100ms 指 R 波起始至 S 波最低点与等电位线垂直交叉点之时限＞ 100ms，见图 10-102。

[△] 心动过速时 aVF 导联波形特征，心动过速呈 LBBB 样图形时，aVF 呈 QS、qR 型支持 VT 诊断，而 RS 型支持 SVT 诊断，当呈 RBBB 时，aVF 呈 QS 波或主波向下支持 VT。

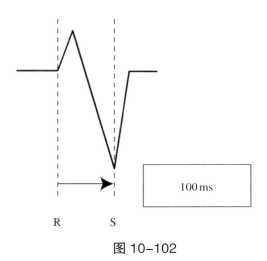

图 10-102

下面介绍关于第四步所说的 LBBB 及 RBBB 图形。

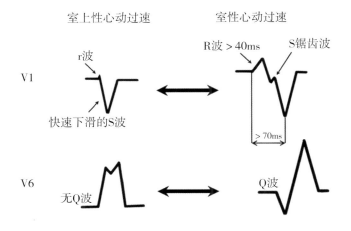

图 10-103 *a* 左束支传导阻滞（LBBB）型宽 QRS 波

273

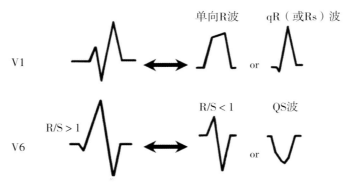

室上性心动过速　　　　　室性心动过速

图 10-103 *b* 　右束支传导阻滞（RBBB）型宽 QRS 波

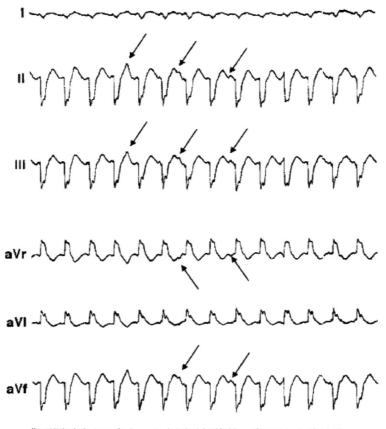

典型图示患 VT 病人，心电图示规律的，宽 QRS 心动过速，
箭头指房室脱节的 A 波，符合 Brugada 的第三步，诊断室性心动过速

图 10-104

（2）Vereckei 新的 VT 四步诊断法：Vereckei 等人于 2007 年提出另外一种简单的新方法，摒弃了复杂的形态学分析，并和 Brugada 标准比较有更高的敏感性和特异性，近年来得到了广泛的应用。对于急诊工作和有很大帮助，也便于记忆。

此四步流程的基本理念是当 aVR 为正向 R 波时，说明心动过速的激动发自左室尖部，或其下壁，或其底部侧壁，所以当 aVR 呈正向波时，心动过速是室性的。心动过速起始缓慢时，aVR 的小 R 波，或 Q 波 >40ms，或起始点 Q 波有顿挫，说明激动发自右室，或左室下壁，或室间隔的底部，这些都指示为室性心动过速。（见图 10-105）

本方法创造性的引入了 Vi / Vt 的概念，Vi 指在一个有双向或多向 QRS 波的导联，QRS 波起始 40ms 内的电压的变化幅度，Vt 指同一导联 QRS 波终末 40ms 电压的变化幅度。Vi / Vt 诊断标准的原理为：SVT 导致的 WCT，其室间隔起始激动依然迅速，室内传导延迟导致的 QRS 波增宽发生在 QRS 波的终末部；相反，VT 导致的 WCT，一开始激动先在心室肌细胞间缓慢传播，直到最后才抵达希浦氏系统，使剩余心肌迅速激动；减慢心肌传导的药物（例如 I 类抗心律失常药物和胺碘酮）减低 Vi 和 Vt 的幅度相同，因此对 Vi / Vt 无明显影响。

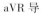
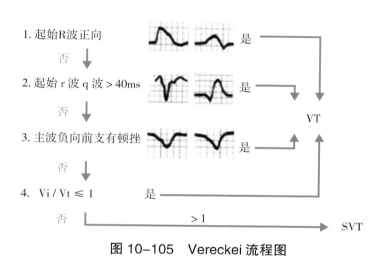

图 10-105　Vereckei 流程图

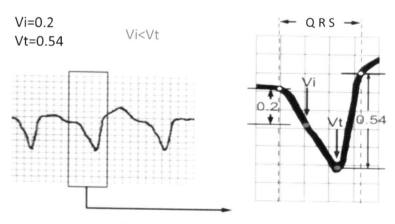

图 10-106　Vi 及 Vt 测定方法

下面举几个病例：

流程图的最后一个指标是 aVR 导的 Vi<Vt 标准，如图 10-108 所示：Vi 是指 Vi / Vt 比值 <1 标准是鉴别宽 QRS 心动过速的新指标。Vi：心室初始除极 40ms 时电压值（mV），Vt：心室终末除极 40ms 时电压值（mV）。

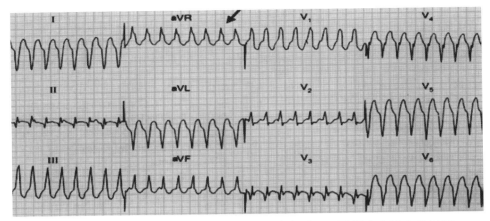

aVR 的 QRS 波为较高大的 R 波，符合第一个标准，可诊断为室性心动过速

图 10-107

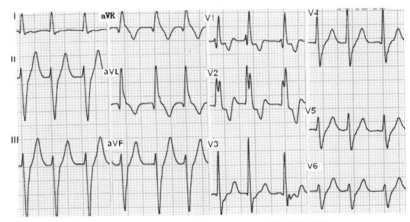

aVR 呈 qR 型，其 q 波宽大于 40ms，故可诊断为 VT

图 10-108

方法

选导联：初始 R 波与终末 S 清楚的导联，常选 V3-V5。

测量值：取绝对值（mV），QRS 起始后 40ms 线为起始线。QRS 终末后 40ms 为终末线（参考图 10-108）。在 QRS 波起始的 40ms 内穿过 Y 轴的高度为（Vi），穿过 QRS 最后的 40ms Y 轴的高度为 Vt。

结果判定：Vi / Vt ＞为室上速，Vi / Vt ≤ 1 为室速。

Vi / Vt 比值的意义：Vi / Vt 比值鉴别诊断机制。

（1）Vi 代表心室初始除极，Vt 代表心室终末除极。

（2）室上速伴束支阻滞：心室的初始除极在希浦系统，除极速度快，Vi 值大；终末除极在心室肌间，除极速度慢，故 Vt 值小，Vi / Vt>1。

（3）室性心动过速：心室的初始除极在心室肌间，除极速度慢，Vi 值小；终末除极在希浦系统，除极速度快，Vt 值在希浦系统，除极速度快，Vt 值大，Vi / Vt<1。

治疗

WCT 的治疗策略：首先评估患者血流动力学是否稳定，对于血流动力学不稳定者首

276

选电复律，必要时在复律前使用镇静药物，而区分 VT 还是 SVT 应在血流动力学稳定后进行。

对于这类宽 QRS 心动过速的患者，在连续观察心电图的同时，要随时了解其血压、脉率、呼吸等生命指数。应同时取血测电解质、二氧化碳结合率等生化检查。此外建立一条静脉输液线以备随时注射药物。当然床边要准备好同步心脏复律器。从临床角度看，当收缩压低于 10.67kPa（80mmHg），而出现脑或心肌缺血症状时，应考虑患者的血流动力状态出现不稳定，则要考虑心脏电复律。此外，进一步的处置包括：

（1）去除诱因：包括改善心肌缺血、纠正电解质和酸碱平衡紊乱、对于过量的药物的清除和使用拮抗剂；如果心律失常的发生与基础心率过慢有关，有时需要行临时起搏治疗。

（2）抗心律失常药物：根据心律性质对症治疗。在诊断不能肯定情况下，视为室速比室上性心动过速也许更安全。但绝不要用洋地黄、verapamil 等药物去试用。而普罗帕酮、胺碘酮则对室速及室上速皆可有效。

首先要血流动力学稳定，如有必要可直流电击。

① 诊断为室性心动过速或宽 QRS 而病因尚未明确时，用 I 类或 III 类药物，有几种选择：

胺碘酮（Amiodarone）：150mg 静脉注入，随后以每分钟 1mg 速度静脉滴入，连续 6h，然后改为每分钟滴入 0.5mg。

普鲁卡因胺（Procainamide）：15~18mg / kg 静脉滴入 25~30min，然后每分钟滴入 1~4mg。

利多卡因（Lidocaine）：1~1.5mg / kg 体重用 2~3min 静脉注射，随后改为点滴每分钟 1~4mg。

如果出现多形的 QRS，则可用镁盐、phenytoin、利多卡因以缩短 QT 间期，但不可用普鲁卡因胺，由于其有延长 QT 间期的作用。

如果药物治疗无效，则应考虑直流电同步电击。

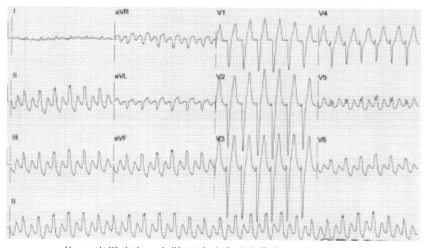

一位 48 岁男病人，在做运动试验时发作宽 QRS 心动过速。
按 Verekei 标准，aVR 无 R，起始的 Q 波宽 40ms，Vi / Vt>1。
符合室性心动过速

图 10-109

②诊断为室上性心动过速时，有几种方法：

——迷走神经按摩（颈动脉窦）。

——Adenosine：快注射 6mg，几分钟后无效可再注射 12mg，如需要可重复。

——钙通道阻断剂：Verapamil 2.5~5mg 静脉注入，或 β－阻断剂（如 Metaprolol 5~10mg）静脉注射。

——如药物转复无效，可直流电转复。

VT 伴低血压的即刻治疗措施为同步直流电击复律。一般 50~100Ws 即可重建窦性心律。程序刺激为另一种治疗方法，但通常时间不够；且可诱发 VF。需要除颤器和训练有素的复苏人员。

尖端扭转型室性心动过速

以 QRS 向量连续不断地变化为特征的室性心动过速。

尖端扭转型室速（Torsades des pointes）在少见的先天性 QT 延长综合征病人可导致症状和死亡。它的重要性在于它可由日常应用的药物和电解质紊乱所诱发，特别是抗心律失常药物，后者将成为治疗的禁忌证。处理是停用所有对心脏有影响的药物（即抗精神抑郁药、抗心律失常药、吩噻嗪类），纠正电解质紊乱（特别是钾和镁的紊乱），以及稳定心脏电生理，必要时用心房超速起搏来纠治。

图 10-110 为一位 60 岁患冠脉硬化性心脏病者突发心悸，心电图示：宽 QRS 波而形态不同，看不清等压线，几个波后就电轴转动，RR 间距不等，下图为放大的一段图。

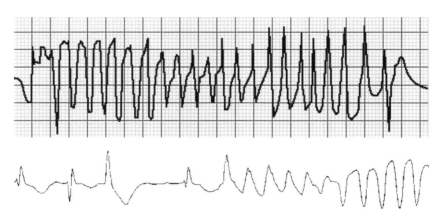

图 10-110　Ⅱ导，多形性室性心动过速，扭转形室速

已知有许多先天性 QT 延长综合征，其中最重要的是 Jervell 和 Lauge-Nielsen 综合征（常染色体隐性遗传伴耳聋）和 Romano-Ward 综合征（常染色体显性遗传不伴耳聋），这些病人示明显的 QT 异常（间期和形态）。有发生尖端扭转型 VT 的危险，且可能致死。应用 β－阻滞剂，星状神经节切除可改善预后。有报道，至少有三个先天性 QT 延长综合征的遗传基础得到认定。两个影响到 K 通道，第三个遗传密码异常影响 Na 通道。早期报道提示后一种 QT 延长综合征的病人对 Na 通道阻滞剂美西律可能有效。尚有待进一步资料证明，但这种情况下需由熟练的专科医生进行处理。

Brugada 综合征

Brugada 综合征是一种编码离子通道基因异常所致的家族性原发心电疾病。病人的心脏结构多正常，心电图具有特征性的"三联征"：右束支阻滞、右胸导联（V1–V3）ST表现为下斜形或马鞍形抬高及 T 波倒置，临床常因室颤或多形性室速引起反复晕厥、甚至猝死。Brugada 综合征多见于男性，男女之比约为 8：1，发病年龄多数在 30~40 岁之间。主要分布于亚州，尤以东南亚国家发生率最高，我国尚缺乏报道，近年来世界各地均有报道。

临床表现

Brugada 综合征具有较宽的临床疾病谱，从静息携带者、晕厥反复发作者到猝死生还者，提示 Brugada 综合征具有明显的遗传异质性。患者多为青年男性，常有晕厥或心脏猝死家族史，多发生在夜间睡眠状态，发作前无先兆症状。发作间期可无任何症状。有时心脏病突发或晕厥，发作时心电监测几乎均为室颤。常规检查多无异常，病理检查可发现大多患者有轻度左室肥厚。心脏电生理检查大部分可诱发多形性室速或室颤。

心电图表现

Brugada 综合征的心电特征并将其分为三型。

Ⅰ型：以突出的"穹隆型"ST 抬高为特征，表现为 J 波或抬高的 ST 段顶点 ≥ 2mm，伴随 T 波倒置，ST 段与 T 波之间很少或无等电位线分离。

Ⅱ型：J 波幅度（≥ 2mm）引起 ST 段下斜型抬高（在基线上方并 ≥ 1mm），紧随正向或双向 T 波，形成"马鞍型"ST 段图形。

Ⅲ型：右胸前导联 ST 段抬高 <1mm，可以表现为"马鞍型"或"穹隆型"，或两者兼有。

Brugada 综合征心电图的 ST 段改变是动态的，不同的心电图图形可以在同一个患者身上先后观察到，三种类型心电图之间可以自发或通过药物试验而发生改变。Brugada 综合征心电图的 ST 段改变具有隐匿性、间歇性和多变性。

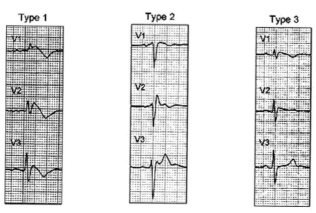

图 10-111　Brugada 综合征心电图的 ST 段改变的三个类型

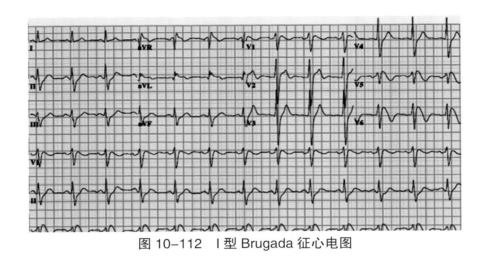

图 10-112　Ⅰ型 Brugada 征心电图

诊断、鉴别诊断及危险分层

（1）诊断：详细询问病史和家族史是诊断的关键。不能解释的晕厥、晕厥先兆、猝死生还病史和家族性心脏猝死史是诊断的重要线索。如患者出现典型的Ⅰ型心电图改变，且有下列临床表现之一，并排除其他引起心电图异常的因素，可诊断 Brugada 综合征：①记录到室颤；②自行终止的多形性室速；③家族心脏猝死史（<45 岁）；④家族成员有典型的Ⅰ型心电图改变；⑤电生理诱发室颤；⑥晕厥或夜间濒死状的呼吸。

对于Ⅱ和Ⅲ型心电图者，经药物激发试验阳性，如有上述临床表现可诊断 Brugada 综合征。如无上述临床症状仅有特征性心电图改变不能诊断为 Brugada 综合征，只能称为特发 Brugada 征样心电图改变。

（2）鉴别诊断：下列情况均可引起"Brugada 综合征样心电图改变"，临床中应加以鉴别。

急性前间壁心肌梗死；右或左束支阻滞；左心室肥厚；右心室梗死；左心室室壁瘤；主动脉夹层动脉瘤；急性肺栓塞；Duchenne 肌营养不良；遗传性运动失调；纵隔转移瘤压迫右心室流出道；可卡因中毒；杂环类抗抑郁药过量；高钙血症；高钾血症；维生素 B^1 缺乏等。

在考虑做出 Brugada 综合征的临床诊断时必须排除以上情况。

（3）治疗：Brugada 综合征治疗目的在于防止室颤的发生，减少患者的猝死率。

①药物治疗：Ito 电流过强是 Brugada 综合征患者发病的主要机制，从理论上讲，心脏选择性的特异 Ito 阻滞剂应当治疗有效，但直到目前这类药物尚未研究成功。目前认为有效的药物有三种：

a. 奎尼丁：奎尼丁可纠正心电图上的异常，防止室颤的发生。

b. 异丙肾上腺素：可增强 L 型钙通道的钙内流（ICa^{2+}）并具有 β– 受体阻断剂的作用，使患者抬高的 ST 段恢复。

c. 西洛他唑：是一种磷酸二酯酶Ⅲ抑制剂，其增加 ICa^{2+} 电流后，可使患者抬高的 ST 段恢复正常。

②非药物治疗

a. 植入型心脏复律除颤器（ICD）：ICD 是目前唯一已证实对 Brugada 综合征治疗有

效的方法。

b. 心脏起搏器：由于 Brugada 综合征患者的猝死和晕厥常发生在夜间心率较慢时，提示 Brugada 综合征患者室速或室颤的发生可能有慢心率依赖性，因此应用双腔起搏器治疗。有希望达到预防的疗效。

房室传导阻滞（Atrioventricular Block）

房室连接区是由房结区（atrionodal），中心密致区及房室结－希氏束三部分组成的。房结区的细胞除极较慢，每分钟 45~60 次，能接受自主神经信号。房室结－希氏束部分除极速度慢，每分钟约 40 次，不受自主神经影响。所以所谓连接区心律要看是从哪个部分发出的，才决定其频率以及是否受迷走神经的影响以及病情的严重性。

患房室传导阻滞的病人预后处取决于心脏病情外，阻滞的部位及严重性也很有关系。I 度阻滞症状很少，影响预后不重要，但持续的 II 度及 III 度阻滞则预后堪忧。

I 度房室阻滞是指每个窦房结传到房室结的激动都能穿过，只是 PR 间隔大于 200ms。要知房室结是一个椭圆形的结构，前后径长 7~8mm，上下径为 3mm，横仅 1mm，居于右房的内膜下，仅在冠窦上 1cm。90% 的人是右冠状动脉有一支动脉给它供血，其余的人受左冠脉供血。希氏束起源于房室结的前下角，然后穿过中心纤维体到达室间隔的背边在分左右两个分支。心电图的 PR 间隔正常是在 120~200ms。如长过 200ms 则认为有一度房室传导阻滞，一般认为只是全身病的一部分，不须特别治疗。

II 度房室传导阻滞是指只一部分心房来的激动能传到心室。常见到的 Mobitz type I（Wenckebach）是 PR 逐渐延长直到有一 P 波后未见到 QRS 为止。这种波型多是某疾病的一部分，对血流动力无损，不需特别治疗。另一类即 Mobitz II 型可有 2：1、3：1 等传到阻滞之分，影响心功能，严重者的处理与 III 度即完全性房室传导阻滞相同。

III 度（完全性）房室传导阻滞的心电图形是 P 多于 QRS，而二者并无关系。QRS 的形态取决于起搏点在何位置，如在房室结合区则可为窄形的，血流动力学是稳定的。如在希氏束之下，则 QRS 为宽，心室率在 50 次 /min 之下，是完全性房室传到阻滞。血流动力不稳定，心率不受阿托品影响。这是重点讨论的问题。

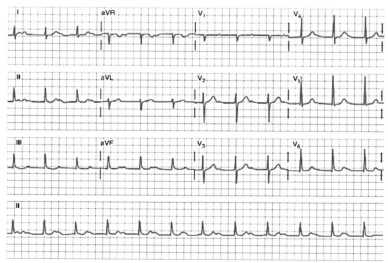

图 10-113　窦性心律，I 度房室传导阻滞，PR480ms，RP 短于 PR

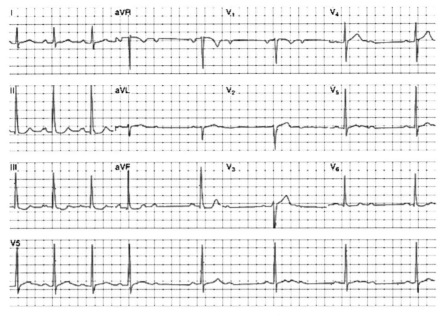

窦性心律，心率 68 次 /min，QRS 窄，在记录时突发房室传导阻滞，AV2：1，又改为 3：2，5：4

图 10-114　病人在做运动实验后照

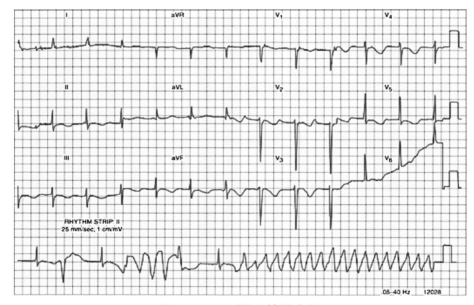

图 10-115　慢 - 快综合征

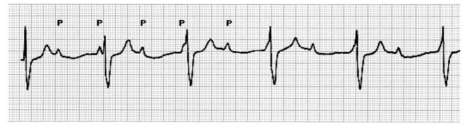

窦性心律突发 III 度房室传导阻滞，P 与 QRS 无关，P 率为 83 次 /min，
QRS 为 43 次 /min，宽 QRS 可能是连接区逸搏伴 BBB 或心室律

图 10-116

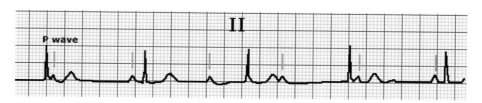

P 与 QRS 完全分裂，但 QRS 是窄的，显示为连接区逸搏，P 率快过 QRS

图 10-117　III 度房室传导阻滞

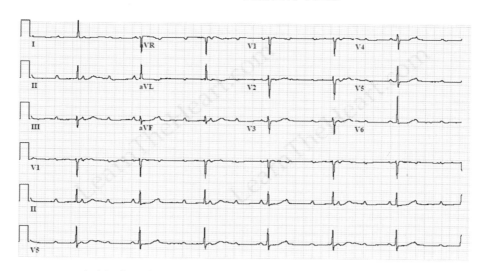

完全性房室传导阻滞，房室分离，P 快过 QRS，QRS 是窄的

图 10-118

完全性房室传导阻滞（III 度房室传导阻滞）

病因

完全性房室传导阻滞可以是先天的，其阻滞水平是在房室结，患儿多无症状，但长大后体力活动多而心率是固定的，就不能适应生活，须要治疗。

多数患者是由一些病理变化可致。常见的原因如下。

——常服用药物：可由于单一药物超过剂量所致。如奎尼丁、flecainide、encainide、propafenone、洋地黄以及各种抗心律失常药物。

——退行性病变：Lenègre 病、Lev 病都是对传导系统纤维病变的疾病。

——感染性疾病：如风湿热、心肌炎、带状疱疹等。

——淀粉样变，类肉瘤、Hodgkin 病、多发性骨髓瘤。

——神经肌肉病。

——心脏下壁梗死或缺血为多，但当病情缓解时，传导阻滞也可消失。

——代谢原因及中毒、低氧、高血钾、甲状腺功能低下。

——医源性原因：主要是用洋地黄、抗心律失常药物过量或组合不对。特别注意是否服用 β-阻断剂、钙拮抗药、洋地黄等。

心脏外科手术有时也可致房室传到阻滞。

临床表现

II 度及 III 度阻滞患者的症状反映为脑缺血、心脏排血量降低，甚至血流动力不稳。症状表现多不很明显，多发生在走路、体力活动时。常见的是易于疲劳、眩晕、思维混乱等，甚至晕厥。在房室传导阻滞，其接替为心脏起搏的组织不能应答自主神经的要求，故不能感知气短、无力等而提高心率。要知在房室传导阻滞时心房与心室的收缩不是同步的，心室收缩开始时，瓣膜是开还是关与心房收缩无关，结果时血压下降，左房压及肺静脉压升高，患者感到气短甚至肺水肿，常误诊为心力衰竭。严重时可猝死。

患慢-快综合征者，当心跳快时感到心悸、气短、胸部不适、头胀。心率慢时头晕，乃至晕厥。

体检

由于心率快慢在变化，二尖瓣与三尖瓣的位置在变，心音强弱也在变，杂音强弱不等。血压低。

颈静脉波清楚，常扩张，可了解到中心静脉压升高。颈动脉搏动强弱变化大。心力衰竭的症状。

肺听诊发现很多啰音反映肺静脉压升高。肝可触到，下肢浮肿。

注意肢体肌肉萎缩，可能是房室传导阻滞的原因。

心电图检查

诊断的最重要根据是心电图。如图 10-119、图 10-120 所示，没有任一个 QRS 是由 P 波所引发的。在完全性房室传导阻滞时，R-R 间隔是很规律相等的。如果阻滞不是完全的，R-R 距离不是完全相等的，因为其中有的 P 波可以下传导心室。

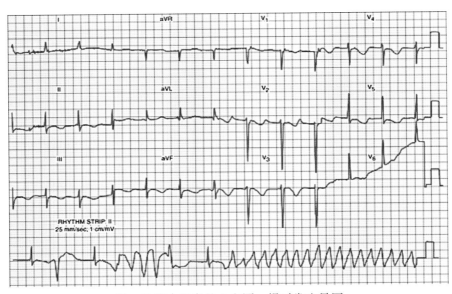

慢-快综合征者的心电图，慢时发生晕厥

图 10-119

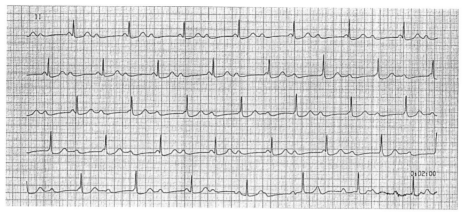

完全性房室传导阻滞，P 与 QRS 无关系

图 10-120

治疗

新发生的完全性房室传导阻滞是一内科急症，除要了解病人的心率、血压及心电图去处理病人的血流动力状态稳定外，还要根据症状去估计阻滞的水平考虑起搏问题。

一位症状很少的患下壁梗死而发生房室结完全性房室传导阻滞的病人，尽管心率仅 40~50 次，但其危险性并不严重。相反，患前壁梗死而高度房室传导阻滞者则很危险，应快速准备起搏。

（1）首先查看用药，取消那些可能影响房室传导系统药物。诸如抗高血压药，抗心绞痛药，抗心律失常药，以及治疗心力衰竭的药物。撤销 β 阻断剂、钙拮抗剂、地高辛、抗心律失常药等。

（2）多数患者可能需要安装起搏器，故抗生素可保留。取血测电解质等。

（3）病人要移到重症监护室，吸氧，建立静脉输液通道，可小心注射阿托品。

（4）给以阿托品，考虑临时起搏，经皮或经静脉起搏。经皮起搏可很快做到，但不很可靠而且病人感到不舒适。经静脉起搏费时，各有长短。

病人暂时安定下来，就要考虑永久起搏问题。

安装永久起搏器现代各国对于有 III 度（完全性）房室传导阻滞或高度 II 度阻滞、患过晕倒、心衰等症状者都建议用人工起搏器，我国也很早就用此疗法，效果很好。目前是最有效疗法。详细适用症可参考专著。简而述之的是：安装永久起搏器适用于 III 度及重 II 度房室传导阻滞有症状者；甚至无症状而限制生活活动者；需要用药而致心动过缓者；有心脏停搏 3s 以上的病史者；曾经导管消融房室连接区导致 III 度房室传导阻滞者等。

十一、心肌炎

给心肌炎下一个准确的、有临床意义的定义是很困难的，因为它的临床表现因人而异，差距很大。轻者可若似感冒，而重者可凶险致死。我们可借用病理学名词定义为心肌的炎性浸润性病变，可伴有心肌细胞退化以及坏死的疾病。

心肌炎是一心肌炎性浸润并可引起临近细胞退化乃至坏死的疾病。常见于身体貌似健康的人，一旦患病，重者迅速出现心律不齐、心力衰竭乃至死亡。其最可靠的诊断是免疫学及病理学诊断。图 11-1 是一例心肌炎的心肌纤维镜切片。可看到很多淋巴细胞浸润及心肌细胞破坏。

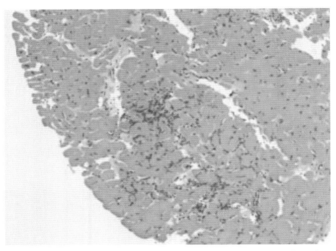

HE 染色低倍显微镜心肌切片，心肌有很多淋巴细胞浸润

图 11-1

症状及体征

患者初病时，常从外表看貌似健康，发展很快出现心律不齐及急性心力衰竭，但是却无心脏病史。主要病症是：

——胸痛、发热、出汗、寒战发抖。

——仅 1 ~ 2 周以来，关节痛、无力、咽喉痛、扁桃腺炎、上呼吸道感染症状。

——心悸、晕厥、猝死（由于室性过速或纤颤）、房室传导阻滞等。

诊断

急性心肌炎的诊断往往是根据病情及环境推断而成的。较常见的是没有心脏病史的人很急地发生心力衰竭并同时有心包炎，这必将引起注意联想到心肌炎。有一些疾病需要注意区分：

　　——结节病性心肌炎(Sarcoid myocarditis)：淋巴结肿大，心律失常，其他器官有结节病。

　　——急性风湿热：除侵犯心脏外，常有风湿性边缘性红斑、多发性关节炎、皮下结节等。

　　——过敏性嗜酸性细胞增多斑丘疹。

　　——巨大细胞心肌炎常引起室性心动过速。

　　——妊期心肌病，见于怀孕最后1个月。

实验室检查常做的检查有：

　　——全血检查。

　　——血沉。

　　——CPK 酶。

　　——血清病毒抗体。

　　——心电图及超声心动图。

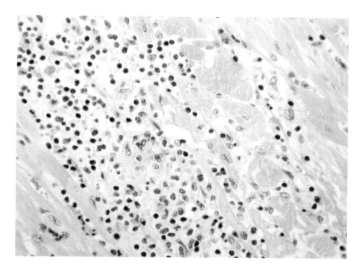

图示很多淋巴细胞炎性浸润并有心肌细胞退化坏死，典型的心肌炎

图 11-2

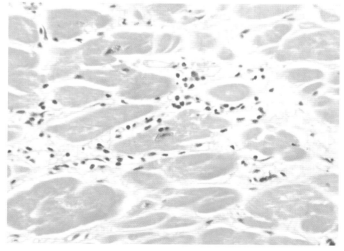

图中有淋巴细胞浸润但未见心肌细胞坏死，为一边缘性心肌炎

图 11-3

实际工作中，心肌活体组织检查是最标准确定诊断的方法。急性心肌炎的特点是有大量炎细胞侵入（包括淋巴细胞、嗜酸性细胞）并有心肌坏死细胞（图11-2）。如果达不到这个标准，即见到很多炎性细胞但未见到坏死的心肌细胞也可认为是边缘病例。（图11-2，图11-3）

治疗

治疗急性或慢性心肌炎的原则是减少充血，改善心力衰竭的血流动力状态以及一些支持治疗。

常用的治疗除吸氧、减少或停止输液外还有如下措施。

——扩张血管药物（硝酸甘油、硝普钠等）。

——血管紧张肽转化酶抑制剂。

——利尿剂。

至于抗凝剂、抗心律失常药等随时应用，但要小心，因为右室对心力恢复有副作用。

准备临时心脏起搏。

十二、心肌病

临床诊断

心肌病的诊断标准

（1）临床常用左心室舒张期末内径（LVEDd）＞ 5.0cm（女性）和5.5cm（男性）。

（2）LVEF ＜ 45％和（或）左心室缩短速率（FS）＜ 25％。

（3）更为科学的标准是：LVEDd>2.7/cm²，体表面积（m²）＝ 0.0061× 身高（cm）＋ 0.0128× 体重（kg）－ 0.1529。

更为保守的评价 LVEDd 大于年龄和体表面积预测值的 117％，即预测值的 2 倍 SD ＋ 5％。

临床工作主要以超声心动图作为诊断依据，X 线胸片、心脏同位素、心脏计算机断层扫描有助于诊断，磁共振检查对于一些心脏局限性肥厚的患者具有确诊意义。在进行 DCM 诊断时需要排除引起心肌损害的其他疾病，如高血压、冠心病、心脏瓣膜病、先天性心脏病、酒精性心肌病、心动过速性心肌病、心包疾病、系统性疾病、肺心病和神经肌肉性疾病等。

扩张型心肌病的诊断

（1）特发性 DCM 的诊断：符合 DCM 的诊断标准，要排除；高血压、冠心病、长期过量饮酒史、持续性快速室上性心律失常、系统性疾病、心包疾病等。

（2）家族遗传性 DCM 的诊断：符合 DCM 的诊断标准，家族性发病是依据在一个家系中包括先证者在内有两个或两个以上 DCM 患者，或在 DCM 患者的一级亲属中有不明原因的 35 岁以下猝死者。仔细询问家族史对于 DCM 的诊断极为重要。

（3）继发性 DCM 的诊断：继发性心肌病特指心肌病变是由其他疾病、免疫或环境因素等引起心脏扩大的病变，心脏受累的程度和频度变化很大。常见的继发性 DCM。①感染或免疫性 DCM；②酒精性心肌病诊断标准；③围产期心肌病诊断标准；④心动过速性 DCM 的诊断。

治疗

治疗目标：阻止基础病因介导的心肌损害，有效地控制心力衰竭和心律失常，预防猝死和栓塞，提高 DCM 患者的生活质量和生存率。

（1）病因治疗：对于不明原因的 DCM 要积极寻找病因，排除任何引起心肌疾病的可能病因并给予积极的治疗，如控制感染、严格限酒或戒酒、改变不良的生活方式等。

（2）药物治疗：DCM 初次诊断时患者的心功能状态各异，要针对 DCM 心力衰竭各个阶段进行治疗，将 DCM 分为 3 期。

在早期阶段，仅仅是心脏结构的改变，超声心动图显示心脏扩大、收缩功能损害但无心力衰竭的临床表现。此阶段应积极地进行早期药物干预治疗，包括 β 受体阻滞剂、血管紧张素转换酶抑制剂（ACEI），可减少心肌损伤和延缓病变发展。在 DCM 早期针对病因和发病机理的治疗更为重要。

在中期阶段，超声心动图显示心脏扩大、LVEF 降低并有心力衰竭的临床表现。此阶段应慢性收缩性心力衰竭进行治疗。

①液体潴留的患者应限制盐的摄入和合理使用利尿剂：利尿剂通常从小剂量开始，如呋塞米每日 20mg 或氢氯噻嗪每日 25mg，并逐渐增加剂量直至尿量增加，体重每日减轻 0.5~1.0kg。

②所有无禁忌证者应积极使用 ACEI，不能耐受者使用血管紧张素受体拮抗剂（ARB）或 ACEI 治疗前应注意利尿剂已维持在最合适的剂量，从很小剂量开始逐渐递增，直至达到目标剂量（表 12-1），滴定剂量和过程需个体化。

③所有病情稳定、LVEF < 40% 的患者应使用 β 受体阻滞剂：目前有证据用于心力衰竭的 β 受体阻滞剂是卡维地洛、美托洛尔和比索洛尔，应在 ACEI 和利尿剂的基础上加用 β 受体阻滞剂（无液体潴留、体重恒定），需从小剂量开始，患者能耐受则每 2~4 周将剂量加倍，以达到静息心率不小于 55 次 /min 为目标剂量或最大耐受量（表 12-2）。

④有中、重度心力衰竭表现又无肾功能严重受损的患者，可使用螺内酯 20mg/d、地高辛 0.125mg/d。

⑤有心律失常导致心源性猝死发生风险的患者，可针对性选择抗心律失常药物治疗（如胺碘酮等）。

表 12-1　常用血管紧张素转化酶抑制剂（ACEI）的参考剂量

药　物	起始剂量	目标剂量
卡托普利	6.25mg，3 次 /d	25~50mg，3 次 /d
依那普利	2.5mg，1 次 /d	10mg，2 次 /d
培哚普利	2mg，1 次 /d	4mg，1 次 /d
雷米普利	1.25~2.5mg，1 次 /d	2.5~5mg，2 次 /d
贝那普利	2.5mg，1 次 /d	5~10mg，2 次 /d
福辛普利	10mg，1 次 /d	20~40mg，1 次 /d
西拉普利	0.5mg，1 次 /d	1.0~2.5mg，1 次 /d
赖诺普利	2.5mg，1 次 /d	5~20mg，1 次 /d

表 12-2　常用 β- 受体阻滞剂的参考剂量

药　物	剂　量	目标剂量
美托洛尔缓释片	12.5~25mg	200mg，1 次 /d
比索洛尔	1.25mg，1 次 /d	10mg，1 次 /d
卡维地洛	3.125mg，2 次 /d	25mg，2 次 /d

在晚期阶段，超声心动图显示心脏扩大、LVEF 明显降低并有顽固性终末期心力衰竭的临床表现。此阶段在上述利尿剂、ACEI 或 ARB、地高辛等药物治疗基础上，可考虑短期应用 cAMP 正性肌力药物 3~5 天，推荐剂量为多巴酚丁胺 2~5μg/（kg·min），磷酸二酯酶抑制剂米力农 50μg/kg 负荷量，继以 0.315~0.750μg/（kg·min）。药物不能改善症状者建议考虑心脏移植等非药物治疗方案。

（1）栓塞的预防：DCM 患者的心房心室，扩大心腔内形成附壁血栓很常见，栓塞是本病的常见并发症，对于有心房颤动或深静脉血栓形成等发生栓塞性疾病风险且没有禁忌证的患者，口服阿司匹林 15~100mg/d，预防附壁血栓形成。对于已经有附壁血栓形成和发生血栓栓塞的患者必须长期抗凝治疗，口服华法林，调节剂量使国际化标准比值（INR）保持在 2.0~2.5 之间。

（2）改善心肌代谢：家族性 DCM 由于存在与代谢相关酶缺陷，改善心肌代谢紊乱可应用能量代谢药。酶 Q10 参与氧化磷酸化及能量的生成过程，并有抗氧自由基及膜稳定作用，用法为辅酶 Q10 片 10mg，每日 3 次。曲美他嗪通过抑制游离脂肪酸 β 氧化，促进葡萄糖氧化，利用有限的氧产生更多 ATP，优化缺血心肌能量代谢作用，有助于心肌功能的改善，可以试用于缺血性心肌病，曲美他嗪 20mg 口服，每日 3 次。

（3）非药物治疗：猝死的预防。室性心律失常和猝死是 DCM 常见症状，预防猝死主要是控制诱发室性心律失常的可逆性因素：①纠正心力衰竭，降低室壁张力；②纠正低钾、低镁；③改善神经激素机能紊乱，选用 ACEI 和 β- 受体阻滞剂；④避免药物因素如洋地黄、利尿剂的毒副作用；⑤胺碘酮（200mg/d），有效控制心律失常，对预防猝死有一定作用。少数 DCM 患者心率过于缓慢，有必要置入永久性起搏器。少数患者有严重的心律失常，危及生命，药物治疗不能控制，LVEF<30%，伴轻至中度心力衰竭症状、预期临床状态预后良好的患者建议置入心脏电复律除颤器（ICD），预防猝死的发生。

心脏同步起搏法 CRT：大约 1/3LVEF 降低和 NYHA 心功能Ⅲ～Ⅳ级的心力衰竭患者，QRS 增宽大于 120ms，提示心室收缩不同步。有证据表明，心室收缩不同步导致心力衰竭死亡率增加，通过双腔起搏器同步刺激左、右心室即 CRT，可纠正不同步收缩，改善心脏功能和血流动力学而不增加氧耗，并使衰竭心脏产生适应性生化改变，能改善严重心力衰竭患者的症状、提高 6min 步行能力和显著改善生活质量。8 个全球大范围随机临床试验资料提示，LVEF<35%、NYHA 心功能Ⅲ～Ⅳ级、QRS 间期＞120ms 伴有室内传导阻滞的严重心力衰竭患者是 CRT 的适应证。

（4）外科治疗：近年来，药物和非药物的治疗的广泛开展，多数 DCM 患者生活质量和生存率提高，但部分患者尽管采用了最佳的治疗方案仍进展到心力衰竭的晚期，需要考虑特殊治疗策略。

左室辅助装置治疗可提供血流动力学支持，建议：①等待心脏移植；②不适于心脏移植的患者或估计药物治疗 1 年死亡率大于 50% 的患者，给予永久性或"终生"左室辅助装置治疗。

对于常规内科或介入等方法治疗无效的难治性心力衰竭，心脏移植是目前唯一已确立的外科治疗方法。但目前我国心脏移植手术开展还较少，与技术因素、传统观念、供体缺乏和手术费用昂贵等有关。心脏移植的绝对适应证：①心力衰竭引起的严重血流动力学障碍，包括难治性心源性休克、明确依赖静脉正性肌力药物维持器官灌注、峰耗氧量低于 10mL/（kg·min）达到无氧代谢。②所有治疗无效的反复发作的室性心律失常。

相对适应证是：峰耗氧量低于 11~14mL/（kg·min）（或预测值的 55％）及大部分日常活动受限；反复发作症状又不适合其他治疗；反复体液平衡或肾功能失代偿，而不是由于患者对药物治疗依从性差。未证实的适应证是：LVEF 低；有心功能Ⅲ或Ⅳ级的心力衰竭病史；峰耗氧量大于 15 mL/（kg·min）（大于预测值的 55％）而无其他指征。

（5）其他：免疫学治疗 DCM 患者抗心肌抗体介导心肌细胞损害机制已阐明，临床常规检测抗心肌抗体进行病因诊断，有助于对早期 DCM 患者进行免疫学治疗。①阻止抗体效应：针对 DCM 患者抗 ANT 抗体选用地尔硫卓、抗 β1 受体抗体选用 β-阻滞剂，可以阻止抗体介导的心肌损害。②免疫调节：新近诊断的 DCM 患者静脉注射免疫球蛋白，通过调节炎症因子与抗炎因子之间的平衡，产生良好的抗炎症效应和改善患者心功能。③抑制抗心肌抗体的产生：细胞移植、基因治疗等在研究中。

肥厚型心肌病

肥厚型心肌病（HCM）是一种原发于心肌的遗传性疾病，心室肥厚是诊断依据，需排除高血压等疾病和运动员心脏肥厚。临床表现多样，可无症状、轻度胸闷、心悸、呼吸困难，严重时可发生恶性室性心律失常，心力衰竭，心房颤动伴栓塞，青少年时期猝死等。病理改变为心肌结构紊乱，室间隔不对称肥厚，间质纤维化，肥大心肌细胞与无序的核相互卷曲，局限性或弥散性间质纤维化，胶原骨架无序和增厚，心肌内小血管壁增厚等形态异常。

自然病程

HCM 的自然病程可以很长，呈良性进展，最高年龄可超过 90 岁。心脏表型见于从婴幼儿到成年年龄段，年死亡率成年人占总 HCM 的 2％，死亡高峰年龄在儿童和青少年期，达到总数的 4％~6％。HCM 的主要死亡原因是心源性猝死 51％，心力衰竭 36％，卒中13％。16％猝死者在中等到极量体育活动时发生。

临床表现

呼吸困难：90％以上有症状的 HCM 患者出现劳力性呼吸困难，阵发性呼吸困难、夜间发作性呼吸困难较少见。

胸痛：1/3 的 HCM 患者劳力性胸痛，但冠状动脉造影正常，胸痛可持续较长时间或间发，或进食过程引起。

心律失常：HCM 患者易发生多种形态室上性心律失常、室性心动过速、心室颤动、心源性猝死，心房颤动、心房扑动等房性心律失常也多见。

晕厥：15％~25％的 HCM 至少发生过一次晕厥。约 20％患者主诉黑矇或短瞬间头晕。左室舒张末容量降低、左心腔小、不可逆性梗阻和肥厚，非持续性室性心动过速等因素与晕厥发生相关。

猝死：HCM 是青少年和运动员猝死的主要原因，占 50％。恶性心律失常、室壁过厚、流出道阶差超过 6.67kPa（50mmHg）是猝死的主要危险因素。

诊断

主要标准：

（1）超声心动图左心室壁和（或）室间隔厚度超过 15mm。

（2）组织多普勒、磁共振发现心尖、近心尖室间隔部位肥厚，心肌致密或间质排列紊乱。

次要标准：

（1）35 岁以内患者，12 导联心电图 I、aVL、V4-6 导联 ST 下移，深对称性倒置 T 波。

（2）二维超声室间隔和左室壁厚 11~14mm。

需排除：①系统疾病、高血压病、风湿性心脏病二尖瓣病、先天性心脏病（房间隔、室间隔缺损）及代谢性疾病伴发心肌肥厚。②运动员心脏肥厚。

对 HCM 猝死高危因素评估

（1）超声心动图检查：要测定左室流出道与主动脉压力阶差，判断 HCM 是否伴梗阻。安静时压力阶差超过 4kPa（30mmHg）为梗阻性 HCM。隐匿型梗阻负荷运动压差超过 4kPa（30mmHg），无梗阻性安静或负荷时压力阶差低于 4kPa（30mmHg）。

（2）识别和评估高危 HCM 患者的主要依据是：①主要危险因素：心脏骤停（心室颤动）存活者、自发性持续性室性心动过速、未成年猝死的家族史、晕厥史、运动后血压反应异常，收缩压不升高或反而降低，运动前至最大运动量负荷点血压峰值差小于 2.67kPa（20mmHg）；左室壁或室间隔厚度超过或等于 30mm；流出道压力阶差超过 6.67kPa（50mmHg）。②次要危险因素：非持续性室性心动过速、心房颤动。

（3）关于心尖 HCM 的诊断：肥厚病变集中在室间隔和左室心尖部，心电图 I、aVL、V4-6 导联（深度、对称、倒置 T 波）提供重要诊断依据，确定诊断依靠二维超声心动图、多普勒、磁共振等影像检查。

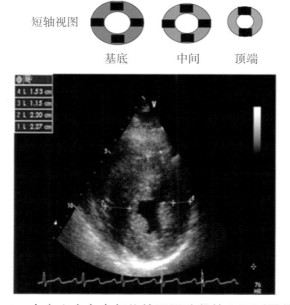

图 12-1　在左心室多个部位的不同阶段的心肌测量其厚度

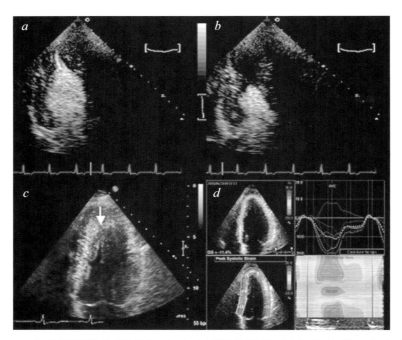

图 12-2　心尖肥厚性心肌病（a）心尖肥厚舒张期（b）收缩期末心尖部很小
（c）心尖 4 腔超声图（箭头）（d）心尖呈拉长形

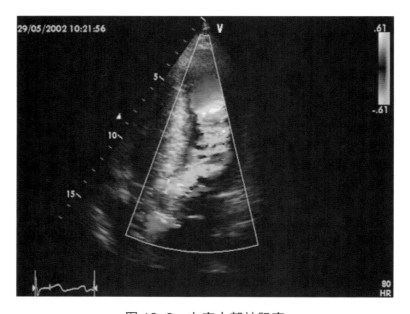

图 12-3　左室中部被阻塞

治疗

诊断 HCM 后，按危险因素治疗分为三类。

（1）无症状 HCM 患者治疗：对无症状的 HCM 患者可服用小到中等剂量 β - 阻滞剂或非二氢吡啶类钙拮抗剂。普萘洛尔、美托洛尔等 25~50mg/d，地尔硫卓 30~90mg/d，维拉帕米 240~480mg/d，缓释片更好。

（2）症状明显 HCM 患者治疗：对已出现呼吸困难、运动受限患者，可用丙吡胺

（disopyramide），100~150mg 每天 4 次，治疗流出道梗阻效果优于 β-阻滞剂。

（3）药物难治性 HCM 和 HCM 特殊问题的治疗：HCM 患者出现严重呼吸困难、心绞痛、晕厥前期和晕厥表示存在或出现明显梗阻，通常由于前负荷下降，β-受体阻滞剂、维拉帕米减量或停药等引起。药物治疗后不能改善，并出现心脏骤停、持续性室性心动过速、流出道压差超过 4kPa（30mmHg）、心室壁厚超过 30mm 等，属于药物难治性患者。

（4）药物治疗：急性梗阻由二维超声心动图确定后，应紧急卧位，抬高双腿，如有贫血，纠正贫血。静脉给予去氧肾上腺素升高血压，10mg/500mL 葡萄糖溶液，5~9mL/min 或 100~180 滴 /min。血压稳定后，维持 40~60 滴 /min。静注 β-受体阻滞剂、普萘洛尔 1mg。临时双腔起搏。

HCM 伴心房颤动患者易发栓子及脱落，推荐用华法林抗凝。HCM 患者二尖瓣最易患心内膜炎，此类患者在手术前应预防性应用抗生素。

（5）手术治疗：①临时或埋藏式双腔起搏。②外科手术，切除最肥厚部分心肌，解除机械梗阻，修复二尖瓣反流，能有效降低压力阶差，明显解除或缓解心力衰竭，延长寿命，是有效治疗的标准方案。但手术难度大，死亡率高。③酒精消融，通过冠状动脉导管，进入间隔分支，在分支内注入 100% 乙醇 1~3mL，造成该血供区间隔心肌坏死，达到减缓和解除流出道压差。由于其微创和相对安全，随着技术和操作熟练，成功率增加，并发症降低。其主要并发症为即刻发生 III 度房室传导阻滞。由于瘢痕引起的室性心律失常。酒精消融适应证与外科手术相同。但对于 40 岁以下，室间隔 30mm 以下，左室流出道压力阶差低于 6.67kPa（50mmHg），无心力衰竭的患者不建议做消融治疗。④ ICD（植入型心律转复除颤器）置入能有效终止致命性室性心律失常，恢复窦性心律，使 25% HCM 高危患者生存。ICD 置入后，能有效改善心功能，缓解流出道梗阻。但 ICD 十分昂贵。⑤心脏移植，治疗有效和最后的选择。受供体不足、经费过高、排斥反应等制约，不能普遍开展。

致心律失常性右室心肌病

致心律失常性右室心肌病（arrhythmogenic right ventricular cardiomyopathy，ARVC）又称为右室心肌病、致心律失常性右室发育不良，是一种右室发育不良导致的心肌疾病。1977 年 Fontaine 等首次描述该病。ARVC 是一种以心律失常、心力衰竭及心源性猝死为主要表现的非炎性非冠状动脉心肌疾病，多见于青少年时期。患者右心室常存在功能及结构异常，以右室心肌，特别是右室游离壁心肌逐渐被脂肪及纤维组织替代为特征。ARVC 遗传和家族背景明显。

病程

ARVC 的病程发展可分为四个时期。

（1）隐匿期：右室结构仅有轻微改变，室性心律失常可以存在或不存在，突发心源性猝死可能是首次表现，且多见于剧烈活动或竞争性体育比赛的年轻人群。

（2）心律失常期：表现为症状性右室心律失常，这种心律失常可以导致猝死，同时伴有明显的右心室结构功能异常。

（3）右心功能障碍期：由于进行性及迁延性心肌病变导致症状进一步加重，左心室功能相对正常。

（4）终末期：由于累及左室导致双室泵功能衰竭，终末期患者较易与双室扩张的DCM混淆。左室受累与年龄、心律失常事件及临床出现的心力衰竭相关，病理研究证实大多数患者均存在不同程度左室内脂质纤维的浸润现象。

病因

ARVC常表现为家族性，家族性发病约占30%~50%，由于疾病常常无临床症状，因此需要亲属接受心血管系统的检查以排除家族史。

病理改变

典型病理变化呈现透壁的脂肪或纤维脂肪组织替代了右室心肌细胞。脂肪或纤维脂肪组织主要位于流出道、心尖或在前下壁即所谓的"发育不良三角"区。也可以发现瘤样扩张或膨胀，瘢痕及室壁变薄等病理改变。病理表现主要可分为两种：单纯脂肪组织和纤维脂肪组织，孤立的脂肪浸润较为罕见，心室扩张则较为常见。

诊断及鉴别诊断

ARVC临床表现复杂多变，约半数以上患者有不同程度心悸，1/3患者发生过晕厥，近1/10的患者以恶性心脏事件为首发症状，家系患者中半数左右可出现心源性猝死，心力衰竭较为少见，发生率不足1/10。诊断ARVC应排除右室心肌梗死、瓣膜病、左向右分流、其他先天性疾病如Ebstein畸形。

当出现下列情况之一者临床拟诊ARVC：

（1）中青年患者出现心悸、晕厥症状，排除其他心脏疾病。

（2）无心脏病史而发生心室颤动的幸存者。

（3）患者出现单纯性右心衰竭，排除引起肺动脉高压的其他疾病。

（4）家族成员中有已临床或尸检证实的ARVC患者。

（5）家族成员中有心源性猝死，尸检不能排除ARVC。

（6）患者亲属中有确诊DCM者。

（7）无症状患者（特别是运动员）心脏检查中存在ARVC相应表现者，通过超声心动图、磁共振等临床确诊，心电图作为重要辅助证据。

常规及24小时动态心电图：ARVC的主要心电图特征包括除极异常和复极异常。

除极异常的表现有：

（1）不完全性右束支传导阻滞或完全性右束支传导阻滞。

（2）无右束支传导阻滞患者右胸导联（V1-3）QRS波增宽，超过110ms，此项标准由于具有较高的特异性，已作为主要诊断标准之一。

（3）右胸导联R波降低，出现率较低。

（4）部分患者常规心电图可以出现epsilon波，是由部分右室纤维延迟激活形成，使用高倍放大及校正技术心电图可以在75%的患者中记录到epsilon波。

复极异常的心电图表现为：右胸导联（V1-3）出现倒置的T波，与右束支传导阻滞无关。

二维超声心动图检查：二维超声心动图通常作为疑似患者的筛查，对中度以上病变效果最佳，结合脉冲组织多普勒技术可以提高诊断的准确性。

右室造影、心肌活检等有创伤，故很少用。

心脏核磁共振检查（CMR）较早应用于ARVC的诊断，该检查可揭示右室流出道的扩张，室壁的厚薄程度，发现舒张期膨隆以及左右心室游离壁心肌脂质浸润，在临床广泛应用。

国际对ARVC的诊断标准，有两项主要标准，或一项主要标准加两项次要标准，或四项次要标准时可诊断本病，具体诊断标准如下。

（1）家族史：①主要标准为外科或尸检证实为家族性疾病。②次要标准为家族史有早年猝死者（<35岁），临床疑似ARVC导致；存在家族史（临床诊断由目前诊断标准确定）。

（2）心电图除极或传导异常：①主要标准为右胸导联（V1~3）的QRS波群终末部分出现epsilon波，或QRS波群；局部性增宽（>l.10ms）。②次要标准为平均信号心电图提示晚电位阳性。

（3）心电图复极异常：①次要标准：右胸导联（V2、V3）T波倒置（年龄12岁以上，且无右束支传导阻滞）。

（4）心律失常：次要标准为室性心动过速伴持续或非持续左束支阻滞形态，可为体表心电图、动态心电图或运动试验记录；频发室性期前收缩，动态心电图大于1000个/24h。

（5）普遍性及（或）局限性功能障碍与结构改变：①主要标准：右心室严重扩张，右室射血分数降低，无或仅有轻度左心室异常；右心室局限性室壁瘤（运动丧失或运动障碍呈舒张期膨出）；右心室严重节段性扩张。②次要标准：右心室轻度普遍性扩张及（或）射血分数降低，左心室正常；右心室轻度节段性扩张；右心室节段性活动减弱。

（6）心室壁组织学特征：①主要标准为心内膜活检显示心肌被纤维脂肪组织取代；②证据由心脏二维超声、心脏造影、磁共振或心肌核素扫描获得。

ARVC需与Uhl畸形及特发性右室流出道室性心动过速鉴别，特别是早期ARVC患者。起源于右室流出道的特发性室性心动过速多数预后良好，12导联心电图、超声心动图均正常，应用β-受体阻滞剂及钙离子拮抗剂可能有效。Uhl畸形较为少见，临床表现为充血性心力衰竭，病程进展快，病理上右心室游离壁呈羊皮纸样改变，尚无证据表明有家族性倾向。Brugada综合征多见于东南亚地区，男性多见，常于夜间发病，心电图有特征性改变，心脏组织学检查无异常，与ARVC不难鉴别。此外，尚需与侵犯右心室的DCM相鉴别。

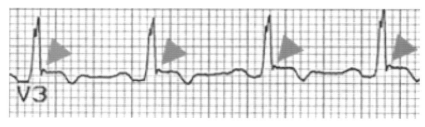

图12-4　箭头指epsilon波

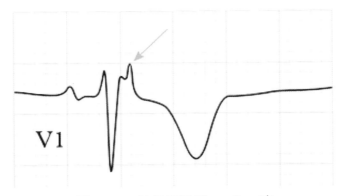

图 12-5　V 导可见到 epsilon 波

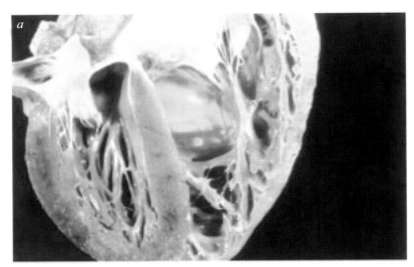

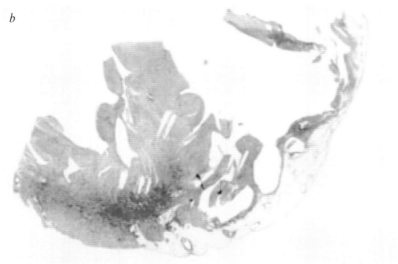

（a）右室游离壁的心肌被脂肪取代，
（b）右室心肌萎缩，左室及室间隔尚好

图 12-6　ARVC 病者尸检

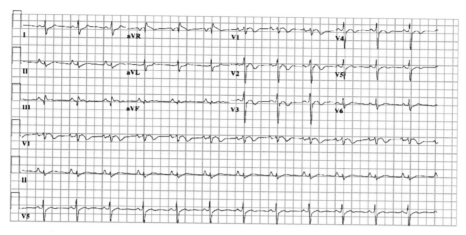

典型 ARVC 心电图包括：Epsilon 波，V1~V3 的 T 波倒置，而且 S 波上升段延长，
V1~V3 的 QRS 宽达 110ms，及阵发性室性心动过速伴 LBBB 图形

图 12-7　为一例典型的 ARVC 的心电图

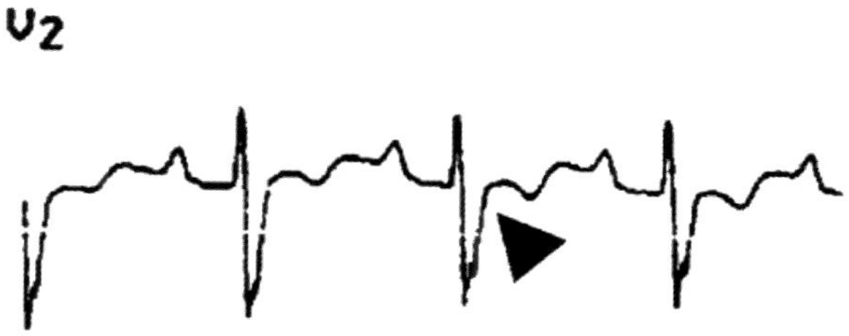

图 12-8　S 波延长

危险度分层

危险度分层主要是评估 ARVC 患者心源性猝死的危险度，以下情况属于高危患者。

（1）以往有心源性猝死事件发生。

（2）存在晕厥或者记录到伴血流动力学障碍的室性心动过速。

（3）QRS 波离散度增加。

（4）经超声心动图或心脏核磁共振证实的严重右心室扩张。

（5）累及左室，如局限性左室壁运动异常或扩张伴有收缩功能异常。

（6）疾病早期即有明显症状，特别是有晕厥前症状者。

治疗

药物治疗的主要目的在于减轻症状，例如频发室性期前收缩导致的反复性心悸。由于缺乏循证医学的证据，药物治疗往往根据经验，常常使用 β 受体阻滞剂，可能是抑制了交感神经。如果 β 受体阻滞剂无效，可以应用或加用胺碘酮以抑制室性心律失常。索他洛尔对于治疗室性心律失常的效果也较好，但需要监测 QT 间期。少数患者可考虑应用 I 类抗心律失常药物或几种抗心律失常药物联用。

ICD 治疗可以增加生存率，是目前唯一明确有效预防心源性猝死的治疗措施，可以改善预后，降低死亡率。建议在高危患者，特别是存在室性心动过速或晕厥证据患者中安装 ICD，推荐等级拟为 IIA 类，其他高危患者拟为 II B 类。ARVC 患者的 ICD 在参数

299

设置中应注意区分室上性心动过速及接近正常窦性心率的室性心动过速。

射频消融可以用于治疗 ARVC 室性心动过速，但成功率多数不到 50%，往往易复发或形成新的室性心动过速，因此不作为首选治疗措施。高危患者在安装 ICD 下行射频消融，以减少 ICD 放电次数，延长 ICD 使用寿命。

限制型心肌病

本型的特征为原发性心肌及（或）心内膜纤维化，或是心肌的浸润型病变，引起心脏充盈受阻的舒张功能障碍。

病因学迄今未明。除浸润性病变外，非浸润性的本型心肌病的发病机理研究集中于嗜酸性细胞，在热带与温带地区所见的一些本型患者不少与嗜酸性细胞增多有关。早期为坏死期，心肌内多嗜酸细胞，一般在 5 周以内；达 10 个月时，心内膜增厚并有血栓形成，心肌内炎变减少，即血栓形成期；2 年以后进入纤维化期，心内膜及心肌均可纤维化。

病理改变在浸润性病变所致的限制型心肌病中，有淀粉样变性（间质中淀粉样物质积累）、类肉瘤（心肌内肉瘤样物质浸润）、血色病（心肌内含铁血黄素沉积）、糖原累积症（心肌内糖原过度积累）等种类。在非浸润性限制型心肌病中，有心肌心内膜纤维经与 Löffler 心内膜炎两种，前者见于热带，后者见于温带，实际相似。心脏外观轻度或中度增大，心内膜显著纤维化与增厚，以心室流入道与心尖为主要部位，房室瓣也可被波及，纤维化可深入心肌内，附壁血栓易形成，心室腔缩小，心肌心内膜也可有钙化。

病理生理

心内膜与心肌纤维化使心室舒张发生障碍，还可伴有不等程度的收缩功能障碍。心室腔减少，使心室的充盈受限制；心室的顺主尖性降低，回血有障碍，随之心排血量也减小，造成类似缩窄性心包炎时的病理生理变化。房室瓣受累时可以出现二尖瓣或三尖瓣关闭不全。总之，主要特点是舒张功能异常，右室壁僵硬损坏心室充盈功能。

临床表现

起病比较缓慢。早期可有发热，逐渐出现乏力、头晕、气急。病变以左心室为主者有左心衰竭和肺动脉高压的表现，如气急、咳嗽、咯血、肺基底部啰音、肺动脉瓣区第二音亢进等；病变以右心室为主者有左心室回血受阻的表现，如颈静脉怒张、肝大、下肢水肿、腹水等。心脏搏动常减弱，浊音界轻度增大，心音轻，心率快，可有舒张期奔马律及心律失常；心包积液也可存在；内脏栓塞不少见；X 线检查示心影扩大，可能见到心内膜心肌钙化的阴影；心室造影见心室腔缩小。

心电图检查示低电压，心房或心室肥大，束支传导阻滞，ST-T 改变，心房颤动，也可在 V1、V2 导联上有异常 Q 波。

超声心动图可见心内膜增厚，心尖部心室腔闭塞，心肌心内膜结构超声回声密度异常，室壁运动减弱；在原发性患者室壁不增厚，在浸润性病变室壁可以增厚，舒张早期充盈快，中、后期则极慢。心包膜一般不增厚；心导管检查示心室的舒张末期压逐渐上升，造成下陷后平台波型，在左室为主者肺动脉压可增高，在右室为主者右房压高，右房压力曲线中显著的 v 波取代 a 波；收缩时间间期测定不正常。

诊断鉴别

由于本型的临床表现早期不明显，诊断较困难。临床症状出现后则依靠各项检查可以确诊，超声心动图为无创而有效的检查方法。心肌心内膜活组织检查如有阳性的特异性发现，有助于诊断，也可能发现浸润性病变。在临床上需与缩窄性心包炎鉴别，尤其右心室病变为主的限制型心肌病，二者临床表现相似。有急性心包炎史，X 线示心包钙化，胸部 CT 或磁共振检查示心包增厚，支持心包炎；心电图上心房或心室肥大，束支传导阻滞，收缩时间间期不正常支持心肌病，超声心动图对二者的鉴别有较大帮助，心尖部心腔闭塞及心内膜增厚确立心肌病的诊断。对于困难病例可做心室造影和心内膜心肌活检。

限制型心肌病治疗

预防仅限于避免并发症。不宜劳累，防止感染。治疗以对症为主。有心房颤动者可给洋地黄类；有浮肿和腹水者宜用利尿药。应用利尿药或血管扩张药时应注意不使心室充盈压下降过多而影响心功能。为防止栓塞可用抗凝药。近年来用手术切除纤维化增厚的心内膜，房室瓣受损者同时进行人造瓣膜置换术，可有较好效果。

预后预防

病程发展快慢不一。过去由于治疗不彻底，一旦出现症状，即逐渐丧失劳动力，最后导致死亡。左室病变为主者比右室病变为主者预后略好。近年来手术治疗带来一定希望。

运动员的心脏

长期做较剧烈运动锻炼的人会心率慢，期外收缩，甚至有轻度的收缩期杂音。这就是人们常说的运动员心脏，必须与器质性心脏病区分。

一个人要是长期每天都做强的运动就会产生一些生理适应性变化，心脏每搏排血量、每分钟排血量增加，由于迷走神经亢进，交感神经低迷，故心率慢，舒张充盈期长。心率变慢可减少氧的需要量，但心脏的收缩及舒张功能仍保持正常，女运动员比男性的变化小。

体检可发现心率较慢，心尖略向左移，在胸骨左缘可听到一轻度收缩期杂音，有时听到第三音，是由于舒张早期快速充盈引起。心电图及超声心动图多在正常范围。

运动员心脏综合征的诊断常是在排除器质性心脏病而成立。这主要是就肥厚性及扩张性心肌病、缺血性心脏病等而言。

运动员心脏的典型心电图是窦性心律过缓，常 <40 次 /min，窦性心律不齐，有时有房性或室性期前收缩，不少人有 I 度房室传导阻滞，很少人可有短暂心房纤颤，左室前侧壁 T 双向等。

表 12-3   运动员心肌病

项　目	运动员	心肌病
左室肥厚	<13mm	>13mm
左室舒张末直径	<60mm	>60mm
舒张功能	正常	不正常 E：A<1
室间隔肥厚	对称	不对称
家族性	无	

表 12-4   心肌病的诊断与治疗

特征或方法	扩张性	肥厚性	限制性
病理生理学	收缩功能障碍	舒张功能障碍 ± 流出道梗阻	舒张功能障碍
临床表现	左心室和右心室衰竭；心脏肥大；功能性房室瓣反流；S3 和 S4	运动性呼吸困难；心绞痛；晕厥；猝死；二尖瓣反流性杂音；双颈动脉搏动与快速上升和快速下降	运动性呼吸困难和疲劳；左或右心衰；功能性房室瓣反流
ECG	非特异性 ST 和 T 波异常；血脑屏障	左室扩张和缺血；深 Q 波	左室扩张或低电压
超声心动图	心室扩张运动 ± 附壁血栓；低射血分数频繁性功能性房室瓣反流	心室肥厚 ± 二尖瓣收缩期前运动 ± 不对称肥厚 ± 左心室梯度	壁厚增加 ± 腔闭塞；左室舒张功能不全
X 线	心影增大；肺静脉栓塞	无心影增大	无或轻度心脏肥大
血流动力学	正常或高的舒张末期压；低射血分数；弥漫性心室扩张运动；房室瓣反流；低心排出量	高舒张末期压；高射血分数 ± 流出瓣梯度 ± 二尖瓣反流；正常或低心排出量	高舒张末期压；舒张期左室压力曲线下降或平缓；正常或低心排出量
预后	第一年死亡率20%，此后每年死亡率约 10%	猝死风险约每年 1%	5 年死亡率 70%
治疗	利尿剂；抑制剂；血管紧张素 Ⅱ 受体阻滞剂；β-受体阻滞剂；螺内酯或依普利酮	β-受体阻滞剂 ± 维拉帕米 ± 丙吡胺 ± 间隔肌切开术 ± 酒精消融导管；房室起搏	放血的血色素沉着症；心内膜切除术；羟基脲对嗜酸性粒细胞增多

十三、心脏骤停及心肺复苏

在未能估计到的时间内，心搏突然停止，即应视为心脏骤停。

心脏骤停是指心脏射血功能的突然停止。绝大多数心源型猝死发生在有器质性心脏病的患者，高血压、冠心病、心肌病、酒精等引起的心脑血管病等有较高的高发病率，80%的心脏猝死是由以上因素导致的，其中冠心病患者中约有75%均有不同程度的心肌梗死病史。但有些临床不明显的心脏病却也可发生心源性猝死。心脏骤停的病理生理学表现主要是心律失常，尤其是致死性快速性心律失常、非心律失常性心源性猝死所占比例比较少，如由心脏破裂、心脏流入和流出道的急性阻塞、急性心脏压塞等原因导致。

病因

心脏骤停为心脏疾病引起，80%病人由于心电功能异常，20%病人为机械收缩功能丧失，也可因循环衰竭或通气障碍引起明显的呼吸性酸中毒（心肺骤停）。不论心或肺何者先行衰竭，两者通常密切相关。心电功能异常为心脏猝死的最常见机制心室纤颤（室颤VF）为心脏猝死主要的心律（占70%）。

室颤（VF）时，心室肌整体的协同收缩能力丧失，使有效心排量立即终止，导致循环停止。虽然急性心肌梗死可引起VF而心脏骤停，但54%幸存者在随访中并无提示心肌梗死的心电图和酶的变化，VF亦能由下列原因引起：慢性室性心律失常加重（原发性VF），低电压触电（110~220V，2~3s），电解质紊乱（特别是钾和钙），淡水中近乎溺死引起的溶血，深低温＜28℃，以及心室肌由于缺氧和血管活性药物（如多巴胺、茶碱、肾上腺素）致敏引起交感过度刺激。

持续性VT为心脏骤停相对少见的病因，但从复苏的效果和存活率的角度是最好的，所属疾患包括冠状动脉病、心肌病、低钾血症和洋地黄中毒，尖端扭转型VT为有QT延长的一种独特的VT，发生于使用Ⅰ类和Ⅲ类抗心律失常药物，抗抑郁药或吩塞嗪类药物的病人以及低血钾或低血镁的病人。

心搏停止为心电图上无电活动，无脏器灌注，血压和脉搏不能测出，其原因包括严重广泛的心肌缺血，心室破裂，严重高血钾（血清K^+＞7mEq/L）或高血镁使心肌细胞膜过度极化。

电机械分离指有心电除极而无机械收缩，其原发机制为心脏破裂、急性心包填塞、心脏整体缺血、急性心肌梗死、心腔内肿瘤或血栓阻塞以及慢性心力衰竭。

循环休克有许多原因，包括有效循环血容量降低（如由于大量失血、在严重烧伤、胰腺炎使第三空间液体大量丧失），周围血管张力丧失使静脉回流减少（如败血症、过敏性休克、深低温、中枢神经系统损伤、药物或麻醉过量）；心室充盈或心室排出受阻（如心包填塞、肺动脉巨大栓塞、张力性气胸），但舒张期动脉压过低为导致冠脉血流不足、心肌电不稳定和心搏停止的常见原因。

临床表现

心脏骤停或心源性猝死的临床过程可分为 4 个时期：前驱期、发病期、心脏停搏和死亡期。

前驱期

许多病人在发生心脏骤停前有数天或数周，甚至数月的前驱症状，诸如心绞痛、气急或心悸的加重，易于疲劳及其他非特异性的主诉。这些前驱症状并非心源性猝死所特有，而常见于任何心脏病发作之前。有资料显示 50% 的心源性猝死者在猝死前一月内曾求诊过，但其主诉常不一定与心脏有关。在医院外发生心脏骤停的存活者中，不少人在心脏骤停前有心绞痛或气急的加重。但前驱症状仅提示有发生心血管病的危险，而不能识别那些属发生心源性猝死的人群。

发病期

导致心脏骤停前的急性心血管改变时期，通常不超过 1h。典型表现是：长时间的心绞痛或急性心肌梗死的胸痛，急性呼吸困难，突然心悸，持续心动过速或头晕目眩等。若心脏骤停瞬间发生，事前无预兆警告，95% 为心源性，并有冠状动脉病变。从心脏猝死者所获得的连续心电图记录中可见在猝死前数小时或数分钟内常有心电活动的改变，其中以心率增快和室性期前收缩的恶化升级为最常见。猝死于心室颤动者，常先有一阵持续的或非持续的室性心动过速。这些以心律失常发病的患者，在发病前大多清醒并发生在日常活动中，发病期（自发病到心脏骤停）短。心电图异常大多为心室颤动。另有部分病人以循环衰竭发病，在心脏骤停前已处于不活动状态，甚至已昏迷，其发病期长。在临终心血管改变前常已有非心脏性疾病。心电图异常以心室停搏较心室颤动多见。

心脏骤停期

意识完全丧失为该期的特征，如不立即抢救，一般在数分钟内进入死亡期。罕有自发逆转者。

心脏骤停是临床死亡的标志，其症状和体征依次出现如下：①心音消失；②脉搏扪不到、血压测不出；③意识突然丧失或伴有短阵抽搐，抽搐常为全身性，多发生于心脏停搏后 10s 内，有时伴眼球偏斜；④呼吸断续，呈叹息样，以后即停止，多发生在心脏停搏后 20~30s 内；⑤昏迷，多发生于心脏停搏 30s 后；⑥瞳孔散大，多在心脏停搏后 30~60s 出现。但此期尚未到生物学死亡。如予及时恰当的抢救，有复苏的可能。其复苏成功率取决于：①复苏开始的迟早；②心脏骤停发生的场所；③心电活动失常的类型（心室颤动、室性心动过速、心电机械分离抑心室停顿）；④在心脏骤停前病人的临床情况。如心脏骤停发生在可立即进行心肺复苏的场所，则复苏成功率较高。在医院或加强监护病房可立即进行抢救的条件下，复苏的成功率主要取决于病人在心脏骤停前的临床情况：若为急性心脏情况或暂时性代谢紊乱，则预后较佳；若为慢性心脏病晚期或严重的非心脏情况（如肾功能衰竭、肺炎、败血症、糖尿病或癌肿），则复苏的成功率并不比院外发生心脏骤停的复苏成功率高。后者的成功率主要取决于心脏骤停时心电活动的类型，其中以室性心动过速的预后最好（成功率达 67%），心室颤动其次（25%），心室停顿和电机械分离的预后很差。高龄也是一个重要的影响复苏成功的因素。

生物学死亡期

从心脏骤停向生物学死亡的演进，主要取决于心脏骤停心电活动的类型和心脏复苏的及时性。心室颤动或心室停搏，若在前 4~6min 内未予心肺复苏，则预后很差。若在前 8min 内未予心肺复苏，除非在低温等特殊情况下，否则几无存活。从统计资料来看，目击者立即施行心肺复苏术和尽早除颤，是避免生物学死亡的关键。心脏复苏后住院期间死亡的最常见原因是中枢神经系统的损伤。缺氧性脑损伤和继发于长期使用呼吸器的感染占死因的 60%，低心排血量占死因的 30%，而由于心律失常的复发致死者仅占 10%。急性心肌梗死时并发的心脏骤停，其预后取决于为原发性抑或继发性：前者心脏骤停发生时血流动力学并无不稳定；而后者系继发于不稳定的血流动力学状态。因而，原发性心脏骤停如能立即予以复苏，成功率应可达 100%；而继发性心脏骤停的预后差，复苏成功率仅约 30% 左右。

心脏骤停诊断要点

（1）神志丧失。
（2）颈动脉、股动脉搏动消失，心音消失。
（3）叹息样呼吸，如不能紧急恢复血液循环，很快就呼吸停止。
（4）瞳孔散大，对光反射减弱以至消失。
（5）心电图表现：①心室颤动或扑动，约占 91%；②心电—机械分离，有宽而畸形、低振幅的 QRS 频率 20~30 次 /min，不产生心肌机械性收缩；③心室静止，呈无电波的一条直线，或仅见心房波。心室颤动超过 4 min 仍未复律，几乎均转为心室静止。有神志丧失及颈动脉或股动脉无波动两项即可诊断心脏停搏。

治疗

初期复苏——人工呼吸处理心脏骤停

恢复有效血循环

（1）先拳击前胸 2~3 次，如无心跳立即胸外心脏按压。要点是：病人仰卧，背置地面或垫硬板，术者双掌重叠，双肘直，用肩部力量以掌根垂直按压病人胸骨中、下 1/3 交界处，使胸骨下段下陷 5cm 左右，频率至少 100 次 /min。
（2）心电监测，若是心室颤动，即行直流电非同步除颤。
（3）肾上腺素（adrenaline）：首先静注，如来不及建立静脉通道则可心内注射或气管注入。近年主张用大剂量，可先用 lmg，如无效可每 3min 重复并递增至一次 3~5mg。

有人研究：过大剂量（每次 0.2mg/kg）可导致血压回升过高，心动过速，心肌氧耗增加，复苏后病死率增加，故提出以每次 0.05~0.1mg/kg 为宜。

（4）如一时难以电除颤，或电除颤一次不复律，可选用利多卡因（1idocaine）75~100mg、或溴苄胺（bretylium）250mg、或普鲁卡因胺（procainamide）100~200mg 静注，药物除颤与电除颤同时交替使用，能提高复苏成功率。

（5）如心电监测是心室静止，可加用异丙肾上腺素（isoprenaline）0.5~1mg 静注，3min 后可重复。

（6）如心室静止用药无效，尽快行胸外心脏起搏，或经静脉心内临时起搏。

（7）复苏 20min 仍无效，应开胸心脏按压，并继续用药，直到无望。

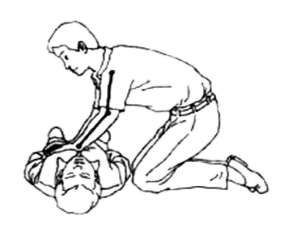

图 13-1　就地心脏按压及人工呼吸

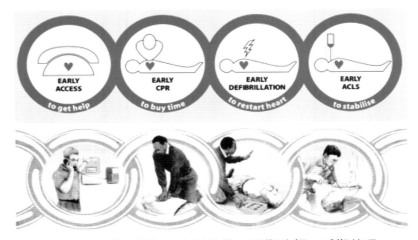

图 13-2　接到通知 – 心肺抢救 – 早期除颤 – 后期处理

呼吸停止时立即疏通气道及人工呼吸

（1）将病人头后仰，抬高下颌，清除口腔异物。

（2）紧接口对口人工呼吸，吹气时要捏住病人鼻孔，如病人牙关紧闭，可口对鼻吹气，使病人胸部隆起为有效，每分钟吹气 12~16 次。按压 – 通气比率为 30∶2，对于婴儿和儿童，双人 CPR 时可采用 15∶2 的比率。

（3）吸氧。

（4）15min 仍不恢复自动呼吸，应尽快气管插管使用机械通气，而不提倡用呼吸兴奋剂，以免增加大脑氧耗或引起抽搐惊厥。

纠正酸中毒

过去常规早期大量使用碳酸氢钠（sodium bicarbonate），这并不正确。而现代主张使用原则是：宁迟勿早，宁少勿多，宁欠勿过。因为心脏骤停时酸中毒的主要原因是低灌注和 CO_2 蓄积，大量静注碳酸氢钠反可使组织 CO_2 增加，血液过碱，使 Hb 氧合曲线左移，氧释放受到抑制，加重组织缺氧，抑制心肌和脑细胞功能，引起高钠、高渗状态，降低复苏成功率。所以当建立稳定血液循环及有效通气之前，最好不用；如果 10~15min 仍不复苏，而且血气 pH 值 <7.20 时，可小量用 5％ 碳酸氢钠 100mL 缓慢静注，15min 后可重复半量，维持 pH 值 ≥ 7.25 即可，不必过度。

如果心脏骤停患者发生在院外现场，应先就地进行徒手复苏操作，并尽快设法边急救边护送至附近医疗单位做二期复苏。

复苏后期处理

（1）维持血液循环：心脏复苏后常有低血压或休克，应适当补容并用血管活性药，维护血压在正常水平。

（2）维持有效通气功能：继续吸氧，如自主呼吸尚未恢复，可继续用人工呼吸机；如自主呼吸恢复但不健全稳定，可酌用呼吸兴奋剂，如尼可刹米（nikethamidum）、山梗莱碱（lobeline）或回苏灵（dimeflinum）肌注或静滴；还要积极防治呼吸系统感染。

（3）心电监护：发现心律失常酌情处理，胺碘酮 Amiodarone 是最好的药。

（4）积极进行脑复苏：如心肺复苏时间较长，大脑功能会有不同程度损害，表现为意识障碍，遗留智力与活动能力障碍，甚至形成植物人，因此脑复苏是后期的重点。

①如意识障碍伴发热，应头部冰帽降温；如血压稳定还可人工冬眠，常用氯丙嗪和异丙嗪各 25mg，静滴或肌注。

②防治脑水肿：酌用脱水剂、肾上腺糖皮质激素或白蛋白等。

③改善脑细胞代谢药：如 ATP、辅酶 A、脑活素、胞二磷胆碱（citicoline）等。

④氧自由基清除剂。

⑤高压氧舱治疗。

（5）保护肾功能：密切观察尿量及血肌酐，防治急性肾功能衰竭。

十四、心力衰竭

给心力衰竭下一个确切的定义是困难的，我们只能说它是一个由于心室充盈或排出的功能或结构异常所引起的临床症候群，临床表现为气短、无力及浮肿。由于不是所有病人都有一样的症状及体征，所以统称为心力衰竭是比较合适的。

心力衰竭早在几百年前就被欧陆各国人确认，并名为心力不足（Cardiacinsufficiency），英国人则名之为心力衰竭（Heart failure），后来又加上充血性一词。多年来就认为心力衰竭就是一种综合征，浮肿、气短、心率快，有器质性心脏病基础的病。那时所说的心力衰竭就是现在称为收缩期心力衰竭。

但是大约 40 年前有一组学者对心肌梗死后的病人的心功能随诊观察，另一组对一些年老而呼吸困难的病人的心功能观察，发现女性病人居多，都有气短浮肿，显然是心力衰竭，心射血分数（EF）虽然低，但都不低于 40%，于是就把这类患者名之为保留 EF 的心力衰竭（HFpEF），而过去经常见到的射血分数降低的收缩不良的心力衰竭则称之为 EF 减少的心力衰竭，即 HFrEF。从生理学观点看，HFrEF 就是我们知之很久的收缩性心力衰竭，而 HFpEF 则近乎舒张性心力衰竭。这两类患者的发病率几乎各占一半。

病因

表 14-1 示出凡左室结构的或功能的损坏都能引起心力衰竭。虽然 HFpEF 的病因与 HFrEF 略有不同，但二者的大部分病因是重叠的。我国风湿性瓣膜病虽然仍很多，引起 HFrEF 多，但高血压及冠心病较前增多，故 HFpEF 较前也增多。

表 14-1　心力衰竭的原因

射血分数降低的心力衰竭（EF<40%，心脏收缩衰竭）
冠状动脉病：心肌梗死、心肌缺血；
慢性压力负荷：高血压、阻塞性心瓣膜病；
慢性容积负荷：瓣膜闭锁不全、心内左 – 右分流、心外分流；
慢性肺疾病：慢性肺源性心脏病、肺血管病等
射血分数保留的心力衰竭（EF>40%~50%，40% 或 50% 说法不一）
心肌病理性肥厚：原发性肥厚性心肌病、继发于高血压的心肌肥厚；
年老限制性心肌病（淀粉样变、结节病、血色病等）：心肌纤维病变；
高排出量状态：甲状腺功能亢进、动静脉瘘、慢性动静脉瘘

心力衰竭的病生理学

左心室的压力与容积的关系

心力衰竭可以是由于左心室的收缩功能或舒张功能障碍所致。虽然两者的特点都是左心室充盈压力的升高，但基础血流动力学过程差异很大。这种区别将在左心室压力与容量的关系一节中详述，可以更好理解这些差异。理解这些原则有利于治疗心力衰竭患者的实际运作。

正常左室压与容积的关系

我们可以把心室看作为一个血泵，心室收缩产生了力，从而排出血液。正常左心室（LV）压力和其容积变化的关系可以用图线表示出来。即 LV 压与 LV 容积的关系图（图 14-1）。在舒张末期，心室肌纤维的有特定拉伸状态或可称为长度，是由休息时的力度、心肌顺应性以及从左心房注入血液的多少而定。这个扩张力就是心室肌的前负荷（preload）。

心室在除极后，它的容积未变但压力升高，这就是所谓等容压力升高（容积未变），导致主动脉瓣开放并排出的血液。一直到此时，收缩压是与心肌的收缩力度相关的，这个收缩力与两侧心室的压力及其容积相关。在射血时，心室肌必须保持一定的力量，这个力度是与外围血管的阻力及容积很有关系，这就是后负荷（afterload）。

心室射血多少是与其每次收缩时的有效排血量有关。在排血终止时，主动脉瓣便关闭，随后心室呈等容松弛状，左室的压力下降但其容积不变。当压力下降足够充分时，二尖瓣便开启了，左室的舒张期充盈便开始了（图 14-1）。

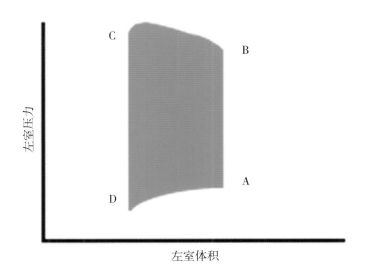

A 点示左室在舒张期末的压力及其容积。然后左室就开始等容积收缩，容积未变但压力升高到 B 点就超过主动脉，主动脉瓣开启，血液流入主动脉，其流量就是 B 点至 C 点。当血液排出完后，主动脉瓣便关闭在 C 点。随后心室便是等容舒缓（CD）。二尖瓣随即在 D 点开启，左室开始舒张 DA 线。整个 ABCD 示意左室的每搏动工作

图 14-1　图示左室收缩及舒张时压力与容积变化的示意图

总之，左心室向前排出血液的工作取决于几个因素：静脉回流血量、舒张末容积、心肌收缩力（在任何舒张末所产生的收缩力）和后负荷（主动脉阻抗及心室壁的应力）。

前负荷——Frank 与 Starling 的划时代研究建立了心室舒张末容积（前负荷）与心室工作（如每搏排出量、心脏每分钟排出量或心搏工作）等关系。后来的研究证明了心室等容力度是与舒张末心肌纤维的伸长度有关。这些都与心肌纤维的结构有关。

前负荷亦称容量负荷，是指心肌收缩之前遇到的负荷，实际上是心室舒张末期容量或心室舒张末期室壁张力的反应。前负荷是调节搏出量的重要因素。前负荷增加，即心肌初长度增加，心肌收缩力增强，每搏量增加。但如果前负荷过度增加，超过心肌纤维最适初长度，则反而使心肌收缩力减弱，每搏量减少，长期前负荷增大，则心室代偿性扩张，收缩力减弱，从而发生心力衰竭。右心室的前负荷与静脉回流量有关，在一定范围内，静脉回流量增加，则前负荷增加，如二尖瓣关闭不全、主动脉瓣关闭不全等。

图 14-2 示心肌小节的长度与其紧张度的关系，这里不再赘述。

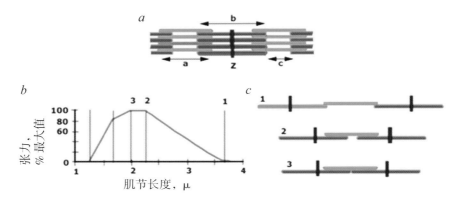

图 a 是一个的肌节的示意图。Z 波段附加薄丝（肌动蛋白，暗红色所示）。它们从 Z 频段扩展两个肌动蛋白丝的长度表示由 "b" 表示。厚厚的长丝（肌球蛋白，粉红色所示）的长度由 "a" 表示。图 b 囗 c 显示肌节拉伸和紧张之间的相互关系。位置编号 1 显示极端肌节拉伸，2 和 3 点表现出与最大张力生产最大的肌动蛋白肌球蛋白重叠的情况

图 14-2

心肌收缩力——心脏每搏排出量是与心肌纤维的长度以及其收缩力有关的。在收缩时，每一个心肌细胞都可影响其强度。强度是与心肌肌丝的肌钙蛋白结合的钙有关。

一些药物可以改变这种力与长度的关系。例如去甲肾上腺素刺激心脏的肾上腺素受体，以致增强心肌细胞的钙浓度，从而增强心肌收缩力。其结果是心室纤维可在任何长度发出加大的力。相反，服用 beta 阻断剂就能减低心肌力—长度关系。

后负荷——这是影响心室工作的第三个因素。心室排血时受到的阻力就是后负荷，即室壁承受的张力。动脉血压是决定后负荷的主要因素。外周阻力增大，主动脉压力升高时，心脏需要做更多的功，才能射出正常血压条件下相同的血量，否则会使心排血量减少，后负荷降低有利于心脏射血。如果动脉压（后负荷）持续增高，心室肌将因长期处于收缩加强状态而逐渐肥厚，随后发生病理改变，导致泵血功能减退，于是发生心力衰竭。左心室后负荷常见于高血压、主动脉狭窄、肥厚型心肌病；右室后负荷常见于肺动脉高压、肺动脉狭窄、肺阻塞性疾病及肺栓塞所致的肺动脉高压等。

实际上述三种生理因素彼此是相关的，可以看作是心肌工作的自控机制。譬如心搏排出量增高了，就会引起主动脉阻抗升高，其结果是后负荷升高，这就使此后的心室收缩降低其射血量。另外如主动脉阻力增高是首发因素，导致每搏排血量减少，这就引起心室舒张末容积增大，恢复射血量到基础水平。在心脏正常，后负荷改变时，心搏量只有少量变化。但当心力衰竭时，后负荷少量的改变就能使心搏量明显减少（图14-3）。心力衰竭时，用血管转化酶抑制剂（angiotensin converting enzyme inhibitors）、血管紧张素 II 受体拮抗剂（angiotensin receptor blockers）或血管扩张剂（如 hydralazine）可增多排血量。

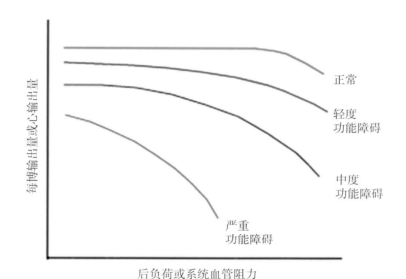

图示心搏量或每分钟心排出量与后负荷或系统血管阻力（SVR）的关系。
后负荷增高对正常人的心排量影响很小，但心力衰竭者则心排出量明显减少

图 14-3　后负荷增强对心功能的影响

心力衰竭时压力与容积的关系

收缩功能障碍——收缩功能障碍一词是指心肌收缩力下降。其结果是心输出量下降。而这就导致交感神经活动增强，引起收缩力增强和心率变快，这有助于心输出量增加。心输出量下降也促使肾脏水盐潴留导致扩张血容量，依 Frank-Starling 的理论，于是提高心脏舒张末压力和恢复心搏量（图14-4）。不过也要知道，通过这种适应而增强心室性能的同时也引起左室肥厚，因为在减轻各个心肌纤维负担的同时，也就减轻了心室壁的应力及后负荷。

Frank-Starling 曲线实际是应用到左室舒张末的容积变化上，因为只有这时心肌正常撑开才能增强其收缩力。临床工作中可以测量出左室舒张末压，这就是肺毛细血管楔压。在心脏正常的人，压力与容积的变化是呈正比的。但当心力衰竭时，左室舒张末容积只少许增高就会导致左室舒张末压（也就是肺毛细血管压）明显升高，但对心肌并无撑强的作用，所以收缩力不增大，对心排出量增加不多。曲线不是渐升高形，而只是略向上倾斜的。

舒张功能不良时，左室充盈不足，排血量减少。见图14-5。

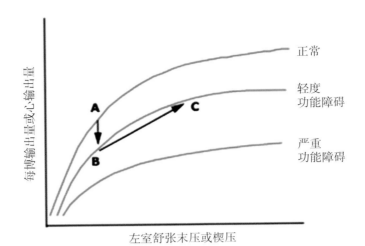

最上的一条曲线示正常心脏的工作情况，是一条较陡的曲线，显示心充盈压与心排出量同步升高，但如果左室充盈压继续升高，则心排出量只有轻度升高。中间的一条曲线是轻度心力衰竭的曲线，可以看到心功能轻度下降时（至少在休息状态）（B点）以提高体液潴留（C点）来提高左室舒张末压（LVEDP），当然心排出量减少了。最下面的一条是严重衰竭的曲线，心排出量严重下降，不能自调

图 14-4　心力衰竭时 Frank-Starling 曲线的意义

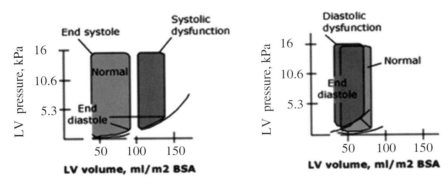

左图为收缩功能衰竭。右图为舒张功能衰竭。

当收缩衰竭时，压力－容积环向右移，舒张末压升高，从 1.33kPa（10mmHg）升到 3.33kPa（25mmHg），心室容积大了但心排指数量却变小。相反，在单独舒张衰竭时，压力容积关系图是向左移的。本图显示的是心肌收缩力正常状态。但当心室末压升高导致心室僵硬时，心室的收缩力就会下降

图 14-5　压力与容积的关系图

心脏收缩功能衰竭引起的病生理变化

左室功能衰竭的表现是左心排血量减少，因此就导致神经体液系统的代偿机制兴奋以改善机体供血。交感神经随即兴奋，使心率增快以保持心排血量，同时增强心肌收缩力，且儿茶酚胺增多以引起外围小的动脉收缩。此外肾素－血管紧张素－醛固酮系统（RAAS）兴奋使血管收缩，血管紧张素（Angiotensin）及醛固酮（Aldosterone）使血容量增多，水盐潴留。结果抗利尿激素（vasopressin）及利钠肽（natriuretic peptides）浓度增高。不仅如此，心脏也慢慢扩大，其结构也慢慢发生变化，这就是所谓重塑（Remodeling）。

神经激素的作用（Neurohormonal activation）慢性心力衰竭常伴随神经激素的活动及自主控制。这些作用在正常生理状态使有作用的，在心力衰竭使也其作用。

肾素－血管紧张素－醛固酮系统（renin–angiotensin–aldosterone system，RAA）

RAA 系统可使血肾素、血管紧张素 II 及醛固酮浓度提高。血管紧张素 II 是肾出球小动脉及系统循环的强力血管收缩剂，它使交感神经末梢释放去甲肾上腺素，抑制迷走神经，并促使释放醛固酮。这就使水盐潴留体内，而排除钾盐。此外血管紧张素 II 也可引起内皮功能障碍。

交感神经系统

在心力衰竭时，交感神经是兴奋的，影响心肌收缩力，以保持心排出量。但持续兴奋的交感神经会使肾素－血管紧张素－醛固酮系统兴奋，水盐潴留、浮肿。也可引起心肌肥厚，甚至灶性心肌坏死。

利钠肽（Natriuretic peptides）

有三种利钠肽，其结构类似，它们对心、肾及中枢神经皆有作用。

房利钠肽（Atrial natriuretic peptide，ANP）使当心房被撑大时由心房分泌出来的，它可引起尿排钠作用及血管扩张作用。

有脑利钠肽（BNP），也是由心脏排泌的，主要由心室排泌的，其作用与房利钠肽近似。

C 型利钠肽（C–type natriuretic peptide）作用仅限于脑部。当心脏负荷增大时利尿肽分泌增多，对诊断心力衰竭有价值。

慢性心力衰竭时的其他激素机制

抗利尿激素（Vasopressin）的浓度在慢性心力衰竭时常升高，尤其在使用利尿剂后，所以易于引起低血钠症。

内皮素（Endothelin）这是由血管内皮细胞分泌的，是肾血管收缩性的肽。可引起钠潴留。

左心室舒张功能的生理机制

左心室收缩排出多少血取决于它在舒张期时充盈了多少血，这是很显然的。心室舒张期充盈量多少是与一些生理条件有关的，例如运动时就比休息时多。左室的舒张压取决于其充盈的血量，也与左室的膨胀力或顺应能力有关。我们可以想象，当在舒张期时，左室、左房及肺静脉形成了一个开放的共同通道，一直通到肺毛细血管床。所以当左室舒张压升高时，必然会引起肺静脉压升高，导致病人呼吸困难，体力活动受限，以及肺充血。（图 14–6）

左室舒张期的血流动力变化

心室收缩完成后，收缩状态的左心室开始松弛，舒张期便开始了。这是一个动力的，与能量有关的过程，可分为两个步骤。

（1）等容舒张：相当于主动脉瓣关闭而二尖瓣正在开启，这时左室压在下降，但左室容积尚无变化。

（2）增张力性收缩（auxotonic）：这时二尖瓣开启，左室充盈，直到舒张期中期。

在舒张期时，左室压力快速衰减伴随弹性后坐力产生一抽吸作用，使左房与左室间的压力差加大，吸动血液流入心室。这种现象在体力活动时更为明显。随后在舒张后期心肌便松弛了，正常的左心室对少量血液充盈是没有阻力的。其后心房收缩正常使少量血液流入心室，其量虽是全部左室充盈血量的20%~30%，但其对舒张压只增高不到0.67kPa（5mmHg）。

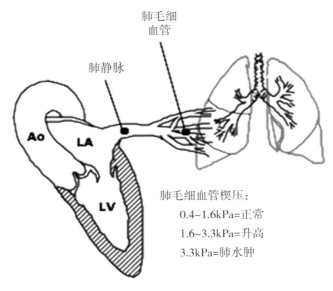

肺毛细血管楔压：
0.4~1.6kPa=正常
1.6~3.3kPa=升高
3.3kPa=肺水肿

心脏舒张期时，二尖瓣开启，左室（LV）、左房（LA）及肺静脉形成与肺毛细血管床连通的共同通道。左室舒张末压决定肺毛细血管压以及是否出现肺充血或肺水肿

图 14-6　左室舒张末压升高导致肺充血

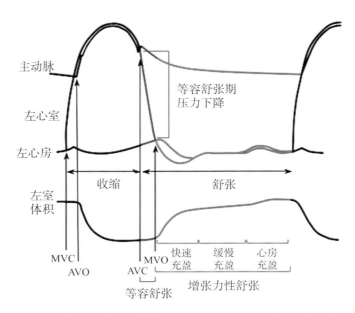

图 14-7　左室收缩及舒张时左房及左室压力及容积变化图

正常心脏舒张期的特点是以很低的左房及肺静脉充盈压而完成左室的充盈，这样可保持肺毛细血管处于低压状态（<1.6kPa），同时保持肺的膨胀。如果失去左室正常的舒张松弛则会影响左室的充盈，其结果是左室、左房以及肺静脉压升高，这样就引起肺毛细血管压升高。

体力运动会使心排血量增高可达数倍，心脏会有多项适应反应，包括心率加快，心室每搏量增高，周围血管阻力增加，以及左室收缩功能增强。心排出量增高必要配以左室入量增加。但入量增高并不能以同样机制使排出量增高，例如心率增快可以提高心排出量，但也使舒张期缩短。为了平衡并保持或增加每搏血流量，体力运动时，心脏舒张期充盈速度乃提高以支持心排出量提高。

左室充盈量增高就需要二尖瓣的舒张期血流速度增快，这就是要舒张期穿过二尖瓣的压力差加大。正常左室可允许在运动时舒张期充盈速度增多，同时降低舒张早期的左室压力，这样就使左室的抽吸的作用加大，并加大穿二尖瓣的压力差，而不引起左房压增高。

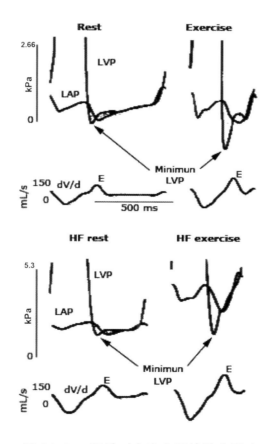

图 14-8　　运动对左室充盈的动力影响

图 14-8 所示在休息时及在运动时，左室压力（LVP）变化、左房压力变化（LAP）及左室压力变化的速率（dV/dt）。

上图：心脏正常人在运动时，LVP 轻度降低时，LAP 无变化，引起二尖瓣压差增大，出现高的充盈率峰值（E）。

下图：在心衰时，当运动时左室充盈率峰值（E）增高，这是由于早期穿二尖瓣压力

315

差增大，但这压力差是由于左房压增大所致，而不是像正常人为 LVP 降低所致。

总之，心脏正常人在运动时有很好的生理平衡能力去保持心排出量，保持低的肺毛细管压，这个机制在舒张性心力衰竭时丧失了。

射血分数降低的心力衰竭的临床表现

在我国风湿性心脏病仍然是 EF 降低心力衰竭的主要原因。此外高血压及冠脉硬化心脏病紧随其后。病人常伴有糖尿病，但其作用尚不清楚。

患者的主要症状是气短及疲劳无力。

开始时患者只在身体活动时气短，后来休息时也感到气短，但当右心室发生衰竭时，气短反而可略减轻。

阵发性夜间呼吸困难是一特点，常常是在夜间睡眠时病人突感呼吸困难，必须做坐起以缓解症状。经过十几分钟乃至几十分钟后才缓解，病人又可安睡。这类阵发性夜间呼吸困难之后，常常导致因气短病人支气管痉挛，心性喘息，不能平卧。这可能是由于身体在躺着时膈下的间隙组织液进入血循环，增高肺静脉压所致。

端坐呼吸：当患者平卧时呼吸困难，必须坐起才能缓解，这意味呼吸困难更加严重，病人须在坐位睡眠。

咳嗽无痰也是左心充盈压增高的表现。

随着呼吸困难出现，病人感到乏力、口渴、夜尿较多、脑症状如记忆力退化，如有腹水则感到腹胀、恶心等症状。

查体：虽然很多患者的营养还算可以，但随着病程延长，很多患者出现营养不良状态。食欲减退、呕吐、出现消瘦，严重时可致心脏性恶病质。

心脏收缩衰竭的病人常显示交感神经兴奋的症状如发汗、面苍白、四肢发冷发绀、静脉异常扩张、腹胀、窦性心动过速。Cheyne-Stokes 氏样呼吸（快呼吸与慢乃至停止呼吸交替）。

听诊：两肺底部可听到啰音，这是由于液体渗透到肺泡然后流到气道。在肺水肿时，在两肺听到粗的啰音及喘息声，同时可见到患者咳出带泡沫的痰。随着肺呼吸能力降低，叩诊的浊音区增大，随病人体位变化，浊音部位也在变。只有当胸水消失后，肺听诊才恢复正常。

双下肢浮肿时很常见的。如不经治疗，可致全身浮肿，包括外生殖器、上肢、胸壁、腹部乃至全身，称为全身浮肿（Anasarca）。

慢性浮肿引起下肢皮肤出现斑点，变红、皮肤变硬，这就是停滞性皮炎（Stasis dermatitis）。

体检时不要忽略颈内静脉的扩张。病人平卧时要将头部抬高 45°，病人呈半坐位。颈静脉压持续升高是心力衰竭的最早期也是最可靠的症状。用手轻轻按上腹部 30~60s，如有颈静脉涨起，即肝颈静脉回流阳性（Hepatojugular reflux）。检查腹部，肝大而压之略显痛，右上腹叩诊浊音等显示肝大。肝充血要在心功能恢复后很长时期才消退，这与心力衰竭时出现的胸水一样，是消退最晚的症状。

心脏扩大（Cardiomegaly）向两侧，体检时就可发现。听诊除心跳增快外，常可听到收缩期杂音，这是由于心室扩大引起的二尖瓣或三尖瓣功能性反流所致。此外，可听到舒张晚期的心房音 S4 奔马律（S4gallop），但容易听到的是 S3gallop 即 S3 奔马律。脉强弱交替的交替脉（Pulsus alternance）也不少见。

要知心力衰竭是一个临床诊断，是不同症状的组合，没有哪一个症状或体征是诊断得绝对的。下面介绍 Framingham 研究出的一个诊断标准参考，供读者阅读。

HFrEF 的诊断标准（两个主要标准或一个主要两个次要标准应成立诊断）

主要标准：阵发性夜间呼吸困难或端坐呼吸；颈静脉压升高；肝颈静脉回流；肺部啰音；S3 奔马律；X 线片显示肺水肿。

次要标准：活动后气短；夜间咳嗽；心动过速（超过 120 次 /min）；肝肿大；双下肢浮肿；X 线片示胸腔积水。

实验室检查

初次发生心力衰竭的患者应进行一些实验室检查。对于慢性或急性转变的病人也要做实验室检查以改变治疗。例如发现低血钠就会想到是否病情严重或利尿过分，或肾功能问题（血尿素及肌酐浓度）等。肝脏充血要检查肝功能。此外要测定脑排钠利尿胜肽（BNP）的浓度。这里简单介绍 BNP。

BNP 是由心室分泌的一种物质，在平时它在血中的浓度不高，但当出现心力衰竭时，BNP 的浓度变升高。正常时它在血中浓度时在 100pg/mL 以下，但当心力衰竭时，其浓度在 300pg/mL 以上。

心电图、X 线胸片、超声心动图等都是必要的检查。这里不赘述。

治疗

心力衰竭（HF、心衰）按左室射血分数分为两大类别，左室射血分数低于 ≤ 40% 者称为 HFrEF，即射血分数减低的心衰，也就是相当于收缩功能衰竭，是要讲的问题。而射血分数高于 40% 者则称为 HFpEF，即相当于舒张功能衰竭，将在后文介绍。

（1）处理合并的疾病也可以说是要处理好导致心力衰竭的疾病，如高血压、肾血管疾病、缺血性心脏病、心瓣膜病等，这里不赘述。如有心律失常、贫血等也应给以适当处理。

（2）改变患者的生活习惯，如停止吸烟饮酒，进食少用盐，限制饮水量。

（3）药物治疗见表 14-2。

在众多药物中，要选择按病情适当用药是很不易的，但也是一种艺术。一般境况，经常用药先后如下。

①在浮肿的病人最好首先要注射袢利尿剂（Loop diuretic），用后病人大量排尿，症状好转，气短及浮肿减轻。如用其他药物则需数日，乃至数星期才会减轻症状。最常用的是呋塞米（furosemide），开始用量 20~40mg，在浮肿病人每天体重减轻 1 公斤是合理的。如用药后无效，可加量一次用，而不要分次用。静脉注射也是一种有效的方法。合用噻嗪类利尿剂（thiazide）也是好办法。以后的用药可以略慢些。但可长期保持利尿，每日测体重就能了解是否须要用利尿剂。不适当的用低剂量利尿剂会引起液体潴留而降低血

管紧张肽 I 转化酶抑制剂（ACE 抑制剂）及血管紧张素受体阻滞剂（angiotensin receptor blockers，ARBs)的疗效。反之，过度用利尿剂可引起容积缩小，用 ACE 抑制剂，ARBs 及 β－阻断剂后会出现低血压。

表 14-2 药物治疗

建　议	建议治疗级别	估计治疗效果
Diuretics		
Diuretics are recommended in patients with HFrEF with fluid retention	I	C
ACE inhibitors		
ACE inhibitors are recommended for all patients with HFrEF	I	A
ARBs		
ARBs are recommended in patients with HFrEF who are ACE inhibitor intolerant	I	A
ARBs are reasonable as alternatives to ACE inhibitors as first-line therapy in HFrEF	IIa	A
Addition of an ARB may be considered in persistently symptomatic patients with HFrEF on GDMT	IIb	A
Routine *combined* use of an ACE inhibitor, ARB, and aldosterone antagonist is potentially harmful	III: Harm	C
Beta blockers		
Use of 1 of the 3 beta blockers proven to reduce mortality is recommended for all stable patients	I	A
Aldosterone receptor antagonists		
Aldosterone receptor antagonists are recommended in patients with NYHA class II-IV who have LVEF ≤35 percent	I	A
Aldosterone receptor antagonists are recommended in patients following an acute MI who have LVEF ≤40 percent with symptoms of HF or DM	I	B
Inappropriate use of aldosterone receptor antagonists may be harmful	III: Harm	B
Hydralazine and isosorbide dinitrate		
The combination of hydralazine and isosorbide dinitrate is recommended for African Americans with NYHA class III-IV HFrEF on GDMT	I	A
A combination of hydralazine and isosorbide dinitrate can be useful in patients with HFrEF who cannot be given ACE inhibitors or ARBs	IIa	B
Digoxin		
Digoxin can be beneficial in patients with HFrEF	IIa	B
Anticoagulation		
Patients with chronic HF with permanent/persistent/paroxysmal AF and an additional risk factor for cardioembolic stroke should receive chronic anticoagulant therapy*	I	A
The selection of an anticoagulant agent should be individualized	I	C
Chronic anticoagulation is reasonable for patients with chronic HF who have permanent/persistent/paroxysmal AF but are without an additional risk factor for cardioembolic stroke*	IIa	B
Anticoagulation is not recommended in patients with chronic HFrEF without AF, a prior thromboembolic event, or a cardioembolic source	III: No benefit	B
Statins		
Statins are not beneficial as adjunctive therapy when prescribed solely for HF	III: No benefit	A
Omega-3 fatty acids		
Omega-3 PUFA supplementation is reasonable to use as adjunctive therapy in HFrEF or HFpEF patients	IIa	B
Other drugs		
Nutritional supplements as treatment for HF are not recommended in HFrEF	III: No benefit	B
Hormonal therapies other than to correct deficiencies are not recommended in HFrEF	III: No benefit	C
Drugs known to adversely affect the clinical status of patients with HFrEF are potentially harmful and should be avoided or withdrawn	III: Harm	B
Long-term use of an infusion of a positive inotropic drug is not recommended and may be harmful except as palliation	III: Harm	C
Calcium channel blockers		
Calcium channel-blocking drugs are not recommended as routine treatment in HFrEF	III: No benefit	A

318

②其后用 ACE 抑制剂（血管紧张肽 I 转化酶抑制剂）在用利尿剂的同时，或最好在其后，可开始用 ACE 抑制剂。此药用小剂量开始，6.25mg captopril 每天 3 次，或 2.5mg enalapril 每天两次，或 5mg lisinopril 每天 1 次。如果病人能耐受，上述剂量可以每 1~2 周增加到 captopril 50mg 每天 3 次，或 enalapril 20mg 每天两次，或 lisinopril 40mg 每天 1 次。统计证明，为了治疗有效，需要这么大的剂量。

ACE 抑制剂改善左室功能不良的病人生存率。

下列的一些药物对于不适用上述药品则可选用。

①每日 captopril 50mg 每天 3 次，enalapril 20mg 每天两次，或 lisinopril 每天 40mg。对于不能耐受 ACE 抑制剂或 ARB 者，可用 hydralazine 加硝酸异山梨酯（isosorbide dinitrate）。

②左室射血分数低于 35% 的窦性心律，心率在 ≥ 70 次 /min，对 β - 阻断剂不适用者可用 ivabradine。

③对于美国心功能分级的 II~IV 级而用上述治疗无效者可试用 sacubitril-valsartan 以替代 ACE 抑制剂。

④虽然用上述治疗仍不见效者，可加用小剂量地高辛。常用开始剂量是 0.125mg 或更低，要注意肾功能，地高辛的血浓度要在 0.5~0.8ng/mL。地高辛已不作为心衰的首选药物，只用于病情缓解后稳定的作用。它可以控制病人疲乏、气短、活动的耐受力等，对于病的死亡率无降低作用。

对于慢性 HFrEF 而有心房纤颤者，可用 β - 阻断剂控制心率。如果需要第二个药物，则应用地高辛。

按过去美国 NY 对心力衰竭功能分 I、II、III、IV 四类充血性心力衰竭治疗的治疗建议介绍如下，仅供参考。

表 14-3　心力衰竭的治疗

NYHA class	Affect outcome						Symptom control only
	ACEI	BB	Spironolactone	ARB	Hydralazine/nitrates	Digoxin	Diuretic
I	+	+/-	–	–	+	–	+
II	+	+	–	+	+	–	+
III	+	+	+	+	+	+	+
IV	+	+	+	+	+	+	+

ACEI: angiotensin-converting enzyme inhibitor;
ARB: angiotensin receptor blocker; BB: β-blocker

这里叙述的是常见的 HFrEF（收缩期衰竭）的治疗。

（1）治疗原则：去除病因，减轻心脏负荷，改善心脏功能（收缩及舒张功能），保护衰竭心脏。

（2）一般处理措施：饮食：减肥，限制盐的摄入（每日在 3g 以下）和减少液体入量，戒酒、戒烟；休息：急性心力衰竭和慢性心力衰竭进展期的患者建议适当休息，但情况好时，宜鼓励患者做低强度肌肉活动，如散步等。

（3）药物治疗：近年来心力衰竭的治疗学发生了重大变化。心力衰竭的基本用药包括：利尿剂、血管扩张剂、血管紧张素转化酶抑制剂(ACEI)及血管紧张素 Ⅱ 受体阻滞剂(ARB)、β – 受体阻滞剂、正性肌力药物（包括洋地黄、磷酸二酯酶抑制剂、β – 受体激动剂）。

近年来强调应用抗心律失常药物及抗凝（抗血小板）治疗。下面先绍较常见的收缩功能衰竭的药物治疗。

记住 ABCD：

A：抗心衰正性肌力药；B：β – 受体阻滞剂；C：血管紧张素转换酶抑制剂；D：利尿剂（Diuretic）。

（1）利尿剂：缓解心衰淤血症状疗效确切、迅速。

①制剂选择和应用方法：轻度心力衰竭选用噻嗪类（作用于远曲小管近端），作用弱且依赖肾小球滤过率。代表制剂为氢氯噻嗪（双氢克尿塞），25~50mg/ 次，1 次 /d 或隔日 1 次。主要不良反应为低血钾及代谢性碱中毒，长期应用可出现高尿酸症和血糖增高。

中度以上心力衰竭（慢性心力衰竭加重或肺水肿）选用袢利尿剂（作用于亨利襻升支），强效，肾小球滤过率下降和肾灌注减少时仍有利尿作用。代表制剂为呋塞米（速尿），20~40mg/ 次，1~2 次 /d 口服或 20~40mg/ 次，静脉注射，效果不佳可增至 100mg/ 次，静脉注射。低血钾为主要副作用，必须补钾；过度利尿可出现肾前性氮质血症。

保钾利尿剂(作用于远端肾小管)，主要有氨苯蝶啶 50~100mg/ 次，每日 2 次，螺内酯(安体舒通) 20~40mg/ 次，1~3 次 /d，因螺内酯有抗醛固酮作用，近年大样本临床研究表明 20~40mg/d 能抑制心室重塑，降低重症心力衰竭患者的死亡率，改善远期预后。

②利尿剂使用原则与注意事项：

• 无症状心衰不要利尿，以避免神经内分泌激活。

• 有症状心衰即使无水肿也可使用利尿剂。应每日测体重以检出隐性水肿。

• 需与 ACEI 合用有协同作用。

• 宜用能缓解症状的最小剂量。

• 可长期使用。

• 排钾利尿剂 + 保钾利尿剂合用纠正低血钾优于补钾。

• 慢性心力衰竭伴淤血性肝硬化时，应用螺内酯可增加利尿作用。

• 过度利尿可致血容量不足、低血压、脏器灌注降低、神经内分泌激活，应密切观察出入量及血压改变。

• 噻嗪类利尿剂对脂代谢、糖代谢均有不良影响，并可引起高尿酸血症，长期应用应注意监测。

• 肾小球滤过率 30~40mL/min 时不用噻嗪类，除非与襻利尿剂合用。

• 保钾利尿剂与 ACEI 合用，需 5~7 天测定一次血钾，至稳定为止。

（2）血管扩张剂：降低心脏前或后负荷，减少心脏能量消耗，改善淤血症状。各种血管扩张剂的血流动力学效应和降低死亡率的效应不一致。常用药包括以下几种。

①硝酸盐制剂：主要扩张静脉和肺小动脉，显著降低前负荷。

a.制剂选择与用法：

• 硝酸甘油 0.3~0.6mg 含服，2min 起效，持续 15~30min，可重复使用。

• 硝酸异山梨酯（消心痛）10~30mg/ 次，每日 3~4 次。

• 硝酸甘油静脉点滴，初始量 10μg/min，每 5min 增加 l0μg/min，直至产生疗效或血压降低等副作用。最大量至 200μg/min。适用于轻到中度肺淤血，特别适用于瓣膜狭窄所致的心功能不全。

b.使用原则与注意事项：

• 心衰中治疗地位不肯定，但它提供外源性 N0，可保护内皮功能。

• 由于耐药性，应用中应每天保留数小时药物浓度空隙，以防耐受产生。

②硝普钠：同时扩张小动脉和静脉，显著降低心脏前后负荷，能迅速改善心功能和降低血压。适用于高血压、瓣膜关闭不全及扩张型心肌病所致的中到重度肺淤血。

用法：初始量为 10μg/min 静滴，每 5min 增加 10μg/min，直至产生疗效或血压降低副作用，最大量可用至 300μg/min。

注意事项：老年、脑血管病变、肾功能不全者慎用，以免发生氰化物蓄积和中枢的毒性反应。

③哌唑嗪：为 α–受体阻滞剂。能减低外周血管及肺血管阻力，对减低肾血管阻力和增加肾血流量优于其他血管扩张剂；有轻度反射性增加交感活性的作用。一般建议哌唑嗪适用于慢性心力衰竭伴肾功能不全、不能耐受 ACEI 的病人。

④钙离子拮抗剂：第一代（短效）的二氢吡啶类钙拮抗剂（心痛定、尼莫地平）为有效血管扩张剂，但不能持续改善心力衰竭症状，甚至增加死亡（可能与其负性肌力和激活神经内分泌有关）。目前不主张使用钙拮抗剂（甚至包括某些新的长效制剂），除非合并有心绞痛或高血压。

（3）血管紧张素转换酶抑制剂（ACEI）及血管紧张素Ⅱ受体阻滞剂（ARB）：ACEI 治疗心力衰竭有两方面作用：①血流动力学效应：扩张动脉血管，减轻心脏后负荷，抑制醛固酮，减少水钠潴留。②神经内分泌抑制作用：抑制肾素血管紧张素及醛固酮系统活性，降低心血管紧张素Ⅱ水平，从而延缓心室重塑，防止心衰发生发展，降低心衰死亡率。

适应证：适用于所有级别的左心功能不全患者，包括有症状及无症状的心力衰竭患者，并应掌握早期使用、长期使用的原则。

用法：从小量开始，渐增至最大耐受量或靶剂量（不按症状改善调整剂量）。如能耐受，终生应用。

禁忌证：严重肾功能损害（血肌酐 > 3mg/dL）、高血钾症（血钾 > 5.5mmol/L）、双侧肾动脉狭窄、妊娠等。对休克或血压过低患者在血流动力学稳定后考虑使用。

常用制剂有：卡托普利（开搏通）、依那普利（悦宁定）、贝那普利（洛丁新）、福辛普利（蒙诺）、西拉普利（一平苏）等。

ACEI 初始应用注意事项：

①避免过度利尿，如正在使用则需停用利尿剂 24h。

②建议傍晚给予首剂，避免低血压反应。

③初始剂量要小，以后渐增至适当的维持剂量。

④初始阶段每 3~5 天检测肾功能和电解质，稳定后每隔 3 个月检测一次，再以后每隔 6 个月检测一次。如肾功能明显恶化则停药。

⑤治疗初期避免合用保钾利尿剂，除非有持续性低血钾或利钠治疗无效。

⑥避免与非甾体类抗炎药（NSAIDS）合用。

⑦每次增加剂量后需监测血压 1~2 周。

表 14-4　ACEI 初始剂量与维持量

药　物	初始剂量	维持剂量
Captopril（SAVE）	6.25mg，tid	25~50mg，tid
Enalapril（SOLVD 等）	2.5mg，Qd	10mg，Bid
Lisinopril（GISSI-3）	2.5mg，Qd	5~20mg，Qd
Ramipril（AIRE）	2.5mg，Qd	2.5~5mg，Bid

（4）正性肌力药物

① 洋地黄

• 洋地黄的药理作用：洋地黄是治疗心力衰竭传统性药物，其作用有：血流动力学效应（增强心肌收缩力，增加射血分数）；神经内分泌作用（降低交感神经活性，降低肾素血管紧张素系统活性，增加迷走神经张力）。大系列前瞻性对照的临床研究表明，地高辛可明显改善症状，减少住院率，提高运动耐量，增加心排血量，但对死亡率的影响与对照无差别。

• 适应证：任何有症状的心力衰竭患者（NYHA Ⅱ - Ⅳ级）；心力衰竭伴心房纤颤（尤其是快心室率的心房颤动）疗效更好。

• 常用制剂及用法：

毛花苷 C（西地兰）：常用量 0.2~0.4mg/ 次，加入 5% 葡萄糖液 20mL 缓慢静注，适用于急重症心力衰竭。

地高辛：常用量 0.25mg/d，约经 5 个半衰期（5~7 天）后可达稳态治疗血浓度。适用于慢性心力衰竭或维持治疗，肾功能减退者应酌情减量。60 岁以上，但肾功能正常者建议用 0.125mg/d。同时并用襻利尿剂者应监测血钾。

• 不宜应用洋地黄制剂的情况：预激综合征合并房颤；Ⅱ 度或以上房室传导阻滞；病态窦房结综合征；单纯舒张性心衰如肥厚型心肌，尤其伴流出道梗阻者；单纯二尖瓣狭窄伴窦性心律；急性心肌梗死发病 24h 内，除非合并快速室上性心律失常。

• 与其他药物的相互作用：与奎尼丁、普罗帕酮（心律平）、维拉帕米（异搏定）合用时，血浆浓度增高，地高辛剂量应减半。制酸剂可减弱地高辛的作用，宜分开用。

• 洋地黄的毒性反应：

诱因：低血钾、低血镁、低氧血症、甲状腺功能低下、高龄、急性心肌缺血。

临床表现：胃肠道反应为食欲减退、恶心、呕吐等；神经系统毒性为头痛、忧郁、无力、视力模糊、黄视或绿视等；心脏毒性为心力衰竭加重或各种心律失常，如室早二、三联律、交界性逸搏心律和非阵发性交界性心动过速，房室传导阻滞等。

洋地黄中毒处理：立即停用洋地黄，纠正心律失常，可选用苯妥英钠或利多卡因。

如有低血钾时予以补充钾盐。单纯补钾效果不明显时，可同时补镁。

② 非洋地黄正性肌力药物

cAMP 依赖性正肌力药（磷酸二酯酶抑制剂）氨力农或米力农兼有正性肌力和外周血管扩张作用。

β-受体激动剂，如多巴胺、多巴酚丁胺有增强心肌收缩力，增强心排血量作用。

目前主张：

• 磷酸二酯酶抑制剂和 β-受体激动剂仅限应用于终末期心衰，准备心脏移植。

• 低剂量多巴胺 2~5μg/（kg·min），多巴酚丁胺 2~5μg/（kg·min）或氨力农负荷量 0.75mg/kg 静注，继以 5~10μg/（kg·min）静滴，米力农负荷量 50μg/kg 静注，继 0.375~0.75μg/（kg·min）短期用于难治性心衰。

（5）β-肾上腺素能受体阻滞剂

① 作用机制：传统观念认为，肾上腺素能激活是维持心排血量和器官灌注的重要代偿机制，并且 β-阻滞剂以其负性肌力作用禁用于心衰。现在认识到交感神经的长期激活实际会对心肌产生有害影响，导致心衰恶化，加速死亡，β-受体阻滞剂可对抗这一效应。20 世纪 80 年代以来几项较大规模的临床试验表明 β-受体阻滞剂治疗扩张型、缺血性、高血压性心脏病心衰可降低住院率、病死率，提高运动耐量。进一步研究表明非选择性并有扩血管、抗氧化作用的 β-阻滞剂卡维地洛对心衰的治疗所获得结果更优于非选择性且无血管扩张作用的美托洛尔。

② 适应证：

• 用于 NYHA Ⅱ、Ⅲ 级病情稳定的收缩性心力衰竭，或以上病情稳定者。

• 对经治疗后病情稳定，无体液潴留、体重恒定的 NYHA Ⅳ 级患者。

• 对缺血性、高血压性、扩张型心脏病等所致的心力衰竭疗效更好。

③ 禁忌证：患有支气管痉挛疾病、严重心动过缓、Ⅱ 度以上房室传导阻滞、血流动力学不稳定的心力衰竭、急性左心衰竭（肺水肿）等患者。

④ 用法及注意事项：

• 应在传统抗心衰药物治疗保驾下（ACEI 或 ARB、利尿剂、有或无地高辛）使用。

• 从最小剂量开始，逐渐、缓慢加量，每 2~4 周加量，以达到最大耐受量或靶剂量。

• 严密观察心衰症状、体征包括体重。

• 如症状加重、水肿加重，可增加 ACEI 或利尿剂，同时暂缓 β-受体阻滞剂的增量，应避免突然中断治疗。

⑤ 常用制剂及目标剂量：美托洛尔：起始量 5~10mg/d，目标剂量可达 150mg/d；卡维地洛：起始量 3.125mg/d，目标剂量可达 50mg/d；比索洛尔：起始量 1.25mg/d，目标剂量可达 l0mg/d。

⑥ 副作用：体液潴留、心衰症状加重、心动过缓、传导阻滞、低血压、乏力等。

（6）抗心律失常药物

心力衰竭患者半数死于严重心律失常，胺碘酮为临床常选用的药物。（详见心律失常）

（7）抗血栓栓塞治疗：只要无禁忌证，可选用阿司匹林。

一般常规治疗：

首先了解心脏病的病因，并要矫正一些系统性的因素：甲状腺功能、感染、糖尿病等。

改变生活习惯：忌烟，少喝酒等；限制食盐每日 3g 以下，水的入量适当减少。

调整常用的药：

先用哪种药？各人习惯不同。建议先用小量祥利尿剂。用后，病人尿量增多，浮肿消退，气短好转，次日加用 ACE 抑制剂，小剂量开始；如病人不能适应，可改用 ARBs，也是小量开始，一旦病情平稳，可加用 β-阻断剂，也是小剂量开始，加上地高辛。

注意：

① 用 ACE 抑制剂及 β-阻断剂后，如果症状无好转时，可加用肼苯哒嗪（Hydralazine）。

② 心功能在 III/IV 级者可加用醛固酮对抗剂 spironolactone。

③ 在用 ACE 效果不好时，可试合并用 ARB。

④ 地高辛最适用于心房纤颤而又有心衰的病人。

保持心室射血分数的心力衰竭（HFpEF）（舒张性心力衰竭）

心脏舒张性心力衰竭的特点是心脏的松弛（relaxation）、坚硬（stiffness）或充盈的异常。有几个名词需要再明确。

（1）左室射血分数减少（reduced）的心力衰竭（HFrEF）（收缩性心力衰竭，Systolic HF）是指心脏射血功能减低低于 <50% 者。射血分数下降，心室会慢慢扩大变形。由于主要是涉及收缩功能，故称为过去常收缩性心力衰竭（SHF），当前称为左室射血分数减少（reduced）的心力衰竭（HFrEF）。

（2）舒张性心力衰竭（Diastolic HF，DHF）的特点是左室射血分数正常，左室舒张末容积正常，但常肥厚且有变形，主要的异常是在舒张性。就临床工作而言，舒张性心力衰竭的诊断是基于左室的射血分数 LVEF 保持正常或近于正常，所以舒张性心力衰竭也常称为保持心室射血分数的心力衰竭（HFpEF）。

舒张性心力衰竭 DHF 应定义为左室射血分数 >50% 而有舒张功能不良的心力衰竭。

要知 SHF 与 DHF 是两个不同的综合征，并不是一个综合征向另一个的延伸或转变，但二者又不是截然分开的。

HFpEF 与舒张性心力衰竭

大约半数慢性心力衰竭的患者的 EF 是近于正常的，这就是常称为 HFpEF 的。

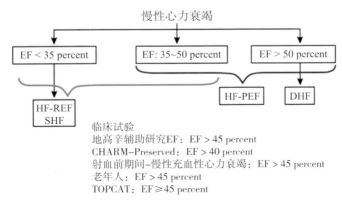

从图上看，HFpEF 可能是对于左室排血分数在 35%~50% 之间必要分出的一类

图 14-9　心力衰竭的分类图

324

HFpEF 是一个临床综合征，有心力衰竭的症状及体征，LVEF 保持，但有心力衰竭的症状及体征。HFpEF 并不完全等同舒张性衰竭。这两个名词有重叠的地方，但不完全一样。正常人普通左室射血分数（EF）在 60%~70%，少时可为 50%~55%。左室衰竭时 LVEF 在 35%~50% 肯定是不正常的。当在 35% 以上者就被定为 EF 保留者。

很多学者保留舒张性衰竭者的词汇为有心力衰竭症状、体征且 LVEF 大于 50% 者，并认为有致成舒张衰竭的病因。见图 14-9。

射血分数保留的心力衰竭（Heart failure with preserved ejection fraction，HFpEF）

HFpEF 是近年来比较熟知的病名，是老年人常患的病。因心力衰竭而住院的患者中，HFpEF 占一半略多，而多是老年人且女性多。它的病死率与 HFrEF 不相上下。

HFpEF 的名字有点特别，但仔细想，它可能是不错的名字。因为它是一个综合征的名字，不是一个病名。有很多人仍喜欢用"舒张性心力衰竭"代替它，但这不很恰当，因为首先这类病人虽然射血分数保持正常，但也有收缩功能不正常的表现（Tissue Doppler 可显示出），许多 HFrEF 的患者也有舒张功能不良的表现。其次，医生一般都知道将心力衰竭的患者分为低射血分数（50%）和保留射血分数（50%）两类，如果称 HFpEF 为舒张性心力衰竭，则不再考虑病人也有收缩功能的问题。所以用 HFpEF 目前是较恰当的名词。

表 14-5 导致 HFpEF 的病因

舒张功能不良的 HFpEF	其 他
高血压性心脏病	瓣膜病（主动脉瓣狭窄、关闭不全，二尖瓣狭窄、关闭不全）
冠状动脉性心脏病	缩窄性心包炎、心包填塞
曾患过心肌梗死	肺动脉高压
易于发生心绞痛	心律失常源性右室发育不良
严重慢性而稳定的多血管的冠心病	甲状腺功能亢进、右室梗死、贫血、甲状腺亢进等
缩窄性心肌病	
肥厚性心肌病	

病理生理学

HFpEF 是一个多层次的名词，不是用一个机制去解释了的，因为它常常是由几个因素都参与的：

——由于左室松弛功能受损，或左室舒张僵硬。

——左室扩大（肥厚）。

——左室壁及动脉硬化。

——肺静脉压升高造成右心衰竭。

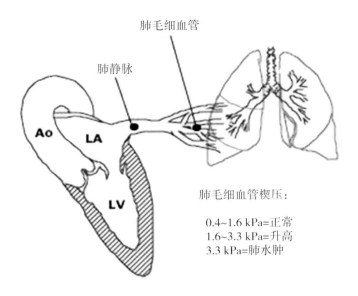

肺毛细血管

肺静脉

肺毛细血管楔压：

0.4~1.6 kPa=正常
1.6~3.3 kPa=升高
3.3 kPa=肺水肿

与肺静脉成为一共同的空间，与肺毛细血管连成一片。
左室舒张末压决定肺毛细血管的压力，影响是否出现肺充血及肺水肿

图 14-10　舒张期时，二尖瓣开启，左室 LV，左房 LA

　　当左室失去正常的从左房抽吸的力量时，舒张功能不良便会开始。左室不正常地松弛时，其充盈就会放慢，而左房的充盈也是不完全的。一个不正常而硬化的心室也会使左房的充盈变慢，结果左房压及左室舒张压升高。左室失去其从心房吸入血的作用使舒张功能发生损害。当心室不正常松弛时，其充盈是很缓慢的，而左房的充盈也是不完全的。一个不正常的较硬的心室阻碍了左房的充盈。结果是左房压及左室舒张压升高。左室失去了从左房吸入血液到心室的作用，它只好依靠左房的收缩来流入血来适当的充盈，而在收缩期轻轻地收缩以排出血液。

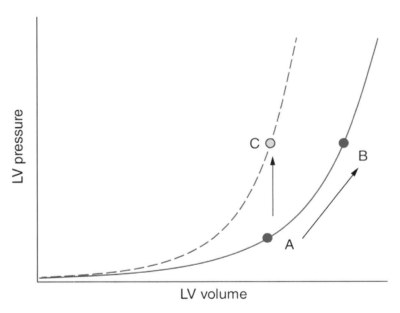

A 正常 LV 的顺应性，B 交硬化的左室，C 正常心室压力与容积的关系
图 14-11　患者左室 LV 功能不良的左室容积与压力的曲线

在 HFpEF，舒张末压力与容积地关系曲线是向左上偏移的。在这类病人，即使增加一点血容量或血管阻力都会导致肺静脉压升高。

左室扩大及血管内容积不论射血分数如何，左室扩大是 HF 的特点，但如果病人只有孤立的舒张衰竭，则常见到小的左心室。这是与舒张衰竭及 HFpEF 的基本病因有关。一个患明显的冠脉疾病或心肌缺血者，其左室是增大的，尤其同时患慢性肾病、贫血、肥胖等症。

右室衰竭：75% 以上的 HFpEF 患者的肺动脉收缩压（PASP）是增高的，这在用超声心动图得以证实，肺毛细血管压也升高。所以不少人有右室衰竭。

时象不称：20%~30% 的患者当体力运动时，心率不增快，这在收缩性心肌病时很明显。这是要减少体力活动。

左室肥厚限制了冠脉血流的储存，增加左室舒张期僵硬度，影响左室松弛。这时心内膜缺血，可造成病人收缩及舒张功能受损，加重 HFpEF。

冠状动脉病：大约半数 HFpEF 同时有冠状动脉病，而且常常很严重，有的曾患过心肌梗死，很容易发生心力衰竭。

临床表现

危险因素

年龄：HFpEF 患者多为老人，年老人的心脏舒张充盈能力减低，左房负荷增大，肺静脉压升高。而动脉硬化增加了后负荷。此外在中脑分出的一些小动脉硬化变窄（这在女性较多见），易引起血压降低，头痛头晕。

高血压：这是引起 HFpEF 的重要因素，因为它可致肺水肿、左室肥厚，从而致左室舒张较差，心绞痛。

睡眠呼吸暂停（Obstructive Sleep Apnea）是 HFpEF 不少见的。可使肺动脉压升高，左室肥厚加重。增加上呼吸道水肿。

其他如冠状动脉病、肥胖、慢性肾病、心房纤颤、贫血等都会使 HFpEF 加重。

症状与体征

HFpEF 的症状与 HFrEF（systolic HF）是相同的。包括气短、疲乏、下肢浮肿、颈静脉怒张等。体力活动困难及急性心力衰竭是两个常见的症状。

表 14-6　对于 HFpEF 的诊断前应做的检查

心脏检查	B 型超声图，多普勒超声图，Tissue 多普勒图
实验室检查	全血常规检查，肝功能，血蛋白，血糖，血脂等 BNP 尿蛋白 必要时运动试验、冠脉造影

体力活动困难是最常见的，这是由许多原因造成的。首先几乎所有 HFpEF 患者的左

室舒张压及左房压都升高，这就影响到肺静脉，使肺的顺从性降低，体力活动使更明显。其次，体力活动时左室舒张压升高，缺限制了心内膜下的血流，左移时舒张功能减弱。

急性 HFpEF 的出现是由于对高血压没有很好控制，这包括心律、肾脏功能、食盐的限制、尿道感染等。

诊断应证实病人确为心力衰竭的诊断（左室充盈压高及左室射血分数≥50%）。应做的检查包括：二维超声心动图、全血检查、BNP、呼吸功能等。

B 型利钠肽 B-Type Natriuretic Peptide（BNP）：一些研究认为当 BNP>100pg/mL 时可诊断为 HFpEF。但要注意正常人与心力衰竭者中间有很大的重叠区。尤其在老年人。所以 BNP 与多普勒超声图一样，都必须在一定的情况下考虑其诊断价值，不俱独立的诊断指标。

运动实验可能有诊断价值，但很不实用。

超声多普勒电图

表 14-7　改进的 Framingham 心力衰竭临床诊断标准

Major
Paroxysmal nocturnal dyspnea
Orthopnea
Elevated jugular venous pressure
Pulmonary rales
Third heart sound
Cardiomegaly on chest x-ray
Pulmonary edema on chest x-ray
Weight loss ≥4.5 kg in five days in response to treatment of presumed heart failure*
Minor
Bilateral leg edema
Nocturnal cough
Dyspnea on ordinary exertion
Hepatomegaly
Pleural effusion
Tachycardia (heart rate ≥120 beats/min)
Weight loss ≥4.5 kg in five days
Diagnosis
The diagnosis of heart failure requires that **2 major or 1 major and 2 minor criteria** cannot be attributed to another medical condition.

超声多普勒电图这是一个很实用的诊断方法。

没有任何一项超声图的异常可以单独诊断舒张功能异常的，因为各项指标都与年龄有关都与年龄有关。只有综合各项结果才好诊断舒张功能不良。

图 14-12 示射血分数正常时的舒张功能的多普勒超声诊断的指标。首先看二尖瓣流入是否正常，多数患者早期流入（E）与后期流入的 A 的速度比，即 E/A ratio<0.8 时则意味心室松弛功能受损，为 I 级舒张功能不良，尤其是当病人年在 70 岁以下，且其组织

tissue 多普勒速度在侧瓣环 <10cm/s 时，更是说明有舒张功能不良。如果一位老年病人，E/A 比例 >1.5 且二尖瓣减速时间 <150ms 时，则诊断为 III 级舒张功能不良。这类病人常常有二尖瓣环侧面 e' 速度 <10cm/s。

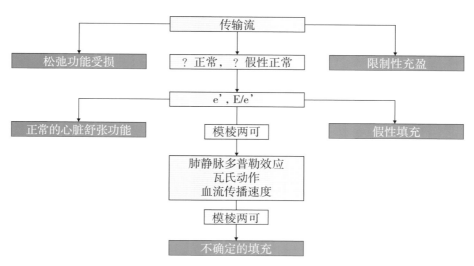

图 14-12　左室射血分数正常的病人舒张功能的多普勒心动图分类

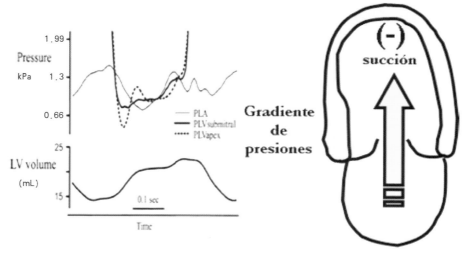

舒张开始时，血液从肺静脉流入左房，在心房收缩前，
心室有吸的力量时血液流入左室，随后左房才收缩使血液更多地进入左室

图 14-13

超声心动图评价左室舒张功能

左室 (LV) 的功能可以用导管介入方法去测量，也可用无创的方法，即超声心动图法去测量，这种方法既安全也很可靠。

舒张期在传统习惯被分为以下几个阶段，即：

——等容松弛期（主动脉瓣及二尖瓣皆关闭，左室压力在下降）。

——左室早期充盈，二尖瓣开启。

——舒张中期。

——舒张晚期或心房充盈及左房收缩。

在正常心脏，左室充盈发生在舒张早期。如果左室舒张有损坏，左室的充盈则发生在舒张的晚期，取决于左房的收缩功能。这会发生在有舒张功能不良的情况，如在肥厚型心肌病而发生心房纤颤时。

用超声心动图观察心舒张功能是确定保留射血分数心力衰竭 (HFpEF) 诊断的标准之一。下面将介绍用超声心动图如何诊断心力衰竭。

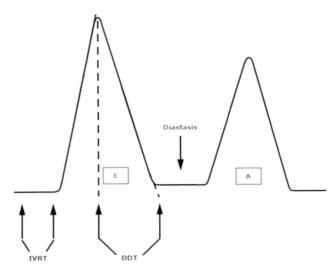

图 14-14　舒张期时，穿过二尖瓣血流速度的多普勒模式图

在舒张期的开始时，当二尖瓣打开，左室开始舒张时最初时间血液快速穿过二尖瓣流入心室，这个早期穿过二尖瓣的血流形成 E 波。随后便是一个较慢的充盈期，称为心舒张后期（diastasis）。在这个时期心室慢慢放松，左室的舒张压慢慢升高，使得经二尖瓣的血流速度变慢。

随后当心房开始收缩时，经二尖瓣的血流再次变快，形成第二次高潮，这就形成 A 波。所谓的"等容舒张时间"（isovolumic time，IVRT）是指主动脉瓣关闭至二尖瓣开启之间的时间。舒张减慢时间（diastolic deceleration time，DDT）是指早期舒张充盈速度（其尖锋是 E 波）至 E 波的末点，正是舒张后期开始时。左室舒张功能受损时，IVRT 及 DDT 会延长。

二尖瓣血流有三个异常的类型：

——IVRT 及 DDT 舒张受损类型，特点是 E 速度减慢，E/A 比 <1，IVRT 延长（>90ms）及 DT（>220ms）。多见于年老的高血压、冠心病、心肌病患者。

——假正常图形：左房压升高影响左室舒张血液流入的图形，使 E/A 比 >1（但 <2），DT 及 IVRT 短于有左室充盈患者的图形。这种图形于让患者做 Valsalva 手法时变转为舒张受损的图形。

——当左房压再升高时，充盈更受损，左房压会更升高，E/A 可升高（≥2），IVRT 变短（<70ms），DT 也变短（<150ms）。

一度（轻度）舒张功能不良：心室松弛功能不良；二度（中度）舒张功能不良：伪正常图形；三度及 IV 度（严重）舒张功能不良：固定的限制型舒张功能不良。

E：早期充盈的尖峰；A：心房收缩速度；DT：减速时间；Adur：A 的经时；ARdur：AR 的经时；S：收缩期向前的血流；D：舒张期向前的血流；AR：肺静脉心房回流；e'：二尖瓣环舒张早期的活动；a'：二尖瓣环再心房收缩时的速度；DT：二尖瓣 E 波的减速时间。

表 14-7　依多普勒超声心动图的标准对于心舒张功能的分类

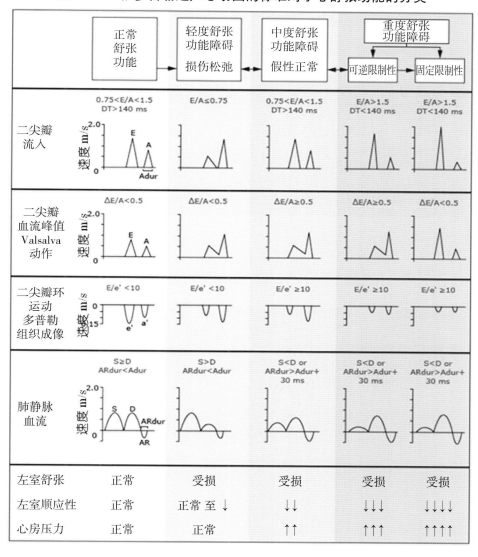

超声心动图测试左室舒张功能

用超声心动图测试左室舒张功能包括三个指标，即：

——二尖瓣流入图像：E/A、减速时间、IVRT（Isovolumteric relaxation time）。

——二尖瓣环在组织多普勒速度：E/e' ratio。

——肺静脉流入图形。

（1）二尖瓣流入图像：E/A ratio 从左房流入到左室是分三个阶段；首先是在舒张早期，当二尖瓣开启时是一个高峰期，出现 E 波。随后是一个低流或无流期，称为心舒张后期（diastasis），这时血流很少甚至无血流。在最后一阶段是舒张末期，心房收缩使最后的血流入心室，出现 A 波。分析这些波可在 M 型超声图，更好是用脉冲多普勒观察。

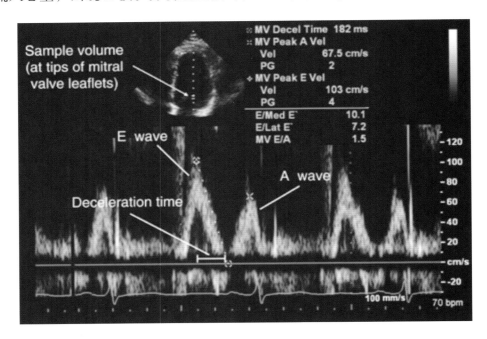

E 最早是流入波，其速度 103cm/s，其后是心房收缩波 A 波为 67.5cm/s，

E/A 为 1.5（正常 >1.0），减速时间为 182ms

图 14-15　正常左室舒张其二尖瓣流入

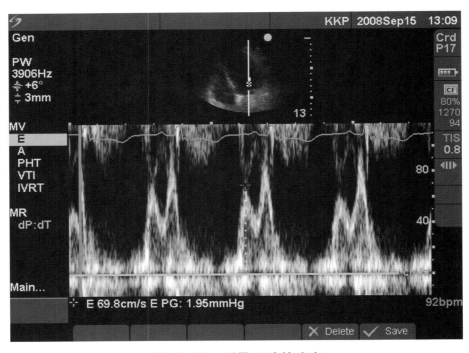

图 14-16　测量 E 波的速度

在脉冲多普勒得到的二尖瓣流入波，可以选好 E 波测出它的高度并计算出其速度。同样测出 A 波的速度。E/A 比值由超声心动图机自动算出。

减速时间（Decceleration time，Dct）在脉冲多普勒得到二尖瓣流入的波，固定之，按图所示将光标从 E 波尖沿其斜边向下（图 14-17），超声图机自动算出减速时间（DcT）。

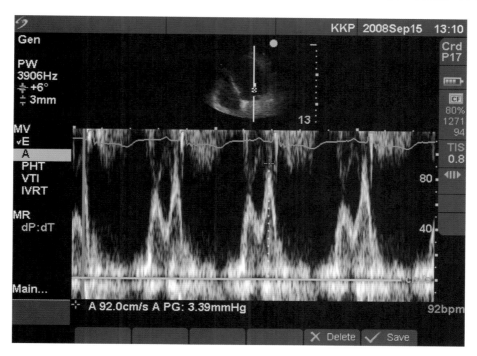

图 14-17　测出 A 波速度

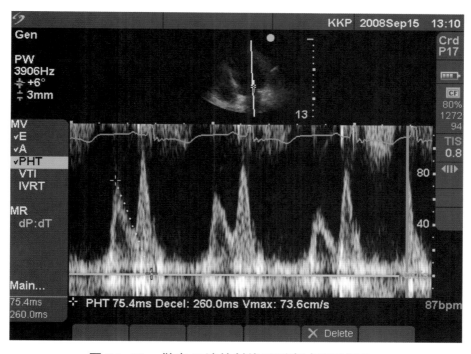

图 14-18　做出 E 波的斜线以测出减速时间 Dct

（2）测二尖瓣环在组织多普勒速度 E/e' ratio：二尖瓣环舒张最高速度是用组织多普勒（tissue Doppler）测试的。其最高速度分别以 e'（medial）及 e'（lateral）命名。用脉冲多普勒及组织多普勒测。如图 14-20 所示。

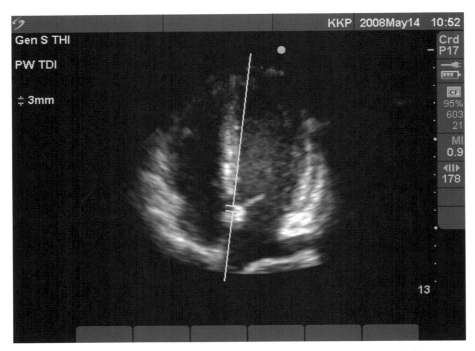

图 14-19　放组织多普勒 imageTDI 在二尖瓣环中部

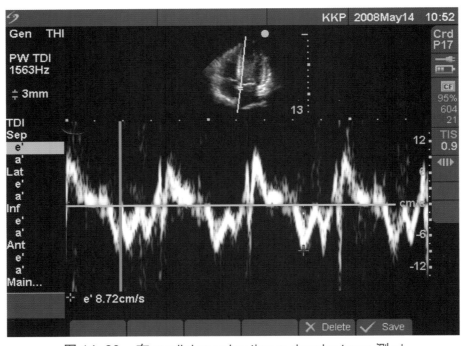

图 14-20　在 medial annulus tissue doppler trace 测 e'

　　典型的情况在舒张期有两个负向波及收缩期的一个正向波。第一个舒张期的负向波是由于左室充盈初期瓣环向左房活动引起，这个波称为 e'。第二个舒张期的波称为 a'。收缩期的波称为 s'。

　　一旦图形得到，在 TDI 下选"e'（medial）"，计算。

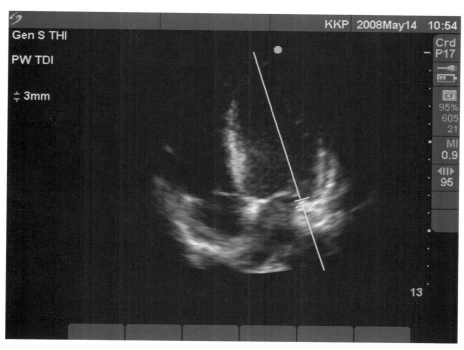

图 14-21　放 TDI 光标在二尖瓣环的测部

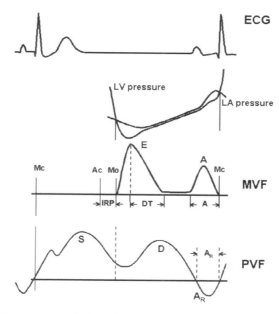

图 14-22　左房压力，二尖瓣流入及肺静脉血流

重复上述方法测侧部 e'，由于 E 已在测二尖瓣流入时测出，所以 E/e' 可以计算出。许多新超声心动图机都有自动计算。

从二尖瓣环测部计算，正常 e' 的速度是高（15cm/s）与环的中部。

（3）肺静脉流入量：这时将光标放在心尖部 4 室观的位置，用彩色像可能更易于观察血流从肺静脉流入左房。肺静脉开口可能难以看清。一旦看清可放 Pulsed Wave Doppler 得到肺静脉流入曲线。

正常肺静脉血流图是双相的，有一个明显收缩期的 S 波及一个不很明显舒张期的 D

波。D 波发生在左房、左室开通时。

经二尖瓣血流入：正常 E/A 时在 1~2 之间，随年龄增大，这个比例逐渐减少，但在 75 岁以上者，应认为 >0.75 是正常的。

舒张功能失常的分级

经国际会议决定，将舒张功能失常分为三级：

I 级即轻度舒张功能失常：二尖瓣 E/A 比 <0.8，主要收缩期血流在肺静脉（S>D），瓣环 e'<8cm/s，E/e' 比 <8，E/A 减少，可见于正常人，不能作为诊断根据。

II 级舒张功能失常：E/A ≥ 1，E/e' 平均 >10，舒张压升高，Ar-A 的历时 ≥ 30ms。

III 级舒张功能失常，左室充盈紧缩，E/A ≥ 2，DT<160ms，IVRT ≤ 70ms，收缩期充盈分数 ≤ 40%，E/e' ≥ 13。

正常左室舒张功能

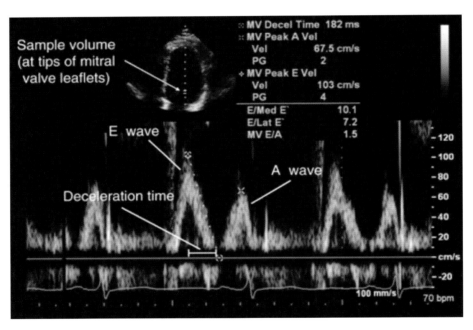

图示正常经二尖瓣流入心室的早期快速的 E 波，其速度为 103cm/s，
随后的 A 波为心房收缩 67.5cm/s，E/A 比为 1.5（正常 >1.0），减速时间为 182ms

图 14-23　正常左室舒张期二尖瓣流入

正常时，大约 80% 左室的充盈是在舒张早期完成的。故 E 波的速度是 A 波的 1.0 至 1.5 倍。减速时间 >140ms，septal E'>10cm/s，E/E'<8。

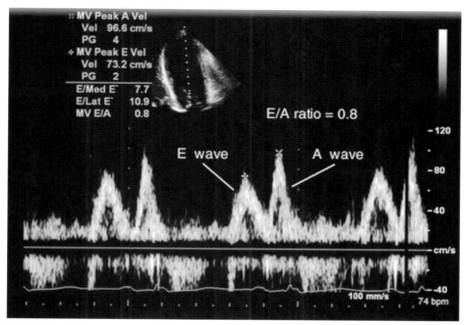

E 波速度降低（73.2cm/s），A 波速度增高（96.6cm/s），故 E/A 比值为 0.8，MV 是二尖瓣

图 14-24　一级左室舒张流入二尖瓣不正常图

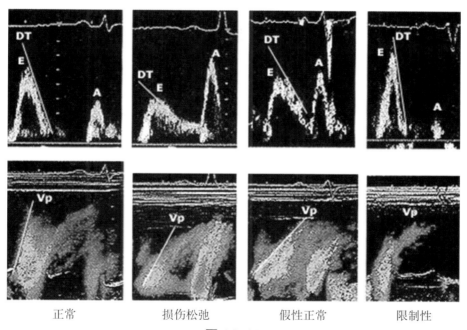

正常　　　　　　　损伤松弛　　　　　　假性正常　　　　　　限制性

图 14-25

治疗

HFpEF 的治疗至今未取得明显的效果，更多的效果是对并发的疾病如高血压等。直接针对 HFpEF 的有两项要注意：

（1）收缩压及舒张压应当控制在合理范围。

（2）适当应用利尿剂以缓解因容积负荷大引起的症状。

HFpEF 的治疗与 HFrEF 是不同的，一些神经体液对抗药如 β-阻断剂、血管紧张肽 I 转化酶（angiotensin converting enzyme，ACE）抑制剂以及血管紧张素 II 受体拮抗剂（angiotensin receptor blockers，ARBs）等在 HFrEF 很有效，但在 HFpEF 则既不减轻病情，也不降低病死率。这也说明者二者在病生理学上是不同的。

治疗合并的疾病包括高血压、肺疾病、冠心病、肥胖、贫血、糖尿病、肾脏病、睡眠呼吸不畅等。这些疾病影响了 HFpEF 的治疗。

高血压：很多研究证明降低高血压可改善心力衰竭的状态。降血压用药是根据个体的需要。但有人研究认为 Lisinopril 与 Chlorthalidone 可减少发生 HFpEF。有人研究认为 ARBs、calcium channel blockers、ACE inhibitors 可使肥厚的心肌好转。

冠状动脉病：在 HFpEF 患者中有大约 2/3 的人是有冠状动脉病的。其心肌缺血可能是由于心外膜的冠脉硬化，所以经皮冠状动脉手术或外科搭桥术是要考虑的。

高脂血症：很多医生认为他汀类药物 statins 是合适的。

体育锻炼；适当体育活动能改善心脏功能。

饮食：低盐饮食，少喝或不喝酒。

药物治疗：如上面所述，HFpEF 的治疗主要是对病因的治疗。至于对于 HFpEF 本身的治疗，这几年发展有 Mineralocorticoid receptor antagonists 类的药物，常用的是螺内酯 spironolactone，但要注意血钾会提高。

利尿剂：对于 HFpEF，利尿药可减轻容积负荷，但用时需小心，避免过多降低前负荷。

β-阻断剂对 HFpEF 的疗效还不清楚。

钙通道阻断剂：在高血压合并的 HFpEF，verapamil 可能有用，但不明显。

ACE 抑制剂及 Angiotensin II receptor blockers：无明显疗效。

HFpEF 的治疗和预后

HFpEF 的治疗与 HFrEF 有所不同，一些神经内分泌对抗药物如 β-阻断剂、血管紧张素转换酶抑制剂（ACEI）、血管紧张素受体阻滞剂（ARBs）等在 HFrEF 很有效，但在 HFpEF 则效果不好，不能减轻病状，也不降低死亡率。这也说明二者还是有区别的。所以对于 HFpEF 治疗原则是：

（1）收缩型高血压及舒张型高血压应当按常规控制好血压。

（2）利尿剂要用好，可使因容积过高引起的症状减轻。

（3）处理好合并存在的疾病，如高血压、肺部疾病、冠状动脉病、心房纤颤、肥胖症、糖尿病、肾脏病等。Statins 类药及轻体力活动可有好效。

（4）对于高血压应选择适当药物治疗。

（5）治疗左室肥厚是一艰巨工作，如能使之减轻则对心功能势必有益。

（6）心房纤颤在 HFpEF 是很常见的，大约 2/3 患者有此心律。但要想恢复窦性心律并不容易，只有维持房颤时的心室率不高才是实际疗法。β-阻断剂及钙通道阻断剂是最常用的，地高辛则多用于 HFrEF。要注意血栓出现，需要时要做抗凝治疗。

（7）生活安排：高血脂应注意预防。要注意每日体力活动，限制食盐及酒。

（8）药物安排：主要是控制心率，争取扩大舒张期的充盈时间。对改善左室功能 β-阻断剂可能有用，对患有高血压、冠心病者更合适。

对改善血流动力状态，ACE 抑制剂及 ARBs 可直接作用于心肌的松弛，改善心室充盈，降低血压。此外，利尿剂对减轻气短、左室坚硬等都是有效的。此外，由于 aldosterone 有促进心脏纤维化的作用，所以使用 spironolactone（Aldactone）是很有必要的。

钙通道阻断剂被证明可改善舒张功能，减慢心率，但有些副作用，所以很多人不主张用。血管扩张剂如 nitrates、hydralazine（Apresoline）要小心用，因为可使心排出量减少。

洋地黄在治疗 HFpEF 的作用可能不恰当，只适用于有心房纤颤的病人。

十五、心包炎

诊断与治疗

心包炎可以单独出现，也可以是作为一种系统性、感染性或非感染性疾病（如肺癌）的一部分而出现。所以心包炎可见于不同的医学专业中。它的临床表现是由一些特别的症状（如胸痛、气短）和体征（如心包摩擦音、心电图变化、心包积液）组成，而常常有心肌炎性表现（C反应蛋白）。这类患者仍保留着左室的功能，医学对此常用的术语是心肌心包炎（myopericarditis）。

心包炎可以单独出现，或作为一种系统性疾病的一部分而出现，如系统性炎症或肺癌、心脏病、风湿病、肾脏病等出现。

急性心包炎是心包最先受打击的病，起病很急。治疗急性期往往需要4~6星期，这取决于对药品对疗效。如果得不到缓解疾病持续下去，就可称之为持续性心包炎（Incessant pericarditis）。如果到时疾病得到缓解，但4~6周无症状后又复发，则称之为复发性心包炎。

心包炎历时3个月而未愈则称之为慢性心包炎。亚急性心包炎是指病程超过4~6周，但未到三个月者。这些命名都是一些专家定的，其基本点是急性心包炎要在4~6周内治愈，以区别慢性与复发。

缩窄性心包炎（Constrictive pericarditis）是心包炎的结疤造成，心包失去正常的弹性，也就影响其充盈能力。心包缩窄是慢性形成的。但也有亚急性的，一过性的，甚至紧缩的。心包积液可以与心包缩窄同时并存，effusive-constrictive pericarditis 就是指这类的心包炎。

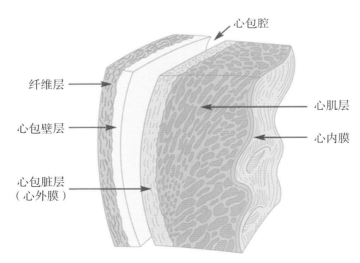

脏层是一纸样的一层，而壁层则较坚

图 15-1　心包的肌层

病生理学及病因

急性心包炎是一个常见病。但其发病率并无准确数字。心包炎的病因是很多的，有传染性的，也有非传染性的。表 15-1 示出各种一致的病因。在我国结核及病毒是最重要的病因。

表 15-1　心包炎的病因

传染性病因
病毒（柯萨奇病毒、echovirus 等）
细菌（结核等）
霉菌、寄生虫（少见）
非传染性病因
自身免疫及自身感染（系统性红斑狼疮、类风湿、类肉瘤等）
肿瘤：很少为原发肿瘤，可能有肺癌、乳腺癌转移瘤、白血病等
代谢性疾病：尿毒症、黏液性水肿等
创伤后：胸部、食管、放射性等创伤
药物：procainamide，hydralazine，isoniazid 等
手术后：冠脉经皮手术、起搏器埋藏术等

临床表现

由病毒引起的心包炎常常是急性发病的，在发病前常有感冒或胃肠症状。对于在结核病发病多的地区，要注意有无结核性心包炎的可能。急性心包炎的主要症状如下。

（1）胸痛：典型的是尖锐的刺痛，坐位或胸向前倾及深吸气时可略减轻。有时与缺血性心绞痛不好区分。

（2）心包摩擦音：是一种像两张纸面对面互相摩擦的声音，用隔膜听诊器在左胸边较易听清。它是由于发炎变粗的心包在心脏活动时发出的声音。心包摩擦音的强度常有变化，有时可听不到。心包的炎性及磨损多则可较明显。典型的心包摩擦音可按心脏的活动分为三个阶段，分别相当于心房收缩阶段（在心房纤颤者则缺如），心室收缩及心室舒张早期快速充盈阶段。有些摩擦音只有一个或两个阶段。

心电图改变见图 15-2。ST 段普遍升高或 PR 压低。

心包积液大约 60% 的心包炎有积液，但液量不多。（见图 15-3）

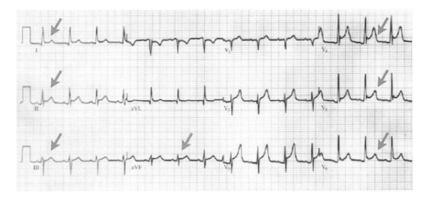

a

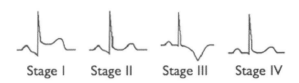

Stage I   Stage II   Stage III   Stage IV

b

a 图示心包炎的心电图，其特点是多 daowST 段升高，呈上凹形，而 aVR 及 V1 则 ST 段相对应的下凹。疾病开始时，有可能是心房损伤电流使 aVR 的 PR 段抬高，其他导的 PR 压低，尤其在左胸导 V5 及 V6。TP 段可作为基线区衡量 PR 及 ST 段的高低。

b 图示急性心包炎 4 个阶段的 PR 及 ST 段改变图形

图 15-2

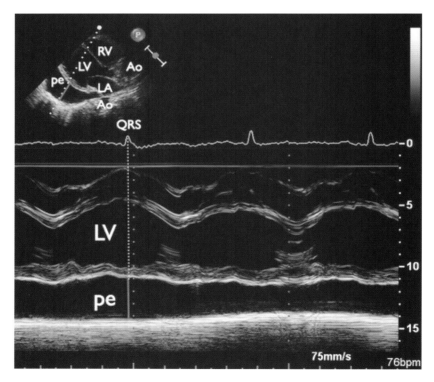

超声心动图对心包积液的半定量的估计，在不同角度都看到心包积液，pe 是心包积液，
LA 左心房，Ao 主动脉。如 <10mm 是轻度积液，10~20mm 为中度积液，如 >20mm 则为大量积液

图 15-3

心电图

心包炎的心电图变化是由于接近心外膜的心肌炎症所致，因为心包是无电的。所以心包下即使是轻度心肌受到侵犯，也会引起心电图变化。这也就是为什么尿毒症引起的心包炎其心电图无何变化的原因，因为心肌未受到侵犯。

典型的心包炎引起的心电图变化可分为 4 个阶段（见图 15-2）。但这种典型只见于不到 60% 的病例。

第一阶段：病后几小时至几天。普遍 ST 段抬高上凹形，PR 段压低。

第二阶段：在第一星期内，ST 段及 PR 恢复正常。

第三阶段：在个导的 T 波倒置，ST 段变成等压线。

第四阶段：心电图恢复正常或 ST 抬高变为 T 波倒置。

随着病程延长以及抗感染治疗可使心电图加速或延迟其变化。所以如果患者在很早期得到有效的治疗可使心电图完全恢复正常。而如果治疗不及时或有慢性演变，则 T 波可长时期是倒置的。

急性心包炎引起持续性心律失常是不多见的。所以如果心包炎病人发生房性或室性心律失常则要考虑同时有心肌炎或无关系的心脏病。需要想到的是急性冠心病伴 ST 升高及早期复极。

要知在急性心包炎，ST 升高很少能超过 5mm，而常常有一正常的凹陷。此外这种变化是较普遍的，没有对应性变化，也无 q 波，QRS 增宽，QT 延长。

在急性心包炎，在 V6 导的 ST 抬高与 T 波幅度的比率常超过 0.24（正负预期值为 100%）。这个心电图对区分早期复极有鉴别价值。

影像检查

超声心动图如图 15-3 所示，可以估量心包积液多少。

胸部 X 线照相在急性心包炎，X 影像常是正常的。当心包液很多时，可见到所谓烧瓶状（图 15-4）。

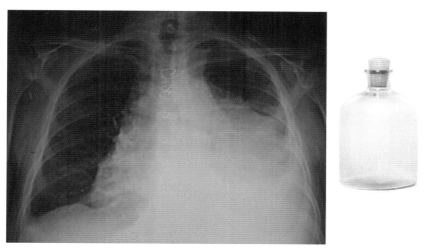

心影扩大，至少 200mL 液体在心包腔内，X 线影像可称为烧瓶状

图 15-4　一位手术后患者胸腔心包积液

生物学标志物大约 1/3 的心包炎可伴有因心肌损坏而引起的血清生物标志物（心肌钙蛋白 I 或 T）升高。此外，心包炎既是一发炎的病，所以血的白细胞会升高，血清 C 反应蛋白及血沉都会反映。

诊断

病人常在数日或 1~2 星期前先有类似感冒的症状，随后有胸痛，这时如听到胸前摩擦音，就要做心电图及超声心动图去证实心包炎的诊断。必要时 CT 可证实诊断（图 15-5）。表 15-2 所示为诊断的标准。

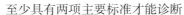

表 15-2　心包炎诊断标准

主要标准	次要标准
胸痛：比较尖锐、坐起、胸前倾可缓解	C 反应蛋白升高
心包摩擦音	用 CT 发现心包增厚
心电图：有新的 ST 段抬高或 PR 压低	
心包积液	
至少具有两项主要标准才能诊断	

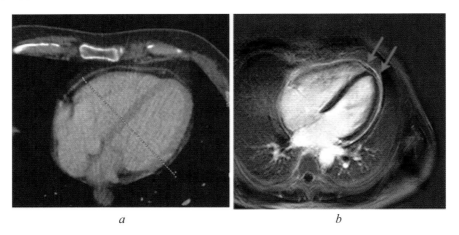

a 图示心包增厚，*b* 图示红箭头所指

图 15-5　病人心脏 CT

在临床工作中，基本的诊断要依靠：病史、体检、血象、心电图、超声心动图、X 线胸片、CT。

下面是怀疑几个较常见病因的心包炎应做的一些检查。

（1）结核性心包炎：

——诊断明确：要从心包液或心包活体组织检查分离出结核菌。

——可能是结核性；从各项检查以及抗结核治疗效果看，最可能是结核。

（2）化脓性心包炎：心包液培养。

（3）肿瘤：心包积液中找到瘤细胞。

治疗

心包炎的治疗当然针对病源是最理想的，如结核用抗结核药。但是很大一部分病人的病源是难以确定的，这一大部分患者常被定为"特发性心包炎"（idiopathic pericarditis）或病毒性，这就是说它们不是细菌性或系统性疾病的一部分。对这类患者可以用阿司匹林或非甾体抗炎药（Non-Steroidal Anti-Inflammatory Drug），简写 NSAID，尤其布洛芬（ibuprofen）更常用。见表 15-3。

表 15-3　心包炎常用的治疗药品及其用法

药　品	治疗剂量	疗　程
First level drugs		
Aspirin	750~1000mg every 8h	1~2weeks till remission than tapering
NSAID-Ibuprofen	600mg every 8h	Idem
NSAID-Indomethacin	50mg every 8h	3months（acute）
Colchicine	0.5mg twice daily（>70kg），otherwise 0.5mg	6~12months（recurrent）
Second level drugs		
Corticosteroids：eg，prednisone	0.2~0.5mg/（kg·d）	2weeks（acute） 2~4weeks（recurrent） till remission than slow tapering
Third level drugs		
Azathioprine	1.5~2.5mg/kg	Several months
Iv human Ig	400 to 500mg/kg	5days；may be repeated
Biological agents：eg，anakinra	1~2mg/kg sc up to 100mg/d	Several months

注：每周查 C 反应蛋白（CRP）；每月查 transaminases，creatine kinase，blood count，creatinine，肾、肝功能不全，孕妇等禁用。

大多数患者只需内科治疗，但如心包积液多时则需抽出液体，最好在 X 线或超声心动图指引下做。

预后

病毒性或特发性心包炎的预后很好，心包积液很少复发，但在自身免疫性疾病常有复发。在肿瘤、结核等病也可复发。化脓性心包炎须引流。

总结：心包炎是一常见疾病，治疗当然尽量要紧随病因。但在多数病人很难确定病因时，要选择用 aspirin 或一种 NSAID 加 colchicine，可加速治疗并防止复发。预后取决于病因，但多数病毒性及原因不明的心包炎其预后是很好的。

十六、成人先天性心脏病

据各国的统计，大约1%的新生儿可能有先天性心脏异常，其中的一半可能需要内科或外科的帮助，只有10%的儿童能不需外科手术治疗而生活到成人。

在成人中，有一些体征引起家人或医生注意到有先天性心脏病的可能。

成人先天性心脏病的发现

——听到心脏有杂音，尤其连续性杂音。

——面色青紫，杵状指，经超声心动图证明有先天心脏畸形。

——心电图有右束支传导阻滞，然后经超声心动图证实有先天性心脏病。

下面介绍几种成人常见的心脏病。

室间隔缺损（Ventricular septal defect，VSD）

室间隔缺损是常见的先天性心脏病，其症状与缺损的大小及病人的年龄有关。小的缺损常无症状，生活正常。事实是有40%的人是在幼儿时自然关闭的。大的缺损可在出生后2~3个月引起心力衰竭。如果在幼儿时期没有发生任何症状，则到青年时或成人时，肺动脉便发生阻力，气短、疲劳甚至发绀。常常发生活动后晕厥、重复性咯血以及心力衰竭。（见图16-1）

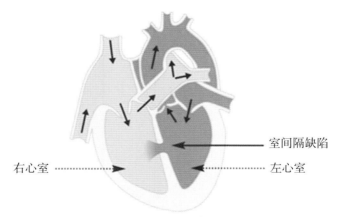

右心室 ········ 左心室

室间隔缺陷

图 16-1　室间隔缺损示意图

诊断室间隔缺损

室间隔缺损的病人，其心尖多是波动很强的，可摸到收缩期震颤，并听到响亮的全收缩期杂音。由于穿过二尖瓣血流很强，故常听到舒张期杂音。由于肺动脉升高，右室肥厚，故肺动脉区的第二心音会增强，随后可听到肺动脉反流引起的早期舒张期杂音。

表 16-1　示室间隔缺损与房间隔缺损的比较

Ventricular septal defect（室缺）	Atrial septal defect（房缺）
Biventricular hypertrophy	LAD，RBBB（primum）
RVH	RVH，RAD，RBBB（secundum）
PSM	MSM (MDM)

LAD：电轴左倾；MDM：舒张中期杂音；MSM：收缩中期杂音；

PSM：全收缩期杂音；RAD：电轴右倾；

RBBB：右束支传导阻滞；RVH：右室肥厚

小的室间隔缺损的心电图常常是正常的。但在缺损大的心脏，则可见到两侧心室增大的图形。V1-V6 的 R 波高大，S 波深。同样，小的缺损的胸部 X 线影是正常的。但在大的缺损，则心脏影像增大，肺血管像明显。

如果缺损较大则应用外科手术关闭之。但如已有肺动脉高压，则不要做手术关闭，因为关闭后肺动脉高压势必更坏。

此外，室间隔缺损的一个重要并发症是感染性心内膜炎。赘生物可生长在三尖瓣上，围绕着缺损，也可能生长在主动脉瓣上，而引起主动脉瓣反流。

成年人的室间隔缺损的预后：如果没有并发症，可以是较好的。较大的缺损会引起血流动力学的问题，但要注意的还是感染性心内膜炎。

房间隔缺损（Atrial septal defect，ASD）

房间隔缺损有三种类型：

——房间隔次孔（ostium secundum）缺损，这是最常见的（70%）。可以是较大的，但常不会影响到房室瓣。（图 16-2，图 16-3）

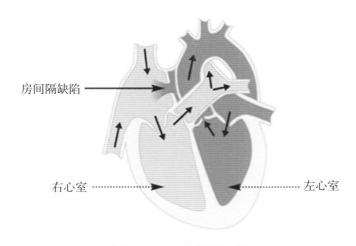

右心室　　　　　　　　　　　　　　　左心室

房间隔缺陷

图 16-2　房间隔缺损

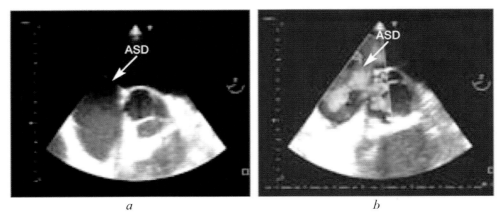

a 图是经食管超声心动图；*b* 图经食管多普勒图

图 16-3　房间隔缺损

——房间隔原孔（ostium primum）缺损孔的位置靠近房室瓣，所以缺损孔可合并房室间隔缺损。

——静脉窦（sinus venosus）缺损，是一个位于上腔静脉或下腔静脉进入右心房的地方的缺损。

病生理学

血液从左房分流到右房造成的结果是：

——使右房及右室容积负担加重，并使之扩大。

——增加肺血流量，使肺动脉扩张。

——使肺静脉扩张。

——减少左室及主动脉的血充盈量。

经过一段时间后，主动脉及左室缩小，而肺血管的阻力增大，导致出现所谓的 Eisenmenger 综合征。

房间隔缺损的诊断

很多有次孔缺损的患者可以直到 30 岁才出现症状，气短、易于疲乏，随后出现心律不齐。原孔的房间隔缺损则出现较早且更严重。

房间隔缺损的临床症状是较广泛的，重要的是第二心音分裂伴收缩期杂音（这是由于穿过肺动脉瓣的高血流量所引起）。原孔缺损则常有二尖瓣关闭不全。次孔缺损的心电图可有右束支传导阻滞及右室肥厚，原孔缺损则常有电轴左倾。

处理

有明确诊断的房间隔缺损应当手术关闭。这在次孔是比较容易的，而且死亡率很小。但关闭一个原孔及其附带的异常则较难，且死亡率较高。近年来开展的经皮关闭方法取得很大进步。在这种方法用的是一种所谓"蝴蝶"样的装置（包括 Clamshell 关闭器或 Amplatzer 关闭器）可以在心内对次孔的两侧关闭之。（图 16-4，图 16-5）

原孔缺损需要预防感染性心内膜炎，但次孔缺损就不需要预防。

翻盖式封堵器

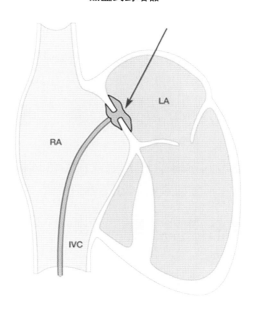

IVC 下腔静脉，LA 左房，RA 右房

图 16-4　Clamshell 关闭房间隔缺损的关闭器

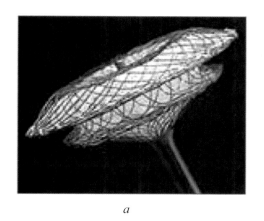
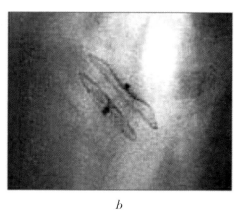

a   *b*

a 使用前，*b* 使用时

图 16-5　Amplatzer 关闭器

Eisenmenger 综合征

这是先天的心脏缺陷，例如心室中隔缺损、开放性动脉导管等，早期由于肺压力下

降的缘故造成左向右分流，随着时间推移，肺血管阻力增加，导致肺动脉压力上升，因而转变为右向左分流而有发绀的现象。通常出现了这个症候群表示肺高压已经到了不可逆的地步，心脏缺陷也无法以手术矫正了。

由于低血氧浓度、右心室功能不良及无法增加肺血流量的缘故，使得病人运动耐受性变差，也大大影响了生活质量。

存活率是不一的，大多活不到四五十岁，且可能发生猝死，多半是由于大量的肺部出血或咯血造成。也较容易因低血氧浓度而有致命性心律不齐的发作。

病人会逐渐发展出以下的症状：用力时呼吸困难、昏厥、胸痛、中风、脑脓肿、发绀、淤血性心衰竭、高黏稠度并发症、肺出血（咯血）、心内膜炎。

听诊时，第二心音有大部分来自肺动脉成分，来自高压的肺动脉回流的高频舒张期心杂音（Graham Steell murmur）。病理学检查另外可发现发绀、杵状指等。

心电图发现有右轴偏移、右心室肥大的征象，可以在 V1–V3 导极看到高的 R 波与异常的 ST–T 波处理是使用前列腺腺素与内皮素相关的药物，作用是降低肺血管的阻力要特别注意避免系统血管阻力突然间下降的状况出现，如热环境、脱水、麻醉、血管扩张药物之使用、怀孕等，因为这可能会加重右向左分流的程度，使病人处于危险。

主动脉缩窄（Coarctation of the aorta）

主动脉缩窄在各类先天性心脏病中约占 5%~8%。它的主要病变是主动脉局限性短段管腔狭窄或闭塞引致主动脉血流障碍。主动脉缩窄段病变的部位绝大多数在主动脉弓远端与胸降主动脉连接处，亦即主动脉峡部、邻近动脉导管或动脉韧带区。但极少数病例缩窄段可位于主动脉弓、胸降主动脉甚至于腹主动脉，有时主动脉可有两处呈现缩窄。极少数病人有家族史。本病多见于男性，男女之比为 3~5：1。

绝大多数主动脉缩窄的部位是在主动脉峡部，按主动脉缩窄段与动脉韧带或动脉导管的解剖学关系，可分为导管前型和导管后型两类。后者较常见。

主动脉缩窄的临床表现，随缩窄段病变部位、缩窄程度、是否并有其他心脏血管畸形及不同年龄组而异。

大多数不呈现临床症状，仅在体格检查时发现上肢高血压，股动脉搏动减弱或消失，心脏杂音或胸部 X 线片异常等，做进一步检查而明确病情。成人常有高血压、心力衰竭等症状，并可因并发细菌性心脏或血管内膜炎和主动脉破裂而致死。体格检查一般生长发育正常，桡动脉搏动强，股动脉搏动减弱或消失。下肢动脉搏动比上肢动脉延迟出现，上肢血压比下肢显著增高。缩窄段病变累及左锁骨下动脉的病例，则右上肢血压比左上肢高。

主动脉造影

可明确缩窄段的部位、长度，主动脉腔狭窄程度，升主动脉及主动脉弓分支的分布情况和是否受累，侧支循环血管情况，有时尚可显示未闭的动脉导管。对于典型的主动脉缩窄病例不必要常规做主动脉造影检查，但对缩窄段病变部位异常及长段主动脉缩窄病例，如下背部可听到杂音，肋骨切迹仅限于一侧或位置较低者，则主动脉造影术提供的资料有助于手术方案的制定。

心电图检查

心电图改变取决于缩窄病变和高血压的轻重程度和病程的长短。 常显示左心室肥大和劳损。并有其他心脏血管病变者，则可显示双心室肥大或右心室肥大。成年病例，如心电图检查显示心肌损害或束支传导阻滞。应慎重考虑病人能否耐受手术治疗。

心导管检查

经股动脉插入导管向上送入降主动脉，如能通过缩窄段可测定缩窄段近端主动脉压力。然后，缓慢地拉出导管，同时连续记录主动脉压力。导管通过缩窄段时，血压立即突然降低。缩窄段上下端主动脉压力存在显著压差不但可以明确诊断，而且还可以判断缩窄病变的轻重程度。并有其他心脏血管病变者，心导管检查及心血管造影可提供重要的诊断资料。双维超声心动图检查亦可显示主动脉缩窄病变。

主动脉瓣狭窄

大多数主动脉瓣狭窄患者为成年人，多无风湿病史，常于查体时发现心脏杂音。由于左心室的代偿能力很强，临床可能没有任何症状或仅主诉容易疲劳，这类患者称为无症状性主动脉瓣狭窄。由于病情发展，逐渐出现症状，当左心室舒张末期压力升高后，运动时出现呼吸困难、头目眩晕，但是相当时期内，由于运动后心搏增加，左心房收缩压增强，尚能维持一定的心排血量，故上述症状相对稳定不变。一旦出现运动后晕倒、心绞痛等症状，则表明病情恶化。

主动脉缩窄的治疗目的是切除狭窄段，重建主动脉正常血流通道，使血压和循环功能恢复正常。

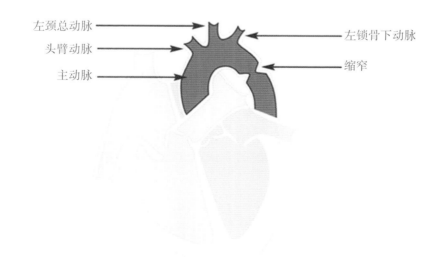

图 16-6 主动脉狭窄的示意图

351

两瓣型的主动脉瓣（Bicuspid aortic valve）

正常的主动脉有三叶薄片，两瓣型主动脉瓣只有两片。由于缺少第三片，瓣膜可能会有狭窄或是逆流情形，且可能伴随主动脉狭缩、主动脉扩张，以及有少数人可能有主动脉剥离的情形。诊断主要依据心脏超声，如经胸前心脏超声无法清楚看见主动脉瓣情形，可能需要经食管超声或是核磁共振确诊。

肺动脉瓣狭窄（pulmonary stenosis）

病因

各类肺动脉狭窄其胚胎发育障碍原因不一，在胚胎发育第 6 周，动脉干开始分隔成为主动脉与肺动脉，在肺动脉腔内膜开始形成三个瓣膜的原始结节并向腔内生长，继而吸收变薄形成三个肺动脉瓣，如瓣膜在成长过程发生障碍，如孕妇发生宫内感染尤其是风疹病毒感染时三个瓣叶交界融合成为一个圆顶状突起的鱼嘴状口，即形成肺动脉瓣狭窄。在肺动脉瓣发育的同时，心球的圆锥部被吸收成为右心室流出道（即漏斗部），如发育障碍形成流出道环状肌肉肥厚，或肥大肌束横跨室壁与间隔间即形成右心室流出道漏斗型狭窄。另外胚胎发育过程中，第 6 对动脉弓发育成为左、右肺动脉，其远端与肺小动脉相连接，近端与肺动脉干相连，如发育障碍即形成脉动脉分支或肺动脉干狭窄。

临床表现

本病男女之比约为 3：2，发病年龄大多在 10~20 岁之间，症状与肺动脉狭窄密切相关，轻度肺动脉狭窄病人一般无症状，但随着年龄的增大症状逐渐显现，主要表现为劳动耐力差、乏力和劳累后心悸、气急等症状。重度狭窄者可有头晕或剧烈运动后昏厥发作，晚期病例出现颈静脉怒张、肝脏肿大和下肢水肿等右心衰竭的症状，如并存房间隔缺损或卵圆窝未闭，可见口唇或末梢指（趾）端发绀和杵状指（趾）。

体格检查

主要体征是在胸骨左缘第 2 肋骨处可听到Ⅲ～Ⅳ级响亮粗糙的喷射性吹风样收缩期杂音，向左颈部或左锁骨下区传导，杂音最响亮处可触及收缩期震颤，杂音强度因狭窄程度、血流流速、血流量和胸壁厚度而异。肺动脉瓣区第 2 心音常减弱、分裂。漏斗部狭窄的病人，杂音与震颤部位一般在左第 3 或第 4 肋间处，强度较轻，肺动脉瓣区第 2 心音可能不减轻，有时甚至呈现分裂。

重度肺动脉口狭窄病人，因右心室肥厚可见胸骨左缘向前隆起，在心前区可扪及抬举样搏动，三尖瓣区因三尖瓣相对性关闭不全，在该处可听到吹风样收缩期杂音，伴有心房间隔缺损而心房内血流出现右向左分流时，病人的口唇及四肢指（趾）端可出现发绀、杵状指（趾）。

检查

（1）X线检查：轻度肺动脉口狭窄胸部X线可无异常表现，中、重度狭窄病例则显示心影轻度或中度扩大，以右室和右房肥大为主，心尖因右室肥大呈球形向上抬起。肺动脉瓣狭窄病例扩大的肺动脉段呈圆隆状向外突出，而漏斗部狭窄病人该段则呈平坦甚至凹陷，肺门血管阴影减少，肺野血管细小，尤以肺野外围1/3区域为甚，故肺野清晰。

（2）心电图检查：心电图改变视狭窄程度而异。轻度肺动脉口狭窄病人心电图在正常范围，中度狭窄以上则示电轴右偏、右心室肥大、劳损和T波倒置等改变，重度狭窄病例可出现心房肥大的高而尖的P波。一部分病例显示不全性右束支传导阻滞。

（3）超声心动图检查：肺动脉瓣狭窄病例超声心动图检查可显示瓣叶开放受限制，瓣叶呈圆顶形突起瓣口狭小，并可查明右室流出道肌肉肥厚和右心室和右心房扩大的程度。

（4）右心导管和选择性右室造影检查：如右心室收缩压高于4.0kPa（30mmHg），且右室与肺动脉收缩压阶差超过1.3kPa（10mmHg）即提示可能存在肺动脉口狭窄，跨瓣压力阶差的大小可反映肺动脉口狭窄的程度，如跨瓣压力阶差在5.3kPa（40mmHg）以下为轻度狭窄，肺动脉瓣孔在1.5~2.0cm左右；如压力阶差为5.3~13.3kPa（40~100mmHg）为中度狭窄，瓣孔在1.0~1.5cm；压力阶差在13.3kPa（100mmHg）以上为重度狭窄，估计瓣孔为0.5~1.0cm。右心导管从肺动脉拉出至右心室过程中，进行连续记录压力，根据压力曲线图形变化和有无出现第三种类型曲线可判断肺动脉口狭窄，系单纯肺动脉瓣狭窄或漏斗部狭窄或二者兼有的混合型狭窄。

鉴别诊断

（1）心房间隔缺损：轻度肺动脉口狭窄的体征、心电图表现与心房间隔缺损颇有相似之处。

（2）心室间隔缺损：漏斗部狭窄的体征与心室间隔缺损甚为相似，要注意鉴别。

（3）先天性原发性肺动脉扩张病：其临床表现和心电图变化与轻型的肺动脉瓣狭窄甚相类似，鉴别诊断有一定困难。右心导管检查未能发现右心室与肺动脉收缩期压力阶差或其他压力异常，同时又无分流，而X线示肺动脉总干弧扩张，则有利于本病的诊断。

（4）法洛四联症：重度肺动脉口狭窄伴有心房间隔缺损，而有右至左分流出现发绀的病人（法洛三联症）需与法洛四联症相鉴别。

治疗

轻度肺动脉狭窄病人临床上无症状，可正常生长发育并适应正常的生活能力可不需手术治疗，中等度肺动脉狭窄病人，一般在20岁左右出现活动后心悸气急状态，如不采取手术治疗，随着年龄的增长必然会导致右心室负荷过重出现右心衰竭症状，从而丧失生活和劳动能力，对极重度肺动脉狭窄病人常在幼儿期出现明显症状，如不及时治疗常可在幼儿期死亡。20世纪80年代之前，外科手术行肺动脉瓣切开术是治疗该病的唯一手段，该方法是在体外循环下，切开狭窄的瓣环。但随着医学的发展，经皮球囊肺动脉瓣膜成形术已经成为单纯性肺动脉瓣狭窄的首选治疗方法。

（1）经皮球囊肺动脉瓣膜成形术

① 机制：球囊充盈时可产生高达 303.97kPa 的压力，利用向球囊内加压对狭窄的瓣口产生的张力而引起狭窄的膜撕裂，从而解除肺动脉瓣狭窄。

② 适应证：

a. 右心导管检查发现右室的收缩压 >8.0kPa（60mmHg）或跨肺动脉压差 ≥ 5.3kPa（40mmHg）。

b. 心电图和胸部 X 线检查均提示肺动脉瓣狭窄右心室肥厚或伴有劳损等。

c. 并发症：常见有心律失常、肺动脉瓣反流、肺动脉损伤及右室流出道的痉挛等。

（2）手术治疗

① 手术指征：

a. 病人虽无症状，心电图也无明显异常改变，右心导管检查示右室收缩压在 8.0kPa（60mmHg）以上，或跨瓣压力阶差大于 5.3kPa（40mmHg），或超声心动图检查示瓣孔在 1.0~1.5cm 属中度狭窄应考虑手术。

b. 无症状但心电图示右心室肥大或伴有劳损，X 线片示心脏有中度增大者。

c. 有症状心电图及 X 线均有异常改变者，手术年龄以学龄前施行为佳。

d. 症状明显有昏厥发作史属重度狭窄者，应在婴幼儿期施行手术以减轻右心室负荷。

② 手术方法：

a. 低温下肺动脉瓣直视切开术：仅适于单纯性肺动脉瓣狭窄，且病情较轻而无继发性漏斗部狭窄和其他伴发心内畸形。

b. 体外循环下直视纠治术：适合于各类肺动脉口狭窄的治疗。

c. 术后并发症和手术效果：术后并发症，除一般体外循环心内直视手术可能导致的并发症外主要有两点：其一肺动脉口狭窄解除后，肺循环血容量明显增多，因此应根据动脉压和中心静脉压适当补足血容量，以避免术后低心排血症，必要时静脉内滴注多巴胺和西地兰等强心升压药，以增强心肌收缩力，过渡至血流动力学稳定。其二如流出道狭窄解除不彻底，右室压力仍高，术后容易引起右室切口出血，且易产生右心衰竭。本病手术死亡率较低，一般在 2% 左右，手术效果满意，术后症状改善或完全消失，可恢复正常生活。

动脉导管未闭（Patent ductus arteriosus，PDA）

动脉导管原本系胎儿时期肺动脉与主动脉间的正常血流通道，由于此时肺呼吸功能障碍，来自右心室的肺动脉血经导管进入降主动脉，而左心室的血液则进入升主动脉，故动脉导管为胚胎时期特殊循环方式所必需。出生后，肺膨胀并承担气体交换功能，肺循环和体循环各司其职，不久导管因废用即自行闭合，如持续不闭合而形成动脉导管未闭。应施行手术，中断其血流。动脉导管未闭是一种较常见的先天性心血管畸形，占先天性心脏病总数的 12%~15%，女性约两倍于男性。约 10% 的病例并存其他心血管畸形。

病因

遗传是主要的内因。在胎儿期任何影响心脏胚胎发育的因素均可能造成心脏畸形，如孕母患风疹、流行性感冒、腮腺炎、柯萨奇病毒感染、糖尿病、高钙血症等，孕母接触放射线，孕母服用抗癌药物或甲糖宁等药物。

临床表现

动脉导管未闭的临床表现主要取决于主动脉至肺动脉分流血量的多少，以及是否产生继发肺动脉高压和其程度。轻者可无明显症状，重者可发生心力衰竭。常见的症状有劳累后心悸、气急、乏力，易患呼吸道感染和生长发育迟缓。晚期肺动脉高压严重，产生逆向分流时可出现下半身发绀。动脉导管未闭体检时，典型的体征是胸骨左缘第 2 肋间听到响亮的连续性机器样杂音，伴有震颤。肺动脉第 2 音亢进，但常被响亮的杂音所掩盖。分流量较大者，在心尖区尚可听到因二尖瓣相对性狭窄产生的舒张期杂音。测血压示收缩压多在正常范围，而舒张压降低，因而脉压增宽，四肢血管有水冲脉和枪击声。

婴幼儿可仅听到收缩期杂音。晚期出现肺动脉高压时，杂音变异较大，可仅有收缩期杂音，或收缩期杂音亦消失而代之以肺动脉瓣关闭不全的舒张期杂音。

检查

（1）心电图检查：轻者可无明显异常变化，典型表现示电轴左偏、左心室高电压或左心室肥大。肺动脉高压明显者，示左、右心室均肥大。晚期则以右心室肥大为主，并有心肌损害表现。

（2）胸部 X 线检查：心影增大，早期为左心室增大，晚期时右心室亦增大，分流量较多者左心房亦扩大。升主动脉和主动脉弓阴影增宽，肺动脉段突出。肺动脉分支增粗，肺野充血。有时透视下可见肺门"舞蹈"征。

（3）超声心动图检查：左心房、左心室增大，肺动脉增宽；如存在肺动脉高压，右心室亦可增大，在主动脉与肺动脉分叉之间可见异常的管道交通；彩色多普勒显示降主动脉至肺动脉的高速双期分流；连续多普勒可测得双期连续高速血流频谱。

（4）升主动脉造影检查：左侧位连续摄片示升主动脉和主动脉弓部增宽，峡部内缘突出，造影剂经此处分流入肺动脉内，并显示出导管的外形、内径和长度。

（5）右心导管检查或逆行性主动脉造影检查：对经过上述检查尚不能确诊者，可行右心导管检查或逆行性主动脉造影检查。前者可示肺动脉血氧含量高于右心室 0.5% 容积以上，同时可测定肺动脉压力及阻力情况，如插管通过动脉导管进入降主动脉更可确诊，逆行性主动脉造影可见对比剂经动脉导管进入肺动脉的情况。

鉴别诊断

有许多从左向右分流心内畸形，在胸骨左缘可听到同样的连续性机器样杂音或接近连续的双期心杂音，难以辨识。在建立动脉导管未闭诊断进行治疗前必须予以鉴别。

（1）高位室间隔缺损合并主动脉瓣脱垂：当高位室间隔缺损较大时往往伴有主动脉瓣脱垂畸形，导致主动脉瓣关闭不全，并引起相应的体征。临床上在胸骨左缘听到双期杂音，舒张期为泼水样，不向上传导，但有时与连续性杂音相仿，难以区分。目前彩色超声心动图已列入心脏病常规检查。在本病可显示主动脉瓣脱垂畸形以及主动脉血流反流入左心室，同时通过室间隔缺损由左心室向右心室和肺动脉分流。为进一步明确诊断可施行逆行性升主动脉和左心室造影，前者可示升主动脉造影剂反流入左心室，后者则示左心室造影剂通过室间隔缺损分流入右心室和肺动脉。据此不难做出鉴别诊断。

（2）主动脉窦瘤破裂：本病在我国并不罕见。临床表现先天性动脉导管未闭与动脉导管未闭相似，可听到性质相同的连续性心杂音，只是部位和传导方向稍有差异。破入右心室者偏下偏外，向心尖传导；破入右心房者偏向右侧传导。如彩色多普勒超声心动图显示主动脉窦畸形以及其向室腔和肺动脉或房腔分流即可判明，再加上逆行性升主动脉造影更可确立诊断。

（3）冠状动脉瘘：这种冠状动脉畸形并不多见，可听到与动脉导管未闭相同的连续性杂音伴震颤，但部位较低，且偏向内侧。多普勒彩超能显示动脉瘘口所在和其沟通的房室腔。逆行性升主动脉造影更能显示扩大的病变冠状动脉主支或分支走向和瘘口。

（4）冠状动脉开口异位：右冠状动脉起源于肺动脉，是比较罕见的先天性心脏病，其心杂音亦为连续性，但较轻，且较表浅。多普勒超声检查有助于鉴别诊断。逆行性升主动脉造影连续摄片显示冠状动脉异常开口和走向以及迂回曲张的侧支循环，当可明确诊断。

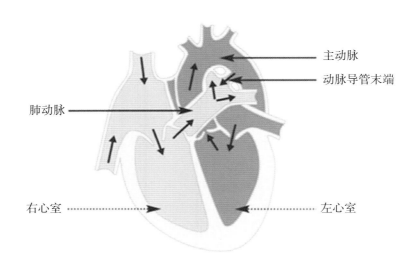

图 16-7　动脉导管未闭（PDA）

治疗

动脉导管未闭诊断确立后，如无禁忌证应择机施行手术，中断导管处血流。目前大多数动脉导管未闭的患者可用经心导管介入方法（使用 Amplatzer 蘑菇伞或弹簧圈封堵）得到根治。对于过于粗大或早产儿的动脉导管未闭可考虑使用开胸缝扎的方法。

近年来，对早产儿因动脉导管未闭引起呼吸窘迫综合征者，可先采用促导管闭合药物治疗，如效果不佳，可主张手术治疗。

动脉导管闭合手术一般在学龄前施行为宜。如分流量较大、症状较严重，则应提早手术。年龄过大、发生肺动脉高压后，手术危险性增大，且疗效差。患细菌性动脉内膜炎时应暂缓手术；但若药物控制感染不力，仍应争取手术，术后继续药疗，感染常很快得以控制。

并发症

可有术中大出血、左喉返神经麻痹、导管再通、假性动脉瘤和乳糜胸等并发症。

预后

动脉导管闭合术中大出血所致的手术死亡率，视导管壁质地、采用闭合导管的手术方式以及手术者技术的高低等而异，一般应在1%以内。导管单纯结扎术或钳闭术有术后导管再通可能，其再通率一般在1%以上，加垫结扎术后复通率低于前两者。动脉导管闭合术的远期效果，视术前有否肺血管继发性病变及其程度而异。在尚未发生肺血管病变之前接受手术的病人可完全康复，寿命如常人。肺血管病变严重呈不可逆转者，术后肺血管阻力仍高，右心负荷仍重，效果较差。

法洛四联症（Fallot's tetralogy）

法洛四联症是存活婴儿中最常见的发绀型先天性心脏病，其发病率占各类先天性心脏病的10%~15%。法洛四联症由以下4种畸形组成：①肺动脉狭窄：以漏斗部狭窄多见，其次为漏斗部和瓣膜合并狭窄，狭窄程度可随年龄而加重；②室间隔缺损：多属高位膜部缺损；③主动脉骑跨：主动脉骑跨于左、右两心室之上，随着主动脉发育，右跨现象可逐渐加重，约25%病人为右位主动脉弓；④右心室肥厚：为肺动脉狭窄后右心室负荷增加的结果。以上4种畸形中以肺动脉狭窄最重要，对患儿的病理生理和临床表现有重要影响。

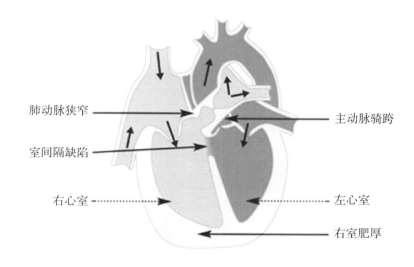

主动脉骑跨，室间隔缺损，右室流出道狭窄（肺动脉狭窄，右室肥厚）

图 16-8　法洛四联症畸形示意图

357

病因

VanPraagh 认为法洛四联症的四种畸形是右室漏斗部或圆锥发育不良的后果，即当胚胎第 4 周时动脉干未反向转动，主动脉保持位于肺动脉的右侧，圆锥隔向前移位，与正常位置的窦部室间隔未能对拢，因而形成发育不全的漏斗部和嵴下型室间隔缺损，即膜周型室间隔缺损。若肺动脉圆锥发育不全或圆锥部分完全缺如，则形成肺动脉瓣下型室间隔缺损，即干下型室间隔缺损。

症状

主要表现为青紫（发绀），其程度和出现的早晚与肺动脉狭窄程度有关。多见于毛细血管丰富的浅表部位，如唇、（指趾）甲床、球结合膜等。因血氧含量下降，活动耐力差，稍一活动，如啼哭、情绪激动、体力劳动、寒冷等，即可出现气急及青紫加重。患儿多有蹲踞症状，每于行走、游戏时，常主动下蹲片刻。蹲踞时下肢屈曲，使静脉回心血量减少，减轻了心脏负荷，同时下肢动脉受压，体循环阻力增加，使右向左分流量减少，从而缺氧症状暂时得以缓解。由于患儿长期缺氧，致使指、趾端毛细血管扩张增生，局部软组织和骨组织也增生肥大，随后指（趾）端膨大如鼓槌状。年长儿常诉头痛、头昏，与脑缺氧有关。婴儿有时在吃奶或哭闹后出现阵发性呼吸困难，严重者可引起突然昏厥、抽搐，这是由于在肺动脉漏斗部狭窄的基础上，突然发生该处肌部痉挛，引起一过性肺动脉梗阻，使脑缺氧加重所致。此外，可因红细胞增加，血黏稠度高，血流变慢，而引起脑血栓，若为细菌性血栓，则易形成脑脓肿。

患儿体格发育多落后，心前区可稍隆起，胸骨左缘第 2~4 肋间常听到 Ⅱ～Ⅲ级喷射性收缩杂音，一般以第 3 肋间最响，其响度取决于肺动脉狭窄程度。狭窄重，流经肺动脉的血少，杂音则轻而短；漏斗部痉挛时，杂音暂时消失。肺动脉第二音均减弱或消失。加上主动脉向前骑跨，位置比较靠近胸壁，有时在肺动脉瓣区仅可听到来自主动脉的响亮而单一的第二音。

法洛四联症常见并发症为脑血栓、脑脓肿及亚急性细菌性心内膜炎。

X 线检查：心脏大小正常或稍增大，心尖圆钝上翘，肺动脉段凹陷，构成"靴状"心影，肺门血管影缩小，两侧肺纹理减少，透亮度增加。侧支循环丰富者两肺野呈现网状肺（心电图）电轴右偏，右心室肥大，狭窄严重者往往出现心肌劳损，亦可见右心房肥大。

超声心动图：主动脉骑跨于室间隔之上，内径增宽。右心室内径增大，流出道狭窄。左心室内径缩小。多普勒彩色血流显像可见右心室直接将血液注入骑跨的主动脉。

心导管检查：导管较容易从右心室进入主动脉，说明主动脉骑跨。导管若从右室进入左室，说明有室间隔缺损。导管不易进入肺动脉，提示肺动脉狭窄较重。若能进入肺动脉，则将导管逐渐拉出时，可记录到肺动脉和右心室之间的压力阶差。患者右心室压力增高，肺动脉压力下降，连续压力曲线可以帮助辨明狭窄的类型。股动脉血氧饱和度降低，证明有右向左分流存在。

心血管造影：造影剂注入右心室，可见主动脉与肺动脉几乎同时显影。主动脉阴影增粗且位置偏前、稍偏右。此外，尚可显示肺动脉狭窄的部位和程度以及肺动脉分支的形态。造影对制定手术方案有较大帮助，必要时还需做左室或冠状动脉造影。

检查

（1）实验室检查：常出现红细胞计数、血红蛋白和血细胞比容升高，重症病例血红蛋白可达 200~250g/L。动脉血氧饱和度明显下降，多在 65%~70%。血小板计数减少，凝血酶原时间延长。尿蛋白可阳性。

（2）影像学检查

①心电图：电轴右偏，右房肥大，右室肥厚。约有 20% 的病人出现不完全性右束支传导阻滞。

②胸部 X 线检查：左心腰凹陷，心尖圆钝上翘，主动脉结突出，呈"靴状心"。肺野血管纤细。轻型病人肺动脉凹陷不明显，肺野血管轻度减少或正常。

诊断

根据病史、体格检查并结合心电图和胸部 X 线改变，多能提示法洛四联症的诊断，确定诊断尚需进行以下检查。

（1）超声心动图：超声心动图对四联症的诊断和手术方法的选择有重要价值，可从不同切面观察到室间隔缺损的类型和大小，主动脉骑跨于室间隔之上，肺动脉狭窄部位和程度，二尖瓣大瓣与主动脉瓣的纤维连续性。彩色多普勒可显示右心室至主动脉的分流，测量左心室容积和功能等。超声检查还可显示有无其他合并畸形。如怀疑周围肺动脉狭窄，应进行心血管造影。

（2）心导管及心血管造影术：右心导管检查能测得两心室高峰收缩压、肺动脉与右心室之间压力阶差曲线，了解右心室流出道和肺动脉瓣狭窄情况。右心室造影可显示肺动脉狭窄类型和程度、室缺部位和大小以及外周肺血管发育情况。左心室造影可显示左室发育情况。

鉴别诊断

（1）法洛三联症：出现发绀比较晚，蹲踞少见，胸骨左缘第 2 肋间有喷射性收缩期杂音，时限长且响亮。胸片示右室、右房增大，肺动脉段突出。超声心动图检查可资鉴别。

（2）艾森曼格综合征：发绀出现较晚、较轻，X 线示肺野周围血管细小，而肺门血管粗且呈残根状，右心导管和超声心动图检查示肺动脉压明显升高。

（3）右心室双出口：主动脉及肺动脉均起源于右心室，有的病例临床表现与四联症相似，超声心动图和右心室造影可资鉴别。

（4）大动脉错位：心脏较大，肺部血管纹理增多，鉴别诊断靠心血管造影。值得注意的是 SD Ⅰ 型四联症与 SDL 型解剖矫正性大动脉异位的鉴别：①四联症有正常肺动脉下圆锥而无主动脉下圆锥，SDL 型解剖矫正性大动脉异位则有主动脉下圆锥或主动脉和肺动脉下双圆锥。② SDI 四联症的大动脉关系为正常的反位，而 SDL 解剖矫正性大动脉异位则类似完全性大动脉转位，主动脉在左前或呈并列关系。

预防

为小儿常见的先天性心脏病，与在母体中发育有关，因此提倡适龄生育、注重怀孕期间各种危险因素的控制对预防先天性畸形有重要作用。

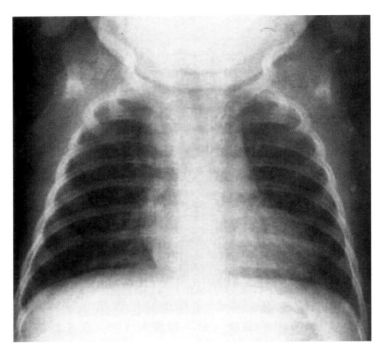

图 16-9　1 个月女孩，法洛四联症胸部 X 线像

治疗方法

若无手术禁忌证，一般均应采用手术治疗，手术方法包括：

①分流术：目的是增加肺循环血量，改善缺氧，常用两种方法即锁骨下动脉 - 肺动脉吻合术和主动脉 - 肺动脉吻合术。

②根治术：确认无双侧肺动脉严重发育不良或明显狭窄者，均可做根治术。

（1）一般处理：避免哭闹，注意营养，保暖防冷以减少氧耗。患儿易致低血糖也应予防治。

（2）预防脑血管栓塞：发绀严重，红细胞增多显著者，平时宜多喝水，如病人高热、呕吐、腹泻时，更应及时补液，以防止因脱水致血液浓缩而发生脑栓塞。

（3）缺氧发作的治疗和预防：紧急状况的治疗目的是消除这些不良因素，主要包括：供氧、镇静、重碳酸盐、晶体液，应用 α 受体激动剂以提高体循环阻力。①置婴儿于胸膝位。②普萘洛尔每次 0.1mg/kg+10% 葡萄糖 10mL 静注慢推或吗啡每次 0.1mL/kg 皮下肌注（未建立静脉通道首选）。③缺氧持续时间长用 5% 碳酸氢钠 5mL/kg 静脉点滴。④吸氧。⑤增加周围血管阻力可用间羟胺 0.2mg/kg 皮下或静脉注射美速克新明 0.2mg/kg 皮下和静脉注射。⑥预防发作，普萘洛尔每日 1~4mg/kg，分 3 次口服。

（4）预防动脉导管关闭：婴儿诊断一经确诊，主张用前列腺素 Ei 每分钟 0.05~0.2 μg/kg 静滴，以防止动脉导管关闭，增加肺血流量。

（5）手术治疗

①手术指征：手术治疗是法洛四联症患者治愈的唯一方法。法洛四联症根治手术如具备以下两个条件者，则手术效果较理想。

a. 肺动脉分支和周围肺动脉发育好，左右肺动脉直径之和应至少达到隔肌平面降主动脉直径的 1.2 倍，达 1.5 倍以上者则更为理想（即 McGoon 指数）。

b. 左室舒张期末容积指数要大于 $30mL/m^2$，否则宜先行姑息性分流术，二期再行根治术。

原则上，法洛四联症根治术无绝对禁忌证，但在下列情况下应慎重考虑根治手术：

a. 主动脉骑跨 >75%。可归入右室双出口的范畴。

b. 有冠状动脉异常起源或异形者，特别是主干或大分支横跨右心室流出道者。

c. 一侧或双侧肺动脉发育不良或缺如者。

d. 并发肺动脉闭锁。

e. 左心室发育不良，左室舒张期末径小于 2 倍降主动脉径者。

②手术时机：

a. 多数法洛四联症病例出生时体循环血氧饱和度满意无须治疗，但如缺氧发作频繁的病例，则必须尽早手术，甚至在新生儿时期手术。

b. 择期手术病例多数医疗中心提倡 1~2 岁龄行选择性根治术。

c. 对不适宜行根治术者，则可选择姑息性手术，为以后行根治术做好准备。

③手术方法及评估：有姑息性手术 (分流术) 和根治术两类。

a. 姑息性手术：由于心脏外科发展迅速，法洛四联症一期矫治术逐年增多，且不受年龄限制，手术效果满意，因而姑息手术目前已大幅下降，仅用于少数肺动脉过于窄小，特别是外周肺动脉分支发育不良者，以及左心室发育差的病人。

b. 体 – 肺动脉分流术：体 – 肺动脉分流术为分期手术的初期手术，经典或改良的Blalock-Taussing（B–T）分流最普遍。Waterston 吻合（升主动脉 – 右肺动脉）和 Potts 吻合（降主动脉 – 左肺动脉）由于较难控制分流量和肺动脉高压及在完全根治时拆除分流困难，需重建扭曲的肺动脉，因此常显得较复杂，多数中心已废除。

经典的 B–T 分流建在主动脉弓的对侧（无名动脉的同侧），使锁骨下动脉较易达到肺动脉而不造成扭结。虽然吻合手术可在任何年龄和任何大小的肺动脉上进行，但由于新生儿锁骨下动脉细小，多数医生愿意在新生儿期改良 B–T 分流。改良 B–T 分流，只要在锁骨下动脉 – 肺动脉间植入聚四氟乙烯人造血管即可。因为可行早期完全根治，管道直径一般 4~6mm，太大易造成充血性心衰。由于具有较低的分流失败率及较好的减状性能，改良 B–T 分流效果极佳。改良 B–T 分流的一大优点使可在任何一侧进行而不用考虑主动脉弓部血管有无异常，由于根治时拆除方便，通常选右侧径路。另外，拆除经典或改良 B–T分流不甚复杂，且通过适当的手术操作，肺动脉扭曲、充血性心衰和肺动脉高压发生率较低。

c. 其他类型的姑息手术：肺动脉极度发育不良病例，可行保留室间隔缺损的右心室流出道补片或管道连接姑息手术。此术支持对称的肺动脉血流，同时避免了体 – 肺动脉分流时可能造成的肺动脉扭曲。然而，多数法洛四联症伴肺动脉狭窄病例，肺动脉发育不良是由本身缺乏肺动脉血流引起，对增加肺血流术式的反应迅速，因此，保留室间隔缺损时肺血流突然增多可造成严重的充血性心衰和水肿。无肺动脉共汇病例，需行一期肺动脉汇合术，可同时行减状分流或完全根治。

d. 根治手术：根治手术 1954 年由 Scott 在低温麻醉下阻断上、下腔静脉后施行，同年 Lillehei 应用"控制性交叉循环"的方法进行直视根治。1955 年，Kirklin 创用在体外循环下直视根治术的标准方法，成为现代外科治疗法洛四联症的基本方法。

e. 法洛四联症矫治术分为两部分：

• 修补室间隔缺损：对于不需用补片扩大右室流出道的病例，可选择右心房切口，拨开三尖瓣修补室间隔缺损，并切断切除右室流出道异常肥厚肌束（隔束和壁束）。如合并肺动脉瓣狭窄，可再加做肺动脉根部横切口，沿肺动脉瓣叶三个交界切开。也可选择右心室中上 1/3 处横切口，可同时兼顾解除右室流出道及肺动脉瓣狭窄，并修补室间隔缺损。对于需要用补片扩大右室流出道的病例，则选择右心室前壁纵切口，必要时可向上切开肺动脉瓣环、肺动脉主干直至左右肺动脉分叉，用自体心包或四氟乙烯补片剪成圆形修补室间隔缺损。

• 解除右室流出道狭窄：不需做右室流出道补片的手术方法已在上面提及，对于需做右室流出道补片病例，做右心室前壁纵切口，切断切除隔束、壁束及部分室上嵴肥厚心肌后，取自体心包片或已预凝的人工血管壁做补片，扩大右室流出道，如合并肺动脉瓣环狭窄，则需做跨瓣补片解除狭窄。值得注意的是，避免残留室间隔缺损及右室流出道狭窄解除不完全，是保证手术效果的关键。

f. 手术方案的选择：一般采用根治性手术。但若患者左心室发育和两侧肺动脉发育极差则采用姑息性手术。

预后

近 40 年来，随着对法洛四联症的病理解剖和病理生理的深入研究，以及手术技术、体外循环设备和术后护理水平的不断提高，其手术死亡率已明显降低（5% 以下），远期效果良好。

（1）法洛四联症术后处理及应注意以下几个方面。

①应适当延长机械辅助呼吸时间，充分镇静。

②早期适量应用正性肌力药物：如多巴胺 1~5μg/（kg·min）。

③术后使用洋地黄、米力浓等强心药物。

④血容量不足所致血压不稳时，可适当提高 CVP，必要时可升至 2~2.1kPa（15~16mmHg），以稳定血压。

⑤保持尿量 1~2mL/（kg·h）。尿少时可在适当补充血浆或白蛋白 (通常法洛四联症患者术后红细胞、血红蛋白及血细胞比容常在正常偏高水平) 的基础上，给予利尿药。

⑥严格控制液体输入量和速度。

（2）并发症的观察及处理

①低心排血量综合征：

a. 法洛四联症根治术后此征发生率最高，可达 10%~20%，是引起死亡的最主要原因之一。

b. 原因：术中灌注技术及心肌保护不满意，目前已少见；心内修复不完全，特别是右心室流出道梗阻疏通不满意及残留室间隔缺损；跨肺动脉瓣补片所致的肺动脉瓣反流，是引起右心功能不全的主要原因之一，常手术后 2~3 周自我适应而好转，左心发育不全，外周肺动脉发育不良，心包填塞。

c. 处理：延长机械辅助呼吸时间，可达 2~3 天，加强呼吸道管理；应用微泵给予多巴胺或多巴酚丁胺和硝普钠；补充血容量，提高中心静脉压到 1.47~1.96kPa（15~20cmH₂O）；应用洋地黄和利尿药；保持水电解质及酸检平衡；有心脏压塞应争取尽早开胸减压、止血。

（3）其他临床可见的并发症尚有灌注肺、室间隔缺损残余分流出血及心律失常（Ⅲ度房室传导阻滞）等，随着体外循环技术、手术操作技术及术中术后监测技术的改进与提高，发生率已明显下降。

参 考 文 献

[1] Nishimura RA, Otto CM, Bonow RO, et al. 2014 AHA/ACC guideline for the management of patients with valvular heart disease: a report of the American College of Cardiology/ American Heart Association Task Force on Practice Guidelines. J Am Coll Cardiol. 2014, 63:e57.

[2] Feldman T, Foster E, Glower DD, et al. Percutaneous repair or surgery for mitral regurgitation. N Engl J Med. 2011, 364:1395.

[3] Mauri L, Foster E, Glower DD, et al. 4-year results of a randomized controlled trial of percutaneous repair versus surgery for mitral regurgitation. J Am Coll Cardiol. 2013, 62:317.

[4] Glower DD, Kar S, Trento A, et al. Percutaneous mitral valve repair for mitral regurgitation in high-risk patients: results of the EVEREST II study. J Am Coll Cardiol. 2014, 64:172.

[5] Attizzani GF, Ohno Y, Capodanno D, et al. Extended use of percutaneous edge-to-edge mitral valve repair beyond EVEREST (Endovascular Valve Edge-to-Edge Repair) criteria: 30-day and 12-month clinical and echocardiographic outcomes from the GRASP (Getting Reduction of Mitral Insufficiency by Percutaneous Clip Implantation) registry. JACC Cardiovasc Interv. 2015, 8:74.

[6] Maisano F, Franzen O, Baldus S, et al. Percutaneous mitral valve interventions in the real world: early and 1-year results from the ACCESS-EU, a prospective, multicenter, nonrandomized post-approval study of the MitraClip therapy in Europe. J Am Coll Cardiol. 2013, 62:1052.

[7] Grayburn PA, Foster E, Sangli C, et al. Relationship between the magnitude of reduction in mitral regurgitation severity and left ventricular and left atrial reverse remodeling after MitraClip therapy. Circulation. 2013, 128:1667.

[8] Lim DS, Reynolds MR, Feldman T, et al. Improved functional status and quality of life in prohibitive surgical risk patients with degenerative mitral regurgitation after transcatheter mitral valve repair. J Am Coll Cardiol. 2014, 64:182.

[9] Auricchio A, Schillinger W, Meyer S, et al. Correction of mitral regurgitation in nonresponders to cardiac resynchronization therapy by MitraClip improves symptoms and promotes reverse remodeling. J Am Coll Cardiol. 2011, 58:2183.

[10] Whitlow PL, Feldman T, Pedersen WR, et al. Acute and 12-month results with catheter-based mitral valve leaflet repair: the EVEREST II (Endovascular Valve Edge-to-Edge Repair) High Risk Study. J Am Coll Cardiol. 2012, 59:130.

[11] Herrmann HC, Rohatgi S, Wasserman HS, et al. Mitral valve hemodynamic effects of percutaneous edge-to-edge repair with the MitraClip device for mitral regurgitation. Catheter Cardiovasc

Interv. 2006, 68:821.

[12] Herrmann HC, Kar S, Siegel R, et al. Effect of percutaneous mitral repair with the MitraClip device on mitral valve area and gradient. EuroIntervention. 2009, 4:437.

[13] Pope NH, Lim S, Ailawadi G. Late calcific mitral stenosis after MitraClip procedure in a dialysis-dependent patient. Ann Thorac Surg. 2013, 95:e113.

[14] Cockburn J, Fragkou P, Hildick-Smith D. Development of mitral stenosis after single MitraClip insertion for severe mitral regurgitation. Catheter Cardiovasc Interv. 2014, 83:297.

[15] Alan C Heffner, MD et. al. Placement of central venous catheters UTD. Nov 1, 2010.

[16] Philip J Podrid, M et al: DEFIBRILLATION AND CARDIOVERSION UTD. 1. May 28, 2009.

[17] Ivan P. Casserly: Coronary Angiography, Technique and Catheters; UTD. 2011, Jan.

[18] David L Hayes et al. Indications for permanent cardiac pacing UTD. 19. 1: 2011.

[19] Bradley P Knight:Electrophysiologic cardiac mapping: Techniques i. UTD. June 15, 2010.

[20] Donald Cutlip et al. General principles of the use of intracoronary stents UTD. 19. 1, 2011.

[21] Warren J Manning et al. Transthoracic echocardiography UTD. 19. 1. 2011.

[22] Yancy CW, Jessup M, Bozkurt B, et al. 2013 ACCF/AHA guideline for the management of heart failure: executive summary: a report of the American College of Cardiology Foundation/American Heart Association Task Force on practice guidelines. Circulation. 2013, 128:1810.

[23] McMurray JJ, Adamopoulos S, Anker SD, et al. ESC Guidelines for the diagnosis and treatment of acute and chronic heart failure 2012: The Task Force for the Diagnosis and Treatment of Acute and Chronic Heart Failure 2012 of the European Society of Cardiology. Developed in collaboration with the Heart Failure Association (HFA) of the ESC. Eur Heart J. 2012, 33:1787.

[24] Heart Failure Society of America, Lindenfeld J, Albert NM, et al. HFSA 2010 Comprehensive Heart Failure Practice Guideline. J Card Fail. 2010, 16:e1.

[25] Ivan P. Casserly : Coronary Angiography, Technique and Catheters 1. UTD. 2011, Jan.

[26] David L Hayes et al. Indications for permanent cardiac pacing UTD. 19. 1: 2011.

[27] Bradley P Knight:Electrophysiologic cardiac mapping: Techniques i. UTD. June 15, 2010.

[28] Donald Cutlip et al. General principles of the use of intracoronary stents UTD. 19. 1, 2011.

[29] Warren J Manning et al. Transthoracic echocardiography UTD. 19. 1. 2011Maisano F, La Canna G, Colombo A, Alfieri O. The evolution from surgery to percutaneous mitral valve interventions: the role of the edge-to-edge technique. J Am Coll Cardiol. 2011; 58:2174.

[30] Armstrong EJ, Rogers JH, Swan CH, et al. Echocardiographic predictors of single versus dual MitraClip device implantation and long-term reduction of mitral regurgitation after percutaneous repair. Catheter Cardiovasc Interv. 2013, 82:673.

[31] Altiok E, Hamada S, Brehmer K, et al. Analysis of procedural effects of percutaneous edge-to-edge mitral valve repair by 2D and 3D echocardiography. Circ Cardiovasc Imaging. 2012, 5:748.

[32] Benjamin Wedro, MD, FACEP, FAAEMOrthostatic Hypotension.

[33] Roy Freeman et al. Consensus statement on the definition of orthostatic hypotension, neurally mediated syncope and the postural tachycardia syndrome.

[34] Hoffmayer KS, Machado ON, Marcus GM, et al. Electrocardiographic comparison of ventricular arrhythmias in patients with arrhythmogenic right ventricular cardiomyopathy and right ventricular outflow tract tachycardia. J Am Coll Cardiol. 2011, 58:831.

[35] Skanes AC, Dubuc M, Klein GJ, et al. Cryothermal ablation of the slow pathway for the elimination of atrioventricular nodal reentrant tachycardia. Circulation. 2000, 102:2856.

[36] Rodriguez LM, Geller JC, Tse HF, et al. Acute results of transvenous cryoablation of supraventricular tachycardia (atrial fibrillation, atrial flutter, Wolff-Parkinson-White syndrome, atrioventricular nodal reentry tachycardia). J Cardiovasc Electrophysiol. 2002, 13:1082.

[37] Li YG, Grönefeld G, Bender B, et al. Risk of development of delayed atrioventricular block after slow pathway modification in patients with atrioventricular nodal reentrant tachycardia and a pre-existing prolonged PR interval. Eur Heart J. 2001, 22:89.

[38] Bradley P Knight:Electrophysiologic cardiac mapping: Techniques UTD. June 15, 2010.

本书总的参考文献还来自以下几本名著：

1. The Merck Manual - Professional Edition, 2014.

2. Hurst's The Heart, 13e Valentin Fuster, Richard A. Walsh, Robert A. Harrington.

3. Harrisson's internal medicine.

4. Michael H. Crawford. Current diagnosis and treatment :cardiology, 2012.

5. Cardiology Explained by Euan Ashley, Josef Niebauer, 2004.

6. Mayo Clinic. cardiology third edition.